糖尿病患者怎样稳定血糖

王强虎 秦金霞 编著

金盾出版社

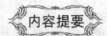

内容提要

糖尿病患者血糖的稳定是预防和减少并发症的关键,因此把血糖稳定在许可范围内十分重要。本书分八章,详细介绍了降血糖和稳定血糖的相关知识及具体方法,包括认识糖尿病、糖尿病患者的饮食管理、运动防治糖尿病、不可忽视日常起居对糖尿病的影响、心理健康有益于血糖的稳定、糖尿病的中西医基本用药、关注糖尿病并发症、名老中医治疗糖尿病。其内容丰富,方法科学实用,易学易用,适合于糖尿病患者和基层医务人员阅读。

图书在版编目(CIP)数据

糖尿病患者怎样稳定血糖/王强虎,秦金霞编著.—北京:金盾出版社,2017.8

ISBN 978-7-5186-1167-6

Ⅰ.①糖… Ⅱ.①王…②秦… Ⅲ.①糖尿病—防治 Ⅳ.①R587.1

中国版本图书馆 CIP 数据核字(2017)第 012529 号

金盾出版社出版、总发行

北京太平路 5 号(地铁万寿路站往南)

邮政编码:100036 电话:68214039 83219215

传真:68276683 网址:www.jdcbs.cn

封面印刷:北京印刷一厂

正文印刷:北京万博诚印刷有限公司

装订:北京万博诚印刷有限公司

各地新华书店经销

开本:850×1168 1/32 印张:13.5 字数:293 千字

2017 年 8 月第 1 版第 1 次印刷

印数:1~5 000 册 定价:43.00 元

前 | 言

糖尿病是以高血糖为特征的内分泌代谢疾病。它是由于胰腺分泌的胰岛素相对或绝对不足，以及靶细胞对胰岛素敏感性的降低，而引起糖类、蛋白质、脂肪和水、电解质代谢紊乱，由此导致全身神经、血管病变，引起心、脑、肾、神经及眼等组织器官的慢性进行性病变。在中医学上，一般将糖尿病划为"消渴"范畴，意思是消瘦加上烦渴。中医学又根据其部位表现不同，将糖尿病（消渴）划分为上消、中消和下消，即"多饮为上消，多食为中消，多尿为下消"。

目前，我国的糖尿病患者数量正在以惊人的速度急剧增多。20世纪70年代末，我国20岁以上人群中糖尿病患者不到1%，现在已经上升到4.2%以上，而且还在以1%的速度逐年增加。据估计，目前我国糖尿病患者已超过5 000万人，每年增加120万人，每天增加3 000人，说我国糖尿病正处于暴发流行期是一点也不夸张。如不注意做好糖尿病的防治工作，在不久的将来，我国糖尿病患者总数有可能超过

1亿人。所以，预防糖尿病的发生、减轻糖尿病的危害，是摆在我们面前的一个刻不容缓的问题。对于已患糖尿病的人来说，糖尿病当前还是个不能根治的疾病，但却是个可以控制的疾病。控制良好，糖尿病患者完全可以与正常人一样生活，并获得良好的生存质量。

在控制糖尿病的方法之中，患者的饮食、运动、起居、心理、用药被称为基本的控制措施。这一点，从古至今医学家的认识莫不如此。本书从糖尿病控制的基础知识入手，分为八章，分别对糖尿病患者及其家属关心的基本知识、饮食、运动、起居、心理、用药、并发症处理、名医治疗经验等做了较详细的介绍，希望糖尿病患者在日常生活中能够做到自我治疗、自我调养，以求获得更好更持久的疗效。本书从中西医两方面分别介绍了糖尿病的预防和治疗，还为患者朋友介绍了饮食疗法的食材和药膳制作，希望在多姿多彩的日常生活中达到防病健身、治病强体的目的。

我们知道，糖尿病被称为终身疾病，但是这本书会让你知道糖尿病是可控制的，如果你还未得糖尿病，这本书会让你提早发现糖尿病的信号，会让你终身受益。如果你以前没有注意到书中讲述的基本内容，如果你的家族有糖尿病患者，如果你是糖尿病患者而且有兄弟姐妹或下一代，那么本书一定会启发你如何预防糖尿病。

本书具有科学性、实用性和可行性强的特点。适合面广，语言生动，除一般读者外，对基层医务工作者也有帮助。

可以说,本书是一部全面反映糖尿病自我调养的科普读物,作者编写本书的目的就是希望普及糖尿病自我调养的科学知识,同时也希望本书能对基层医务工作者有一定参考价值。但由于作者水平有限,如有不妥之处,还请读者批评指正。

作 者

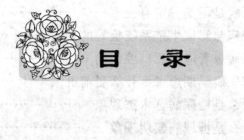

目　录

目 录

第一章　认识糖尿病

一、糖尿病为何如此流行

目前,我们国家糖尿病的患病人数已超过5 000万人,一跃成为仅次于印度的糖尿病大国。在最近的城镇糖尿病患者调查中,20岁以上的糖尿病患者竟然达到11.6%,也就是说,每10个人中就有一个糖尿病患者。不难看出,近几十年糖尿病发病率的巨大变化是与社会的发展相吻合的。在二十世纪六七十年代,食物计划供应的时候几乎没有多少人听说过糖尿病,而现在我们不仅吃得饱而且吃得"好",在造就出越来越多的胖墩、"三高"、脂肪肝的同时,糖尿病患者的数量也悄然爆发了。我们不难预测,到2025年,全球糖尿病患者将突破2亿,这是因为在糖尿病患者的背后还有数量更大的糖尿病后备大军存在,这大概是目前糖尿病患者数量的1.5倍,每年都有数量惊人的后备军转变为"合格"的糖尿病患者,这种形势是人类所始料不及的。

二、巴克理论

巴克(David Barker)博士是英国一位杰出的流行病学家,他在 20 世纪 70 年代提出的假说认为,胚胎时期和 1 岁以前的营养状况对孩子以后的一生有着深远的影响。他的研究主要针对 1930 年以前出生在伦敦附近的孩子,发现出生时体重过低和 1 岁之前营养不良的孩子,在成年以后患冠心病、糖尿病、肥胖的危险性比同时期体重和营养正常的孩子高 7 倍以上。

其后,人们不断发现新的证据支持巴克理论,一个很有意思的例子是第二次世界大战时荷兰阿姆斯特丹的饥荒,这是 1944 年 11 月到 1945 年 5 月,由于食品控制,使得生活在阿姆斯特丹的人每天只能进食平时 1/4 的热能。1998 年,英国《柳叶刀》杂志发表了对这些人群的研究,发现与之后 1 年正常食品供应时出生的孩子比较,出生在饥荒年代的孩子成年以后更多的人发胖,并且伴随有胰岛素抵抗,以及餐后血糖升高。在我国,出生于 20 世纪 60 年代初的人,由于历史原因普遍存在胚胎时期和 1 岁以前的营养不良,现在这些人年龄是 50 岁左右,是最容易患糖尿病的年龄组。按照巴克理论,他们患糖尿病的原因可以追溯到 20 世纪的困难时期。这些在 20 世纪 60 年代左右出生的人面临营养过剩的时间太短,还没有学会如何调整自己身体的代谢来适应营养过剩的年代,肥胖、糖尿病就给这些经历过很多磨难的人又加上了一笔。要想躲过这一"宿命",就要珍爱生命,远离饭局,远离餐馆,远离红烧肉,什么不好吃就吃什么!

三、评估患糖尿病的风险

通过研究发现,有些人群的糖尿病发病率很高,如果符合下面其中一条或几条,就应当查一下自己的餐后 2 小时血糖,或者在体检的时候向医生要求做一个口服葡萄糖耐量试验(OGTT),以免漏检而错过干预病情发展的最佳时机。

1. 年龄在 45 岁以上 这个年龄其实还是工作的黄金时期,也是年轻时奋斗的收获期和生活的享受期。但是,这个年龄阶段的身体状况也到了应当倍加注意的时期,这是因为在这个年龄往后,身体的各部位功能开始衰老,胰岛功能也不例外,在享受事业成功与家庭美满的同时,不要忘记让你的胰岛 B 细胞歇一歇,为它做个检查。

2. 家人中有糖尿病患者 糖尿病有家族易感性,如家中有糖尿病患者,你的患病概率就比较大。这与基因有关,即糖尿病有遗传性,但是并不是所有具有糖尿病家族史的人都会患病,如果平时生活方式不太健康则很有可能成为糖尿病后备军的一份子。还要指出的一点是,夫妻之间虽然没有血缘关系,但是常常"同病相怜",一方患糖尿病、一方是糖耐量受损的,或者双方都是糖耐量受损的情况很常见,这是因

为共同的生活习惯所导致的。

3. 肥胖 没错,肥胖的人更容易成为糖尿病的后备军。特别是"肚子大腿细"的人,也就是所谓的中心性肥胖,这类体型甚至可以称作糖尿病体型。体重指数(BMI)可以帮助你知道自己是否超重了,另外一个简单的算法就是:理想体重(千克)=身高(厘米)-105。超过理想体重20%就算是超重了,要把体重控制在理想体重±10%以内。腰围也是一个很重要的指标,如果男性≥90厘米、女性≥80厘米,说明脂肪已经在内脏和皮下堆积,会阻止胰岛素的降血糖作用。所以,中心性肥胖比匀称性肥胖者更严重,属于高危人群。

4. 生过巨大胎儿的妇女及低体重的初生儿 现在都讲生个大胖小子,好像新生儿体重越重越好,实际上生4千克以上孩子的母亲可能会患糖尿病。当然,也不是生的孩子越小越好。人们记录新生儿体重的历史很长,巴克(David Barker)研究发现:出生时体重不到3千克的人患糖尿病、心脏病、卒中的概率是出生时体重在4.5千克以上人的10倍。

5. 吸烟者及酗酒者 吸烟有害健康是一个老生常谈的话题,长期吸烟会对你的胰腺产生毒害,也会加重与糖尿病相互影响的心血管疾病的发展。酗酒或者是称为长期饮酒过量,对血糖影响也比较大,酒精可以产生大量热能而引起血糖不正常的波动,同时也会加速脂肪在内脏的堆积。

6. 精神压力大、情绪波动大 精神的压力及情绪的波动会影响到体内某些激素的分泌水平,比如人在发怒的时候血糖可以瞬间升高。长期的精神紧张与波动使人总处于应激状态下,造成内分泌紊乱。

7. 缺乏体育锻炼者 这恐怕是现在都市白领的通病,工作的压力、竞争的压力、社会的压力、家庭的压力及生活的压力统统压在肩上,没有闲暇或者兴致进行必要的体育锻炼,电梯和汽车也剥夺了人们最后一点儿运动的机会。人们似乎开始怀念做广播体操及骑自行车的年代了。

8. 代谢综合征 这是一个非常时髦的因素。代谢综合征通常是将这几个"高"集于一身的人,首先是高体重(肥胖或者超重),二是高血糖,三是高血压,四是高血脂,五是血液黏稠度高,六是患脂肪肝概率高,七是高尿酸血症。占两个或两个以上"高"的患者就可确定为代谢综合征。如果血压、血脂高,虽然不胖,血糖也不高,还是容易患上糖尿病。

四、人体血糖的来龙去脉

人体所需能量的 70% 来源于糖类,糖尿病患者必须了解血糖的来龙去脉,因为这关系到血糖高低的问题。

1. 血糖的概念 血糖是指血液中的葡萄糖,血液中葡萄糖以外的糖类及血液以外的糖类均不能称之为血糖。

2. 血糖的来源 一是由食物消化吸收而来,二是由肝脏内储存的糖原分解而来,三是由脂肪和蛋白质转化而来。

3. 血糖的去处 一是氧化转变为能量,供人体消耗;二是转化为糖原储存于肝脏和肌肉中;三是转化为脂肪和蛋白质等营养成分加以储存。

4. 人体调节血糖的重要器官 一是肝脏通过储存和释放葡萄糖来调节血糖;二是神经系统通过对进食,对糖类的摄取、消化、利用、储存的影响来调节血糖,也能通过内分泌系统间接影响血糖;三是内分泌系统分泌多种激素调节血糖。肝脏、神经和内分泌共同维持血糖的稳定。

五、血糖稳定为什么至关重要

正常人的血糖浓度无论在空腹或饭后都需要保持相对稳定,不能出现过大的变化。科学家之所以对血糖这么关注,是因为糖是人体的主要供能物质。在糖类、脂肪、蛋白质这三类可供选择的生命能源中,唯有糖类经过人体消化吸收后,可以很容易地转化成血液中的葡萄糖(即血糖)。血糖总量的 2/3 供脑组织所用,它可以顺利地通过血-脑屏障,成为脑组织在正常情况下几乎是唯一的能量来源。由于人的脑组织中几乎没有糖原的储备,所以它对血糖有特殊的依赖性与敏感性。脑组织对缺糖、缺氧最为敏感,血糖不足很容易出现疲劳,甚至昏迷。血糖异常升高,会导致人体不能将葡萄糖充分利用及储存而引起多方面的病变。

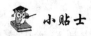小贴士

科学家已对 1 型糖尿病和 2 型糖尿病做过大量研究,发现对 1 型糖尿病患者,控制好血糖可使视网膜病变减少 76%,蛋白尿早期肾病减少 39%,临床肾病减少 54%,神经病变减少 60%。对 2 型糖尿病患者,控制好血糖可使心肌梗死和心力衰竭减少 16%,视网膜病变减少 21%,糖尿病肾病减少 33%。

六、血糖高就是糖尿病吗

高血糖是糖尿病的主要特征之一,但是血糖高并不一定就是糖尿病。下列情况也可以表现为血糖增高,而并非是糖尿病。

一是肝脏疾病时,肝糖原储备减少。

二是应激状态下的急性感染、创伤、脑血管意外、烧伤、心肌梗死、剧烈疼痛等,此时胰岛素拮抗激素、促肾上腺皮质激素、肾上腺髓质激素、生长激素等分泌增加,胰岛素分泌相对不足,使血糖升高。

三是饥饿和慢性疾病使体力下降,引起糖耐量减低,使血糖升高。

四是服用某些药物如糖皮质激素、噻嗪类利尿药、呋塞米(速尿)、女性口服避孕药、烟酸、阿司匹林、吲哚美辛(消炎

痛)等,均可引起一过性的血糖升高。

五是一些内分泌疾病如肢端肥大症、皮质醇增多症、甲状腺功能亢进等,可以引起继发性糖尿病。

六是胰腺疾病,如胰腺炎、胰腺癌、胰腺外伤等,均可成为血糖升高的原发病。

七、肝肾在血糖调节中的作用

肝脏与肾脏在糖尿病的发生与发展过程中起着重要作用。

第一,肝脏和肾脏都是糖类代谢的重要场所,特别是在肝脏内,既有种类繁多的酶类,同时胰岛素和许多激素发生的相互转换也在肝内进行。

第二,肝脏和肾脏是糖类释放与储存的场所,人体内多余的糖分在这时形成肝糖原或者肾糖原加以储藏,在需要时又能转变为葡萄糖来补充血糖。当肝脏与肾脏储存的糖类够用时,它们还能利用脂肪和蛋白质制造葡萄糖,以维持血糖的稳定。

第三,肾脏是多余糖分排出体外的通道,当血糖升高时,只要肾功能正常,就可以通过排尿将多余糖分排出,使血糖不至于太高,所以说血糖的稳定离不开肾功能的正常。反之,糖尿病患者的血糖长期控制不佳,也势必影响肝脏和肾脏的结构和功能。

八、糖尿病发展的必由之路——糖调节受损阶段

几乎所有的 2 型糖尿病患者都会经历一个"准糖尿病"阶段,这个阶段医学上称为糖调节受损。处于这个阶段的人群堪称"糖尿病后备军",他们的特点是血糖已经高出了正常范围,但还没有达到糖尿病的标准。也有的人在体检时测空腹血糖是正常的,却不知道自己餐后 2 小时血糖已经超标,从而常常被忽视。糖尿病后备军的数量庞大,据估计在我国已超过 7 000 万人,这部分人群常常是没有任何症状的。也正是因为如此,不仅患者本身会忽略自己的健康状况,拒绝改变自己的生活方式,而且医生也常常只是口头上的叮嘱,缺乏可操作的治疗方案。我们必须提前知道自己是否处在这个后备队伍之中,因为这一阶段是唯一可以逆转的,一旦发展成糖尿病则需要终身治疗,现在提前行动为时不晚。

九、糖调节受损阶段意味着什么

研究发现,有 1/3 的糖调节受损患者在不久的将来会成为糖尿病患者,另外 2/3 会保持受损状况或者会恢复正常血糖水平。不要抱有自己是属于另外 2/3 的侥幸心理,这个数字是不断变化的,尤其是在我国,每年会有近 700 万的糖耐量受损患者转化成糖尿病。如果你不引起高度重视,采取相应的行动,那你很有可能成为其中的一员。一旦如此,这意味着我们失去了遏制糖尿病的最佳时机。

十、血糖监测的时间和频度

许多糖尿病患者都知道要监测空腹或餐前、餐后 2 小时血糖。具体做法是：

1. 空腹血糖 指隔夜空腹 8 小时以上、早餐前采血测定的血糖值。中、晚餐前测定的血糖不能叫空腹血糖。

2. 餐前血糖 指早、中、晚餐前测定的血糖。

3. 餐后 2 小时血糖 指早、中、晚餐后 2 小时测定的血糖。

4. 随机血糖 一天中任意时间测定的血糖,如睡前、午夜等。

当近期血糖常常偏高时,应监测空腹及餐后 2 小时血糖,它们能较准确地反映出血糖升高的水平。而当近期经常出现低血糖时,最好注意监测餐前血糖和夜间血糖。可以尝试间隔一段时间,在某日的不同时间测 4～6 次血糖,了解一天 24 小时中血糖的变化规律。

对于血糖控制较稳定的患者,血糖监测的间隔可以较长。但对近期血糖波动较大的人,以及使用胰岛素治疗,新被确诊糖尿病,近期血糖控制不稳定,近期有低血糖发生,换药或调整剂量,妊娠,出现生病、手术、运动、外出、饮酒等各种生活应激情况的患者,应增加监测频率。另外,驾车时发生低血糖是非常危险的,因此驾车前监测血糖十分必要。

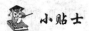

监测餐后 2 小时血糖的目的是为了检查当前的饮食、药物等治疗计划是否能良好地控制血糖,因此在监测餐后血糖时,只有和平常一样吃饭、服药,才能正确地反映出日常的血糖控制情况。有人特意在监测血糖那天停止用药是错误的。餐后 2 小时是从吃第一口饭开始计时的,并且精确到分,用同一块表计时,不能从进餐中间或结束后开始计时。

十一、自我监测血糖的操作方法和注意事项

1. 操作方法

(1)调整血糖仪的代码,使其与你现在使用的试纸的代码相同,注意不同时间购买的试纸有不同的代码,所以必须先调整血糖仪的代码。

(2)洗手,用酒精消毒采血的手指。

(3)手臂下垂 30 秒,以便使血液充分流到手指。

(4)将采血针头装入刺指笔中,根据手指皮肤厚度选择穿刺深度,刺破手指取适量血。

(5)待血糖仪指示取血后,将血滴在血糖试纸指示孔上。

(6)把血糖试纸插入血糖仪中。注意有的血糖仪需先将试纸插入血糖仪中,再将血滴在试纸上。

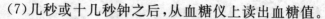

（7）几秒或十几秒钟之后，从血糖仪上读出血糖值。

（8）在记录本上记录血糖值和监测时间。

2. 注意事项

（1）血量不够、血糖试纸超过有效期、手指消毒酒精未干、未将血糖仪代码调到与试纸一样时，都会影响检测的准确性。

（2）手指消毒后，一定要等酒精挥发干燥后再采血。

（3）采血部位要交替轮换，不要长期刺扎一个部位，以免形成瘢痕。在手指侧边采血疼痛较轻，而且血量足。

（4）妥善处理用过的酒精棉球、针头等，最好集中送到社区卫生站处理。

（5）血糖仪要放置在干燥清洁处，不要让小孩、宠物触及、玩耍。

（6）血糖仪都应该有售后服务，要定期到购买的商店或厂家指定处校正血糖仪是否准确，到医院与抽血检查结果对比也可知道其准确性。

十二、血糖值保持多少为宜

由于糖尿病患者血糖波动大，在治疗过程中一般不可能要求其血糖水平达到正常人的水平，因此只要达到空腹血糖为 4.0～7.8 毫摩/升（70～140 毫克/分升），餐后 2 小时血糖为6.0～10.0 毫摩/升（108～180 毫克/分升），任何随机时间血糖为 10.0 毫摩/升（180 毫克/分升）以下，同时又不发生低血糖,就可以认为血糖控制良好了。由于个体的差异,血糖控制目标也因人而异,患者有必要随时向医生进行咨询,根据自身情况确定血糖的适当范围。由于老年人容易发生低血糖,制定的血糖标准可略高一点儿。糖尿病孕妇为了胎儿的健康发育,血糖要严格控制在标准范围内。

十三、什么是糖耐量试验

葡萄糖耐量即为人体对葡萄糖的耐受能力。正常人每餐的饭量多少不一,而饭后最高血糖总是稳定在 10.0 毫摩/升(180 毫克/分升)以下,2 小时后则恢复到 7.8 毫摩/升(140 毫克/分升)以下。人体全天血糖含量随进食、活动等情况时有波动,一般空腹时的血糖水平较为恒定。

体内胰岛素的分泌与血糖多少有密切关系血糖增高,胰岛素分泌增多;血糖下降,胰岛素分泌减少。胰岛素分泌多少,随着机体的生理需要而进行自动调节,使体内葡萄糖水平维持在正常范围。可见,人体对葡萄糖有着很强的耐受能力,称为人体正常糖耐量。

临床采用口服或静脉注射的方法,给予一定量的葡萄糖,以检查患者的糖耐量情况,称其为葡萄糖耐量试验。但糖耐量降低并非一定是糖尿病。当口服或静脉注射一定量葡萄糖,糖尿病患者(或有关疾病)的胰岛 B 细胞分泌的胰岛素对处理葡萄糖的能力已不如正常人那样迅速有效,表现在服葡萄糖 75 克后 2 小时,血糖超过了 7.8 毫摩/升(140

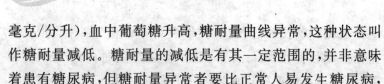

毫克/分升),血中葡萄糖升高,糖耐量曲线异常,这种状态叫作糖耐量减低。糖耐量的减低是有其一定范围的,并非意味着患有糖尿病,但糖耐量异常者要比正常人易发生糖尿病,应引起高度重视。

十四、有些患者餐后血糖为何比餐前还低

糖尿病患者血糖升高,特别是进食后往往出现明显血糖增高。但有些患者在监测血糖时发现,有时餐后 2 小时血糖比餐前血糖还低,这是为什么呢? 造成这种现象的原因可能有以下三个方面。

1. 胰岛素分泌过多和高峰延迟 在正常情况时,人进食后血糖会升高,经过 30～60 分钟血糖达到高峰后下降,血液胰岛素水平也在 30～60 分钟后上升至高峰,为基础值的 5～10 倍,随后下降,3～4 小时恢复到基础水平。因此,正常人进餐后血糖虽然有升高,但波动于一定范围内。2 型糖尿病患者可出现胰岛素分泌过多(高胰岛素血症)和高峰延迟,胰岛素维持在较高浓度而不能回复到基线水平,因而在餐后出现血糖较低,甚至出现低血糖症状。

2. 饮食不足和餐后运动强度过大 饮食和运动是糖尿病治疗的两项重要的基础措施,严格饮食控制和适当运动有利于减轻体重,改善高血糖和减少降糖药物。但是饮食方案应严格和长期执行,运动应适量和有规律。如饮食不足或餐后运动强度过大,患者也可能出现餐后血糖较低,甚至低血

糖反应。

3. 降糖药物影响 降糖药物剂量过大,与饮食不匹配,或同时应用增强降血糖作用的其他药物,也可能导致餐后血糖明显降低。

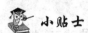 **小贴士**

> 在出现餐后 2 小时血糖低于餐前血糖时,可先增加监测次数,如加测餐后 1 小时、3 小时血糖,记录好数据,便于寻找血糖变化规律。然后,请教医生,共同分析,并找出原因,必要时调整饮食、运动和药物。

十五、糖尿病诊疗中测定 C 肽的意义

C 肽又称连接肽,是胰岛 B 细胞的分泌产物,它与胰岛素有一个共同的前体——胰岛素原。一个分子的胰岛素原经酶切后,裂解成一个分子的胰岛素和一个分子的 C 肽。C 肽和胰岛素是等分子关系,分泌几个分子的胰岛素,同时就会分泌几个分子的 C 肽。由于 C 肽本身没有胰岛素功能,不受胰岛素受体的干扰,与测定胰岛素无交叉免疫反应,也不受外源性胰岛素的影响,所以通过测定患者血液中 C 肽的水平,可以判断胰腺的胰岛素分泌功能。C 肽的测定还有助于糖尿病的临床分型、胰岛细胞瘤的诊断及判断胰岛素瘤手术效果,判定患者的胰岛 B 细胞功能,鉴别低血糖的原因等。

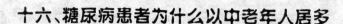

十六、糖尿病患者为什么以中老年人居多

为什么糖尿病特别"钟情"于中老年人呢？目前认为有以下几方面的原因。

1. 肥胖 中老年人由于内分泌功能的改变，加之生活的安逸，体力活动与运动量的减少，饮食的丰富与营养热能过盛等，而易于发胖。在老年人的 2 型糖尿病患者中，80%以上属于超重。而肥胖可致胰岛素抵抗与胰岛素受体减少，胰岛素作用降低，易致血糖升高与糖尿病。

2. 休闲 一般来讲，中老年人体力活动（含体育锻炼）减少，工作与家庭拖累减少，静坐或躺卧时间较多，亦可造成胰岛素受体减少与胰岛素敏感性降低，易引发糖尿病。因而体育锻炼疗法被列为糖尿病"三大疗法"的第二位（一为饮食，二为运动，三为药物）。另外，干部、知识分子、退休工人的糖尿病发病率明显比其他人群为高。

3. 饮食 中老年人由于经济的相对宽裕，饮食结构多有改变，如饱和脂肪酸（动物油、肉、奶、蛋中含量较高）摄入较多，肉、奶、蛋食量增高，城市居民发病率明显高于山区贫民。

4. 疾病 据研究资料提示，高血压、高血脂、冠心病为糖尿病发病的危险因素，这些患者为糖尿病的高危人群，而上述这些疾病也正是中老年人的常见病与多发病。

5. 生理 据调查，在正常生理情况下，随着年龄的增长,糖耐量试验呈糖尿病曲线倾向递次增多,由于老年人糖耐量差,很容易被激发为糖尿病。多数研究已经显示,老年人空腹血糖水平升高,尤其餐后血糖升高直接与年龄相关(呈正相关)。有资料显示,每10年空腹血糖上升0.06~0.1毫摩/升(1~2毫克/分升),每10年餐后血糖上升0.08毫摩/升(1.5毫克/分升),即年龄越大,血糖越易偏高或升高。

6. 其他原因 最新研究发现,老年人胰淀粉素(胰岛淀粉素)合成分泌增多(胰岛B细胞分泌的激素至少有4种:胰岛素、C肽、前胰岛素、胰淀粉素),其同老年人糖尿病发病率密切相关。

十七、糖尿病的三多一少临床症状是什么

糖尿病的症状分为典型和不典型两类症状。典型临床表现有"三多一少",即多饮、多食、多尿和体重减少,常见于病情较重的糖尿病患者,同时多有由并发症引起的病变,如糖尿病肾病、视网膜病变等。实际上大多数患者症状不典型,即表现为不典型症状,或根本没有任何症状,仅在健康体检中发现,临床上容易造成误诊或漏诊,因此必须提高警惕。要发现糖尿病,仅查空腹血糖是不够的,还应做糖耐量试验。

1. 消瘦 胰岛素主要作用在肝脏、肌肉及脂肪组织,控制着三大营养物质糖、蛋白质和脂肪的代谢和储存。当糖尿病患者体内胰岛素分泌相对或绝对不足时,大量葡萄糖不能被人体充分利用而多从尿液中丢失。为了补充生命所需能

量,机体只能动员脂肪、蛋白质进行糖异生,产生能量以满足各组织器官的需要。由于不断地消耗脂肪、蛋白质,再加上多尿,体内大量水分及其他营养素丢失,患者体重逐渐下降,从而出现消瘦、体重减轻。

2. 多尿 排尿次数增加,尿量增多,是糖尿病典型症状之一。糖尿病患者每昼夜尿量可达 3 000～4 000 毫升,甚至可高达 10 000 毫升以上,或伴随尿次增多而日尿 20 余次。那么,糖尿病患者为什么会出现多尿呢? 这是因为当血糖不能被有效地利用时,会从肾脏排出过多的糖,使在肾组织中的尿液渗透压增高,肾小管重吸收减少,由此带走大量的水分,形成多尿。多尿导致体内水分丢失,血液浓缩、黏稠度增高,刺激中枢系统出现口渴而多饮。从生理机制而言,这是一种保护性反应。

3. 多饮 典型糖尿病患者经常感到口渴,饮水多。糖尿病患者之所以会出现多饮口渴,主要原因是由于多尿失水所致,而且饮水量与失水量大致相仿。所以,将多饮作为糖尿病的典型表现之一。

4. 多食 糖尿病的典型症状之一是多食。多食表现为经常感到饥饿,食欲明显增加。糖尿病患者因不能充分利用葡萄糖,机体处于半饥饿状态,遂产生饥饿贪食。一般需日餐 5～6 次,食量与尿糖成正比,但食量增加,又使血糖上升更多,尿糖更多,形成恶性循环。若食欲突然下降,应警惕酮中毒或其他并发症的发生。

十八、糖尿病是不是一定有三多一少

由于科学知识的普及,很多糖尿病患者关于糖尿病的知识也挺丰富的。按照上面所说,糖尿病患者存在"三多一少"的症状,可是他们很奇怪,自己并没有"三多一少"怎么也是糖尿病?其实这并不奇怪。糖尿病典型症状为"三多一少",即多尿、多饮、多食、体重下降。次要症状是外阴及全身瘙痒、四肢酸麻、腰背痛、月经失调等。但是,现在要想看到典型症状是越来越难了。

出现"三多一少",是因为在血糖升到比较高的水平才会出现的现象。如果血糖比较高了,超过肾脏的尿糖阈值,那么这种含糖量比较高的尿液就会被排出去。这种尿液需要更多水分才能溶解,所以势必会多尿。这样体内失去水分比较多,人就会感到口渴,就会造成多饮。又由于大量的糖分从尿液中排出,致使能量的流失又会引起人的饥饿感,这样就会多食。而且这一糖代谢障碍使体内蛋白质和脂肪分解增加,最终出现消瘦,人的体重下降。可见,"三多一少"这种状况是在糖尿病典型和较晚期时的表现。如果用这样的标准来判断自己是否患了糖尿病,不但无助于早期诊断,也不利于慢性并发症的早期防治。所以,糖尿病患者需要定期测血糖及糖化血红蛋白等项目,而单位在体检中应该安排空腹血糖、血脂等项目,这样就能发现糖尿病的蛛丝马迹,为防治糖尿病及其相关的并发症赢得宝贵的时间。

十九、糖尿病与泌尿生殖系统疾病的关系

1. 阳痿 糖尿病可引起神经病变和血管病变,从而导致男性性功能障碍,以阳痿最多见。据统计,糖尿病患者发生阳痿者达 60% 以上,特别是中年肥胖有阳痿者,更应高度怀疑是否已患上糖尿病。

2. 性冷淡 女性出现不明原因的性冷淡,往往是糖尿病的早期信号。目前认为糖尿病的血管病变累及阴道壁小血管网时,阴道壁中的感觉神经末梢敏感性降低。因此,一般的刺激很难触发女性高潮反应,会影响患者的性生活质量。

3. 尿路感染 糖尿病引起的尿路感染有两个特点:一是多起源于肾脏,而一般的尿路感染多起源于下尿道;二是尽管给予适宜的抗感染治疗,但急性肾盂肾炎的发热期仍比一般的尿路感染发热期长。

4. 排尿困难 男性糖尿病患者出现排尿困难者约为 21.7%。因此,中老年人若发生排尿困难,除前列腺增生症外,应考虑糖尿病的可能。

5. 娩出巨婴 女性糖尿病患者血液中葡萄糖浓度增高,通过胎盘进入胎儿体内,刺激胎儿的胰岛功能,分泌出足够的胰岛素,使血液中的葡萄糖得以充分利用,加速了胎儿的生长发育。因此,娩出一个特胖娃娃(4 千克以上)的女性,应做有关糖尿病的检查。

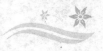

二十、糖尿病患者应注意口腔疾病

如果口腔黏膜出现瘀点、瘀斑、水肿，口内有烧灼感，甚至舌体上出现黄斑瘤样小结节，专家提醒，这些体征可不是一般的口腔疾病，很可能是患上了糖尿病，应及时去医院检查血糖。糖尿病患者在患病后会并发口腔疾病，这是因为高血糖本身和高血糖所引起的微血管病变所致。临床上因口腔患病才诊断出糖尿病的，竟然大多不是因为忙碌而无暇就诊的中青年人，而是老年人。很多老年人看口腔科是因为牙龈过早萎缩、牙龈包不住牙了、口腔有异味等，但经过检查发现，大多是糖尿病所致。如果是已经患上了糖尿病却置之不理，只治疗口腔疾病，那么口腔的各种感染都会使糖尿病的病情恶化，而病情的恶化反过来还会加重口腔感染。

糖尿病患者更应该注意口腔疾病，如出现牙龈炎、牙周炎所致的牙龈充血、水肿、糜烂等；舌黏膜糜烂、小溃疡及疼痛、口腔白念珠病等；牙齿松动脱落、愈合时间长及发生疼痛和炎症等，都必须及时就医，早就医才能早控制糖尿病。如果经过诊断，口腔溃疡是糖尿病所致，患者就应该积极治疗糖尿病，把血糖控制在理想范围内。在糖尿病病情得到控制后，再进行口腔疾病的治疗，这叫作治本才能治标。糖尿病得到控制后，口腔疾病也会有所减轻。对于合并口腔疾病的糖尿病患者，治疗的时间也需要选择，最好是在早晨，尤其病情较重的患者，应将口腔手术治疗的时间安排在早晨用药和早餐后 1.5～3 小时,这是一天中血糖容易控制的最佳时间。由于糖尿病病人伤口愈合能力差,所以要避免一次就诊时进行多种治疗,治疗的时间也不宜过长。

二十一、糖尿病早期患者为什么餐前饥饿难忍

有的糖尿病患者,他们的最早症状不是"三多一少",而是餐前饥饿难忍。这种情况确实不少,好多患者都有过这种体验。不过有人比较小心仔细,往往能从这种蛛丝马迹中发现糖尿病,而大多数人则不当回事,没有去检查。

造成餐前饥饿感的主要原因是胰岛素分泌迟缓,与血糖的高低不同步。正常人血胰岛素的升降与血糖几乎同步,血糖上去了胰岛素分泌马上增多,使血糖回到正常范围;血糖下降了,胰岛素的分泌也立即减少,以免造成低血糖。在糖尿病早期,或者在高危人群或糖耐量减低阶段,胰岛素分泌的量没有明显减少,但开始变得迟缓而与血糖水平不一致,餐前血糖升高,胰岛素分泌不出来,致使血糖升得过高;下顿餐前,血糖下来了,胰岛素分泌却刚刚达到高峰,这样就造成了低血糖,引起餐前饥饿难忍。以后,随着病情的进展,胰岛素分泌越来越少,这种餐前低血糖就不再发生了。当然,有些口服降血糖药或打胰岛素的患者因为饮食、运动或用药没搭配好,也可能造成餐前低血糖。

二十二、什么是糖尿病苏木杰现象

苏木杰现象是指糖尿病患者低血糖后出现高血糖的现象，可持续数天至十余天，多见于1型糖尿病患者。其发生的主要原因，多由于胰岛素过量后诱发低血糖，机体自身的负反馈调节，促使体内分泌胰升糖素、生长激素、肾上腺皮质激素及肾上腺素均显著增加，使血糖回升，以致出现高血糖。

糖尿病患者出现苏木杰现象大多见于胰岛素用量不当，或没有按时加餐，或病情控制较好时体力活动增加。临床上有的糖尿病患者胰岛素用量很大，常有低血糖反应，但尿糖很多；有的患者夜间尿糖很少，次日早晨尿糖显著增加且尿酮体阳性；有的患者夜间发生不自觉的低血糖，而次日早晨尿糖阴性，仅表现为尿酮体阳性；还有的糖尿病患者在家里发生低血糖时，不能立即到医院查血糖，等到医院检查时血糖总是很高。对以上种种情况，医生若不认真分析产生血糖增高、尿糖增多的原因，而只盲目加大胰岛素的用量，结果只会使病情更为恶化。

二十三、什么是糖尿病黎明现象

黎明现象是指糖尿病患者清晨时血糖明显升高或维持正常血糖所需的胰岛素显著增多的现象。因为多在黎明时出现高血糖，故称为黎明现象。黎明现象产生的主要原因是

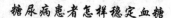

午夜过后体内生长激素增多,血液中生长激素水平升高,血糖升高,需要较多的胰岛素来维持血糖在正常范围。正常人的胰岛细胞自动分泌较多的胰岛素,所以血糖保持正常值。糖尿病患者的胰岛细胞功能缺损,尤其是 1 型糖尿病患者凌晨血糖显著升高,2 型糖尿病患者亦可发生黎明现象。黎明现象临床上应与苏木杰现象相鉴别,两者的处理原则完全不同。黎明现象需要增加胰岛素的用量,以控制清晨出现的高血糖现象,而苏木杰现象则要减少胰岛素用量以防止低血糖的发生。

> 苏木杰现象与黎明现象的鉴别:具体做法是,患者可从夜间 0 时开始,每隔 2 小时测一次血糖,直至第二天早晨。如果在黎明前后发现有低血糖(血糖 < 3.3 毫摩/升),则为"苏木杰现象";如果此间没有低血糖发生,血糖渐次升高,则为"黎明现象"。

二十四、同是高血糖为何处理迥异

由于引起苏木杰现象和黎明现象的原因截然不同,前者是因降糖药用量过大引起低血糖之后,血糖反跳性增高;后者是胰岛素用量不足引起的空腹血糖升高,所以两者的处理原则完全不同。

如属于苏木杰现象，其处理应当是减少晚餐前（或睡前）降糖药用量，并适当加餐。有些患者甚至包括一些经验不足的医生，一看见血糖高，就认为是胰岛素或降糖药的用量不足，不加分析地增大降糖药物的用量，其结果使苏木杰现象越来越严重，空腹血糖不降反升。糖尿病患者不能单凭早晨空腹血糖高就盲目加大胰岛素剂量，会导致低血糖昏迷，其深刻教训，值得糖尿病患者和医生关注。

由此可见，不少糖尿病患者平时只查空腹血糖，并以此作为了解病情和调整药量的依据，这是不妥的。且不说空腹血糖并不能完全代表全天的血糖控制水平，如不注意分辨，有时它还可能造成某种假象而误导治疗。由此不难看出，全天候的血糖监测是多么重要。否则，很容易被一些假象所蒙蔽，从而导致误诊、误治。

二十五、胰岛素的故事

在我们胃的后下方有一个长形器官，这就是胰腺。胰腺中散布的细胞团形似小岛，所以称为胰岛。胰岛素只有胰岛中的 B 细胞才能分泌，它是人体内唯一能降低血糖的激素。

1889 年，德国医学家胡斯·梅林（Josef Von Mering）和俄国医学家奥斯加·明科夫斯基（Oskar Minkowiski）为了研究人体胰腺的消化功能，将一只狗的胰腺切除。结果他们无意中发现实验场上一摊狗尿布满了苍蝇，敏锐的科学家意识到糖尿病与胰腺之间有某种关系。胰腺很可能分泌一种

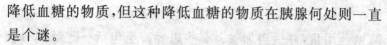

降低血糖的物质,但这种降低血糖的物质在胰腺何处则一直
是个谜。

其后 20 年间,很多研究者想从胰腺中找出抑制糖尿的
物质,都没有成功。直到 1921 年,加拿大医生班廷(Frederick Banting)和助手贝斯特(Charles Best)才首次成功地分
离出胰岛素。1922 年 1 月,班廷第一次使用从牛胰腺中提
取的胰岛素,对一个患糖尿病 2 年、已被医生放弃治疗的男
孩进行治疗,结果"药到病除",这位叫路德(Ryder)的 6 岁男
孩病情立即好转,不久痊愈出院。路德终身接受胰岛素治
疗,活到 1993 年,享年 77 岁。班廷也荣获了 1923 年诺贝尔
生理学和医学奖。到了今天我们已比较清楚地知道胰腺及
胰岛素与糖尿病的关系了。

胰岛素的用处在于帮助血液中的葡萄糖进入需要它的
细胞内,如肝脏、脂肪、肌肉组织的细胞。若缺少了胰岛素的
帮助,血中的葡萄糖就会留在血液里,血糖水平就会升高,从
而引起一系列问题,诸如心、脑、眼、肾的损害。在正常情况
下,当血糖升高时,B 细胞分泌胰岛素也相应增加,使血糖始
终总保持在一个正常稳定的范围内。一旦胰岛素的任何一
个工作环节出了问题,就可能引发糖尿病。

二十六、糖尿病患者为什么会有出汗异常

刘师傅近来经常出现肋下胀痛、食欲缺乏、胸闷,而且近
段时间天气不很热,刘师傅也经常有不明原因的大汗淋漓。

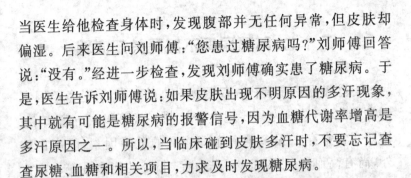

当医生给他检查身体时,发现腹部并无任何异常,但皮肤却偏湿。后来医生问刘师傅:"您患过糖尿病吗?"刘师傅回答说:"没有。"经进一步检查,发现刘师傅确实患了糖尿病。于是,医生告诉刘师傅说:如果皮肤出现不明原因的多汗现象,其中就有可能是糖尿病的报警信号,因为血糖代谢率增高是多汗原因之一。所以,当临床碰到皮肤多汗时,不要忘记查查尿糖、血糖和相关项目,力求及时发现糖尿病。

大汗淋漓是糖尿病自主神经病变的一种表现,由于控制出汗的神经出现功能障碍,患者好出汗,有的患者诉说,一动就出一身汗,吃饭、说话、睡觉时满身是汗。有时出汗部位不均一,如不少患者是身上、脸上好出汗,四肢汗不多。有的患者是半身出汗,另半身不出汗,等等。也有的病人是不出汗,怕热,甚至体温升高。出汗多虽然不是什么大毛病,但有时也让患者感觉不舒服,因而需要治疗。最好还是防患于未然,也就是说,最好是控制好糖尿病,不发生自主神经病变。这就要求首先做好饮食控制、体育锻炼和降糖治疗,长期保持良好的血糖控制。一旦出现经常性大汗淋漓的症状,也不要紧张、焦虑,因为出大汗对身体的损害并不大,越是紧张汗就越多。如患者正处在更年期,可以服用谷维素等类药物。如果大汗淋漓,可试用收敛药,使汗出得少些,如已酮可可碱、山莨菪碱等。中医进行分型辨证施治,治疗多汗或无汗往往可收到良好效果。

二十七、对糖尿病不仅是关注血糖

有些糖尿病患者往往仅重视升高的血糖,其他危险因素则常常忽略,总认为只要把血糖控制好就可以了。事实上,糖尿病常常存在很多重大血管病变的危险因素,除高血糖外,尚有高血压、肥胖症、高黏血症、心脏功能紊乱等。高血糖只是诸多原因之一而已。这些危险因素并非相互独立,而是彼此密切相关,有些危险因素还相互作用,进一步增加了心血管疾病的危险性。有关部门统计数字表明,糖尿病患者患心脏病的概率是普通人的 3~4 倍。可见,如果只注重血糖的控制而忽略了其他,还是避免不了并发症的发生。

二十八、对糖尿病应药物治疗与日常调养两手抓

当前在糖尿病防治方面普遍认为有病吃药是天经地义的事情,其他无关紧要,这是因为对糖尿病的治疗机制还没有真正理解所形成的误区。其实,得了糖尿病光靠吃药是不行的,因为这种疾病与饮食、运动、情绪、生活习惯都密切相关。事实上,每个糖尿病患者得病的原因都是多方面的,而且也存在相当大的个体差异,所以药物作用只是一个方面。面对千差万别的糖尿病个体,如何能让每个人都取得良好的治疗效果呢?这就要做到药物治疗与日常调养两手抓,不仅要坚持用药,还要坚持科学饮食和合理运动,消除沉重的思

想负担才能收到治疗糖尿病的效果。

二十九、糖尿病如何改善和提升体液 pH 值

糖尿病患者体液越倾向酸性越容易得并发症,pH 值每下降 0.5,胰腺功能就会退化 10%～30%。我们可以根据 pH 值判断一个糖尿病患者是否得了并发症,什么时候会得并发症,什么时候能摆脱并发症,什么时候不再会得并发症,等等。

pH 值是人体的酸碱度标志。人体的 pH 值一般在 5.0～8.2。健康人的 pH 值应在 7.35～7.45。糖尿病患者的 pH 值都低,呈酸性。当 pH 值在 5.0 时,糖尿病基本上都有并发症;pH 值为 5.0～5.5,随时可能产生并发症;升到 6.0 以上,一般可以摆脱并发症;要是能达到 6.5 以上,想得并发症都不容易。所以,要避免并发症就要千方百计地把糖尿病患者的体液 pH 值提升上去。

这是什么道理呢?人体 70% 左右的水分构成了细胞内液和外液,我们称之为体液。体液呈弱碱性或中性时,体内所有的酶都活跃起来了,各器官就处在正常的工作状态,人体防病抗病能力就会大大增加,不容易患病;当体液呈酸性时,身体所有的酶都不易活跃、不愿工作了,包括免疫系统在内的功能活性都会下降。器官的生理功能就会退化,人就容易得病。

三十、什么是"B 细胞休息"

"B 细胞休息"是近年来提出的一个新概念。2 型糖尿病患者的 B 细胞在长期高血糖影响下，可发生对葡萄糖刺激的不敏感，并出现不可逆的损伤，从而形成高血糖，导致 B 细胞功能下降，再导致高血糖的恶性循环。"B 细胞休息"是指采用抑制 B 细胞分泌或减少 B 细胞分泌压力的手段使 B 细胞休息，从而促使 B 细胞功能恢复，达到延缓糖尿病自然病程的进展和稳定糖尿病病情的作用，主要措施是通过用外源性胰岛素使血糖恢复正常。

所以，2 型糖尿病患者虽然多用口服降糖药治疗，但在某些情况下也需要使用胰岛素，如妊娠、严重急性并发症、感染或行手术时，都需要短期使用胰岛素治疗。此外，如果口服降糖药治疗时血糖控制不理想，也应尽快与胰岛素联合应用或完全改成胰岛素治疗，使病人胰岛细胞得到休息，胰岛的功能得到部分的保留。在胰岛素治疗一段时间以后，这部分病人可以停用胰岛素而改用口服降糖药。当然，如病人的胰岛细胞已完全衰竭，即使让 B 细胞休息也不能使其功能恢复，则需要长期使用胰岛素治疗。

三十一、糖尿病与体重之间有什么关系

许多糖尿病患者随着病情的发展，体重也会有变化。患者就诊时,专科医师会询问患者体重的变化。定期测量体重的增减是观察病情的指标之一。计算标准体重,就是了解自己是消瘦还是超重了,是否需要限制饮食减轻体重,或增加饮食增加体重。理想的体重有利于病情控制,提高生活质量,即应使自己的体重保持在正常范围内,不可太低,也不能超重。

标准体重(单位:千克)

成人男性标准体重=[身高(厘米)-100]×0.9

成人女性标准体重=[身高(厘米)-100]×0.85

儿童标准体重=年龄×2+8(1.3米以上的按成年人体重计算)

正常体重:标准体重±10%以内

超重:超过标准体重10%~20%

肥胖:超过标准体重20%

减轻:低于标准体重10%~20%

消瘦:低于标准体重20%以上

一般来说,超过标准体重的10%,称为超重;而超过20%,就属于肥胖了。肥胖又根据超过标准体重的程度而分为:轻度肥胖(超重20%)、中度肥胖(超重30%)和重度肥胖(超过50%)。但是对健美运动员而言,即便体重超过20%,亦不属于肥胖范畴。

糖尿病患者怎样稳定血糖

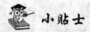

小贴士

据统计,在2型糖尿病患者中有70%的人属于超重或肥胖人群,30%属于正常体形或消瘦。另外,在治疗糖尿病时,体形对于治疗用药也有着重要影响,这是由降糖药的特点和作用机制不同造成的。目前治疗2型糖尿病的药物主要有磺脲类、双胍类、胰岛素制剂等,有的降糖药会促进血糖的代谢利用而使体重增加,有的药则会影响食物的消化及糖的吸收而使体重减轻,针对占糖尿病多数的肥胖患者,能减轻体重的降糖药是他们的首选。

第二章　糖尿病患者的饮食管理

一、有降低血糖作用的食物

在中医药理论中，"药"与"食"本是同源的，许多食物本身也是药物。正所谓是"大毒治病，十去其六；常毒治病，十去其七；小毒治病，十去其八；无毒治病，十去其九"。食物无毒，用以疗疾可达到理想的疗效。需要说明的是，食物能够在一定程度上控制血糖，但对于糖尿病患者来说，单纯使用食物治疗是不行的，治疗要以药物为主，食物为辅，将药物和食物结合起来，才能获得较为明显的疗效。另外，选择降糖食物时，没必要一次吃得过多，关键在于长期食用。

蘑　菇

蘑菇在生物学中的科学名称叫大型真菌，因为它们的体形很大。蘑菇与人类的关系非常密切，具有重要的经济价值。

蘑菇富含微量元素硒，是良好的补硒食品。喝下蘑菇汤数小时后，血液中的硒含量和血红蛋白含量就会增加，血中谷胱甘肽过氧化酶的活性会显著增强,它能够防止过氧化物损害机体,降低因缺硒引起的血压升高和血黏度增加,调节甲状腺的功能,提高免疫力。蘑菇含有多种抗病毒成分,这些成分对辅助治疗由病毒引起的疾病有很好的效果。蘑菇是一种较好的减肥美容食品。它所含的大量植物纤维,具有防止便秘、促进排毒、预防糖尿病及大肠癌、降低胆固醇含量的作用,它又属于低热能食品,可以防止发胖。蘑菇对于糖尿病患者消化不良也有较为明显的治疗作用,这是因为其所含有的胰蛋白酶等多种酶类,能分解蛋白质和消化脂肪,适合于形体消瘦的糖尿病患者食用。

需要注意的是,大多数蘑菇都是营养丰富、鲜美可口的佳蔬,但也有不少蘑菇品种含不同类型的毒素,误食后可导致中毒。我国约有上百种有毒蘑菇,且与无毒蘑菇无明显区别,所以在采摘蘑菇时一定要认真鉴别,以防误食。一旦食蘑菇中毒,应速去医院救治。

木 耳

木耳分黑木耳和白木耳(又称银耳)。黑木耳多生于桑、榆、橡等树上,白木耳多生于栗树上。两者都是餐桌上的美味佳肴。现已有人工栽培,但药用多以野生的为好。黑木耳和白木耳都含有脂肪、蛋白质、糖类、磷、硫、铁、钙、钾、钠等物质。在医疗作用上黑木耳具有滋肺益胃、和血养营,以及治崩中漏下、痔疮出血、高血压、便秘、血管硬化之功效。白木耳则具有养阴生津、滋肺益脾胃之功效。现代医学发现,木耳是一种低热能、高营养的美味佳肴,其所含有的特异性酸性多糖体有修复胰岛 B 细胞和确切的降血糖功能,适宜于糖尿病患者适量食用。

　　需要注意的是,新鲜木耳中含有一种叫卟啉的光感物质,食用后若被太阳照射可引起皮肤瘙痒、水肿,严重的可致皮肤坏死。若水肿出现在咽喉黏膜,会出现呼吸困难,所以食用新鲜木耳是有一定禁忌的。干木耳是经暴晒处理的成品,在暴晒过程中会分解大部分卟啉,在食用前又经水浸泡,其中含有的剩余毒素会溶于水,使水发的木耳无毒。另外,对于糖尿病患者而言,食用木耳并非多多益善。中医学认为,由于木耳得阴湿之气,由朽木所生,过量食用有衰精害肾之祸。精为人生之源,精衰则源截;肾为先天之本,肾衰则本断。因此,木耳不可不食,但又不可多食,特别是孕妇、儿童食用时更应控制数量。

苦　瓜

　　苦瓜又叫癞瓜、凉瓜,虽然具有特殊的苦味,但仍然受到大众的喜爱。苦瓜原产于印度尼西亚,大概在宋代传入我国。苦瓜的苦味不轻易传给"别人",如用苦瓜烧鱼,鱼块绝不沾苦味,所以苦瓜又有"君子菜"的雅称。苦瓜的吃法很多且方便,可凉拌生食,也可煎、炒、煸、烧,荤素均宜。苦瓜可烹调成多种风味菜肴,可以切丝、切片、切块,可当辅料也可单独入肴,一经炒、炖、蒸、煮,就成了风味各异的佳肴。我国各地的苦瓜名菜不少,如青椒炒苦瓜、酱烧苦瓜、干煸苦瓜等,都色美味鲜。

民间常将苦瓜用来作为治疗糖尿病的食物。中医学认为,苦瓜能清热解毒,除烦止渴,可用于糖尿病的防治。现代临床与动物实验也证明苦瓜具有降低血糖作用,这是因为苦瓜中含有类似胰岛素的物质,它能促进糖分利用,使过剩的糖分转化为热能,苦瓜还能改善人体内的脂肪平衡,所以人们把苦瓜视为糖尿病患者理想的食疗食物。具体方法:鲜苦瓜做菜食用或红烧苦瓜,每次100克;或鲜苦瓜1个,约250克,去瓤,切碎,水煎服。

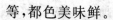 **小贴士**

拌苦瓜可先用沸水焯一下,再切成细丝,然后加入酱油、香油、糖、葱、醋,一起凉拌。干煸苦瓜可将苦瓜切成片,配以辣酱、豆豉等干煸而成,味苦而辣,醇香可口,是佐酒下饭的佳肴。用苦瓜炒辣椒是解暑除烦的有名川菜。有的中老年人不喜欢食用苦瓜,原因是嫌苦,在烹调时,不喜苦味者最好把苦瓜切断,盐腌片刻,即可除掉一半苦味。

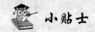

大 蒜

大蒜是烹饪中不可缺少的调味品,南北风味的菜肴都离不开大蒜。大蒜既可调味,又能防病健身,常被人们称誉为"天然抗生素"。更为重要的是大蒜还是糖尿病患者应吃的食物之一，这是因为大蒜的降血脂、降血糖作用明显。实验证明，大蒜提取物可明显降低高脂血症家兔的血脂及低密度脂蛋白，升高高密度脂蛋白，使主动脉脂质含量下降72％，粥样硬化斑块明显缩小。大蒜精油可有效对抗血脂升高，使血清及肝脏的胆固醇、三酰甘油维持于正常水平，其机制可能与降低血清酯化胆固醇有关。大蒜还可影响肝糖原合成，增加血浆胰岛素水平，对糖尿病患者颇为有益。

需要注意的是，发芽的大蒜其食疗效果不明显。腌制大蒜不宜时间过长，以免破坏有效成分。大蒜素怕热，遇热后很快分解，其杀菌作用会降低。预防和治疗感染性疾病应该生食大蒜。大蒜能使胃酸分泌增多，所含辣素有刺激作用，有胃肠道疾病特别是有胃溃疡和十二指肠溃疡的人不宜吃大蒜。有肝病的人过量食用大蒜可造成肝功能障碍，引起肝病加重。过量食用大蒜会影响视力。

南 瓜

南瓜又称倭瓜、饭瓜，很早就传入我国，并被广泛栽种、食用，因此有"中国南瓜"之说。在我国，南瓜既当菜又当粮，在乡下很有人缘。近年来，人们发现南瓜不但可以充饥，而且还有一定的食疗价值，于是土味十足的南瓜得以登大雅之堂。

近年来研究表明，南瓜中含有丰富的果胶和微量元素钴，果胶可延缓肠道对糖和脂质的吸收，钴是胰岛细胞合成胰岛素所必需的微量元素，因而常吃南瓜有助于防治糖尿病。实践也证实南瓜具有降低血糖、血脂的作用。

具体方法为：将南瓜烘干研粉，每次可取 1～2 药匙（30～40 克）南瓜粉，放入适量温开水中调匀后服用，每日 3 次，连服 15 天，然后可根据血糖下降情况，再适当增减南瓜粉的服用量。

制作南瓜粉的主要步骤为：选择成熟的南瓜，洗净后去皮去子，切成细丝；将南瓜丝放入清水中浸泡 1 小时后取出，晒干；把南瓜丝放入烘箱（60℃～80℃）烘 8 小时，或用铁锅炒脆；将松脆的南瓜丝磨碎，储存于密封容器内备用。

需要指出的是，南瓜虽然属于低糖食品，适于糖尿病患者食用，但这并不等于说可以长期大量食用。患者长期大量食用南瓜，因南瓜所含色素的排泄速度小于摄入速度，色素只能沉积于皮肤，会导致皮肤黄染。为此，专家提醒，糖尿病患者的膳食要讲究科学，南瓜的食用最好在医生的指导下进行，以免发生不良反应。

洋 葱

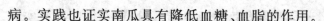

洋葱是日常生活中的一种主要蔬菜。洋葱营养价值很高，含有蛋白质、糖类、维生素 C、钙、铁、磷等多种营养成分。洋葱还有大蒜素等含硫化合物和硒等抗氧化物质，具有杀菌、增强免疫力、降血脂及促进胃蠕动的功效。多吃洋葱可以减少血液中胆固醇的含量，能有效地调节血压，舒张血管，减少血管的阻塞，维护心血管的健康。洋葱还是一种防癌抗癌的佳品，含有的"栎皮黄素"能阻止癌细胞的生长，是目前

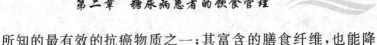

所知的最有效的抗癌物质之一；其富含的膳食纤维，也能降低胃癌的发生概率。

在中国古代，中医早就认为洋葱具有降低血糖的作用。到了现代，医学也证明洋葱确实能够降血糖，而且不论生食或熟食都同样有效。原来洋葱里有一种能降血糖的化合物，类似常用的口服降血糖制剂甲磺丁胺，具有刺激胰岛素合成及释放的作用。具体方法为：用洋葱 50～100 克水煎服，也可做菜食用；或用洋葱泡葡萄酒，每日 2 次，每次 25 毫升，可以辅助治疗糖尿病。

海　带

海带又名海草、昆布，是海岸植物中个体较大，质柔味美，营养价值和经济价值较高的一种海藻，也是一种经济价值很高的工业原料，特别是所含的糖类、褐藻酸、甘露醇等较多。过去人们只是认为海带含碘量高，对因缺碘而致的甲状腺肿大及克汀病有效。目前已发现海带还含有不少其他特殊的营养和药用价值。

现代药理研究证实，海带有预防白血病和胃癌的功效，可以降血压、降血脂，对动脉硬化有一定的治疗和预防作用。海带中含有丰富的纤维素，在肠道中好比是"清道夫"，能够及时地清除肠道内废物和毒素，因此可以有效地防止直肠癌和便秘的发生。海带富含多种无机盐及胡萝卜素，是老年人的长寿菜。由于海带是藻类生物，主要成分是胶质蛋白和一些矿物质，含糖量很低，且其所含的糖绝大多数是低聚糖即

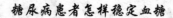

多糖,几乎不含果糖、蔗糖,有降血糖的作用,因此营养学家主张糖尿病患者可以放心食用。中医学也认为,在日常饮食中吃适量海带,对健康和延年益寿十分有益。

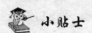 小贴士

吃海带与吃其他食物一样,不可过量,正常情况下以每周两次,一次 25~50 克为宜,否则就有诱发甲状腺肿大的可能。海带含有较高的有毒金属——砷,因此食用前应先用清水漂洗,然后再浸泡 12~24 小时,并要勤换水,这样才可以放心地食用。中医学认为脾胃虚寒者忌食海带。

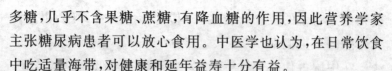

燕 麦

燕麦一般分为带稃型和裸粒型两大类。世界各国栽培的燕麦以带稃型为主,常称为皮燕麦。我国栽培的燕麦以裸粒型为主,常称裸燕麦。裸燕麦的别名颇多,在我国华北地区称为莜麦;西北地区称为玉麦;西南地区称为燕麦,有时也称莜麦;东北地区称为铃铛麦。

在我国人民日常食用的小麦、稻米、玉米等 9 种粮食中,以燕麦的经济价值最高,其主要表现在营养、医疗保健和饲用价值均高。裸燕麦含粗蛋白质达 15.6%,脂肪 8.5%,还有淀粉(释放热能)及磷、铁、钙等元素,与其他 8 种粮食相比均名列前茅。燕麦中水溶性膳食纤维分别是小麦和玉米的

4.7倍和7.7倍。燕麦中的B族维生素、烟酸、叶酸、泛酸都比较丰富，特别是维生素E，每100克燕麦粉中高达15毫克。此外，燕麦粉中还含有谷类食物中均缺少的皂苷（人参的主要成分）。燕麦中蛋白质的氨基酸组成比较全面，人体必需的8种氨基酸含量均居首位，尤其是含赖氨酸高达0.68克。

燕麦的医疗价值和保健作用已被古今中外医学界所公认。裸燕麦能预防和治疗由高血脂引发的心脑血管疾病。服用裸燕麦片3个月（日服100克），可明显降低心血管和肝脏中的胆固醇、三酰甘油、β-脂蛋白，总有效率达87.2%，其疗效与氯贝丁酯（冠心平）无显著差异，且无不良反应。对于因肝、肾病变，脂肪肝等引起的继发性高脂血症也有同样明显的疗效。

生活中糖尿病患者须严格控制淀粉摄取量，同时又应保证其他营养成分的吸收，裸燕麦具有高营养、高热能、低淀粉、低糖的特点，所以从客观上满足了糖尿病患者的饮食需求。食用与面粉、大米同样重量的燕麦制品，其摄取的淀粉为面粉的43.3%、大米的41.9%，而摄取的蛋白质中8种必需氨基酸（特别是赖氨酸）含量相等，甚至略高于两倍重量的面粉、大米。所以，食用裸燕麦制品可达到少食而营养不减的功效，可大大减少糖尿病患者的淀粉摄取量，对糖尿病患者而言，是极其难得的食品。长期食用燕麦片，有利于糖尿病和肥胖症的控制。

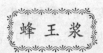

蜂 王 浆

蜂王浆是工蜂上颚分泌的专供蜂王和蜂幼虫食用的乳白色或淡黄色的浆状物质。新鲜的蜂王浆呈酸性，pH 值 3.5～4.5,部分溶于水。研究表明,蜂王浆含有蛋白质、脂肪、维生素、矿物质、糖类等多种营养物质。蜂王浆与蜂蜜迥然不同,含糖量仅 14％。尤其值得一提的是,它内含活性的不饱和脂肪酸和多肽类胰岛素,既可调节人体内分泌,增强免疫力,又可降低血糖。从而主张蜂王浆与蜂胶配合对糖尿病进行治疗。

蜂王浆除对糖尿病有治疗作用外,还可调节机体的新陈代谢,提高机体对各种不良环境的抵御能力,有助于调节神经系统,使人保持愉悦感,精力充沛,情绪处于最佳状态;并调整机体代谢,提供丰富的维生素,促进组织神经再生,对神经衰弱、失眠、健忘、忧郁等症有良好作用,以及能给皮肤以全面的营养护理,帮助改善肌肤功能。因此,正常人同样可以食用蜂王浆以提高自身免疫力,达到强身健体的目的。

空 心 菜

空心菜又名蕹菜、无心菜、通心菜。鲜嫩青绿的空心菜清香淡雅,滑脆爽口,容易消化,且营养价值较高,属于甲级蔬菜类,为夏秋季节主要绿叶菜之一,适合中老年人和小儿食用,被誉之为"南方奇蔬"。

空心菜为近年备受推崇的安全蔬菜和绿色食品。研究证实,空心菜的叶子中除富含纤维素、维生素和矿物质外,还含有类胰岛素样成分,常食用有较明显的降血糖作用,可以帮助 2 型糖尿病患者控制血糖。但吃空心菜的时候要注意,它属于性寒食物,具有润滑肠道的作用,因此体质虚弱、脾胃虚寒、腹泻的人不宜多食。食用空心菜时,最好挑选茎叶比较完整、新鲜细嫩、不长须根的。空心菜买回后,很容易因为失水而发软、枯萎,炒菜前将它在清水中浸泡约 30 分钟,就可以恢复鲜嫩、翠绿的质感。空心菜宜旺火快炒,避免营养流失。

薏米

薏米又名薏苡仁、薏仁、六谷米等。薏米在我国栽培历史悠久,是我国古老的药食皆佳的粮种之一。由于薏米的营养价值很高,被誉为"世界禾本科植物之王"。在欧洲,它被称为"生命健康之禾";在日本,最近又被列为防癌食品,因此身价倍增。薏米具有容易被消化吸收的特点,不论用于滋补还是用于医疗,作用都很缓和。薏米在中国也有"中国禾本科作物之王"的美称。它富含蛋白质、B 族维生素、维生素 E、钙、锌、铁、硒、食物纤维等成分。薏米含糖量低于大米,而蛋白质、维生素含量为大米的 3 倍,为"药食兼用"的保健食物,有抗癌和利尿、降血糖作用,尤其适用于以肥胖为主要症状的高血压病兼糖尿病患者。这是因为薏米能增强肾功能,有利尿作用,经常食用对水肿、肥胖、脂肪肝、衰老等症有治疗效用。日本学者近年还发现：薏米水提取物可显著降低高血糖，日本市场上已有薏米降糖保健品出现。

淘洗薏米的时候要注意，先用冷水轻轻淘洗，不要用力揉搓，再用冷水浸泡一会儿。泡米用的水要与米同煮，不能丢弃，这样可以避免薏米中所含的营养物质在浸泡中受到损失。由于薏米化湿滑利的效果显著，因此遗精、遗尿患者及孕妇不宜食用，消化功能较弱的孩子和老弱病者更是如此。

黄　鳝

黄鳝又叫鳝鱼，是人们经常食用的鱼类，其营养丰富，肉味鲜美，是淡水鱼中的佳品。鳝鱼和人参一样，具有很高的药用价值，民间有"夏吃一条鳝，冬吃一支参"的说法。中医学认为，糖尿病患者吃黄鳝有良好疗效。食用方法以清炖为主，老年人可将黄鳝和猪瘦肉切成肉泥烹煮食用。具体方法为：鳝鱼500克，猪瘦肉120克，天花粉15克，淮山药30克，黄精20克，生地黄15克，加水共炖，去药食鱼汤，对减轻"三多"症状有良好的作用。但是吃黄鳝必须注意：一是谨防中毒；二是死黄鳝不能吃，食用黄鳝一定要煮熟煮透再吃，以防发生颌口线虫的感染，引起不必要的麻烦；三是要弃去黄鳝头部；四是要洗净血和涎液。需要注意的是，外感发热、虚热、腹部胀满者不宜食用。吃鳝鱼不宜过量，肠胃欠佳的人更应慎食。食用黄鳝时忌爆炒。爆炒的鳝鱼丝或鳝鱼片虽味美可口，却对人体健康不利。根据科学测定，在一些黄鳝体内有一种叫颌口线虫的囊蚴寄生虫，如果爆炒鳝鱼丝或鳝鱼片,未煮熟煮透,这种寄生虫就不会被杀死,食入人体约半个月就会发生颌口线虫感染,不仅会使人的体温突然升高,出现厌食,而且会在人的颈颌部、腋下及腹部皮下出现疙瘩,严重的还会引发其他疾病。

魔 芋

魔芋又称为麻芋、鬼芋。魔芋是许多人喜欢食用的食物,以魔芋块茎加工制成的魔芋豆腐、黑豆腐等多种菜肴别有风味,在我国南方几乎家喻户晓。魔芋具有奇特的保健作用和医疗效果,被人们誉为"魔力食品",有"不想胖,吃魔芋;要想瘦,吃魔芋;要想肠胃好,还是吃魔芋"的说法。魔芋的吃法较多,烧、焖、炒、蒸是常用的烹调方法。

魔芋之所以宜于糖尿病患者食用,是因为魔芋为低热能食物,且其中的成分葡萄甘露聚糖吸水膨胀,可增大至原体积的 30～100 倍,因而食后有饱腹感,是理想的减肥食品。另外,魔芋能延缓葡萄糖的吸收,有效地降低餐后血糖,从而减轻胰腺的负担,使糖尿病患者的糖代谢处于良性循环,不会像某些降糖药物那样使血糖骤然下降而出现低血糖现象,因而魔芋精粉及其制品都是糖尿病患者的理想降糖食品。

魔芋忌生食。"魔芋有小毒",就魔芋全株而言,以根头毒性最大,需经化学方法加工或用石灰水漂煮去毒再烹调菜肴或制成食物。一般情况下,魔芋不宜多食。魔芋去毒后可供烹饪做菜,也可晒干成魔芋片,或磨成魔芋干粉。市场上已有加工好的魔芋粉,购买时注意质量鉴定。若为药用,有学者提醒，切勿误服药渣，以免中毒。魔芋若不慎或误食引起中毒，其症状为喉舌灼热、痒痛、肿大。此时须立即采取解毒法，饮服稀醋或鞣酸、浓茶、蛋清；或用食醋 30～60 毫升，加生姜汁少许，内服或含漱。任用上述中的一法，均可奏效。

萝 卜

萝卜既是食物，也是良药。民间把萝卜作为顺气消食的保健食物。老年人常吃萝卜，可降低血脂、软化血管。由于萝卜熟吃有益胃降气之效，睡觉前吃些萝卜，可帮助消化，避免食滞，增进睡眠。常吃萝卜还可以稳定血压，预防冠心病、胆石症等疾病。萝卜能诱导人体自身产生干扰素，增加机体免疫力，并能抑制癌细胞的生长，对防癌、抗癌有重要作用。萝卜中的芥子油和粗纤维可促进胃肠蠕动，有助于体内废物的排出，所以萝卜是排毒养颜的佳品。对于糖尿病患者而言，由于萝卜所含热能较少，纤维素较多，吃后易产生饱腹感，这些都有助于糖尿病患者食用。具体方法为：萝卜 300克，粳米 60 克，加水煮粥食用，每日 2 次。此方能辅助治疗糖尿病。

需要注意的是萝卜为寒凉蔬菜，阴盛偏寒体质者、脾胃虚寒者等不宜多食。胃及十二指肠溃疡、慢性胃炎、单纯性甲状腺肿、先兆流产、子宫脱垂等患者忌食萝卜。

第二章　糖尿病患者的饮食管理

荞　麦

荞麦有防治糖尿病的作用。长期以来,医学界一直想寻求一种适合糖尿病患者食疗又没有不良反应的食品应用于临床,后来人们找到了荞麦这一理想的降糖食品。经临床观察,糖尿病患者食用荞麦后,血糖、尿糖都有不同程度的下降,很多轻型患者单纯食用苦荞麦即可控制病情。但需要指出的是,糖尿病患者荞麦一次不可食用太多,否则易造成消化不良,故脾胃虚寒、消化功能不佳、经常腹泻的人不宜食用。据研究,荞麦还含有致敏物质,可以引起或加重过敏者的过敏反应,故体质敏感之人食之宜慎。

咖　啡

咖啡的起源可追溯至百万年以前,事实上它被发现的真正年代已不可考证,仅相传咖啡是衣索比亚高地一位名叫柯迪(Kaldi)的牧羊人发觉他的羊儿在无意中吃了一种植物的果实后,变得非常活泼充满活力,从此发现了咖啡。传统的咖啡讲究的是咖啡的种类、调配方法,如今在这个速度和效率至上的时代,人们创造出了许多新的口味、新的喝法,如咖啡奶茶、巧克力咖啡、奶沫咖啡、香草咖啡等新口味。

咖啡有助于消化,特别在吃多了肉类的时候,饮咖啡可使胃液分泌旺盛,促进消化,减轻胃的负担。因为咖啡因有分解脂肪的功效,所以吃过高热能的食物后可以喝些咖啡。

咖啡对大蒜还有消除臭味的效果,吃了带蒜味的菜后喝些咖啡是必不可少的。咖啡还可用作烧菜的调料。例如,煮排骨时在汤里放些速溶咖啡,烧肉时将肉上蘸些咖啡,烧出来的肉味尤为喷香。

目前,科学家还不清楚喝咖啡与糖尿病之间的关系,他们推测可能是咖啡中的某种化合物抑制了人体内糖的转运过程。此外,咖啡中含有一定的镁,能影响肠道缩氨酸的分泌,这些物质都有一定的降血糖作用。

需要注意的是饮用咖啡要适量。咖啡如同酒精和香烟的陶醉感和刺激感一样,咖啡因具有兴奋剂作用。咖啡因可刺激中枢神经和肌肉,因而具有缓解肌肉疲劳、控制睡眠、激发头脑兴奋的功能。一方面提高心脏功能,扩张血管,促进血液循环,使人感到清爽;另一方面可刺激交感神经,使副交感神经兴奋引起的阵发性呼吸困难得到控制。但饮用咖啡要适量。儿童不宜饮用咖啡。咖啡因有刺激性,能刺激胃部蠕动和胃酸分泌,引起肠痉挛,长期过量摄入咖啡因则会导致慢性胃炎,常饮咖啡的儿童容易发生不明原因的腹痛。咖啡因能使胃肠壁上的毛细血管扩张,刺激肾脏功能,使肾水流增加,导致小孩多尿,钙排出量随之增多,儿童的骨骼发育也会因此受到影响。同时,咖啡因还会破坏儿童体内的维生素 B_1,引起维生素 B_1 缺乏症。

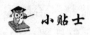 小贴士

能够降低血糖的食物大多含有丰富的果胶,能增加胰岛素的分泌量,使血糖下降。黑芝麻、葱、洋葱、胡萝卜等食物有助于改善因少吃淀粉食物而造成的乏力等症状,并能降低血糖,其中葱还能增强人体对蛋白质的利用。黄鳝能够改善血糖代谢,降低血糖。柚子含有胰岛素样物质,有类似胰岛素的作用,可以调节体内的血糖水平,达到降血糖的目的。南瓜、魔芋、菠菜根、苦瓜等也含有降血糖成分,其中南瓜、魔芋还有饱腹充饥作用。

山 药

山药原名薯蓣,因其营养丰富,自古以来就被视为物美价廉的补虚佳品,既可作主粮,又可作蔬菜,还可以制成糖葫芦之类的小吃。山药的食用价值,一方面在于它的营养,另一方面在于它的药用。山药可以入药,治疗许多疾病。由于干山药补而不滞,不热不燥,所以是中医常用药物和滋补佳品。山药自古以来也得到人们的喜爱,陆游在写《服山药甜羹》诗中称:"老住湖边一把茅,时沽村酒具山药。从此八珍俱避舍,天苏陀味属甜羹。"可见山药的确是美食佳肴。山药的食用方法也很多,可以炒食、蒸食、拔丝,也可以与大米、小米、大枣一起煮粥食用。

中医书籍讲"山药健脾、补肺、固肾、益精。治脾虚、泄泻,疗消渴、遗精、带下、小便频数"。消渴症包括现代的糖尿病。据资料介绍,山药有降血糖作用。有的老中医实践经验丰富,让病人常吃山药。中药古方治消渴也往往辨证加山药,这都说明糖尿病患者常吃山药有益。但是笔者曾遇有糖尿病患者贪食山药,糖尿病反而加重的病例。其实山药治糖尿病多用配方,不宜单用,而其用量为9~18克。当食物吃,治糖尿病一次不宜过多,因山药含淀粉(16%),糖蛋白和自由氨基酸。也就是说,因山药是食物薯类,要常吃但一次量不可太多。当食不当药,食疗更有效。

赤 小 豆

赤小豆又称赤豆、饭赤豆、野赤豆、红小豆、红豆。赤小豆分两种:一为赤小豆(米赤豆),皮色赤红如猪肝,小粒饱满,从深红而暗者为药用佳品;一为赤豆(饭赤豆),皮色赤红而淡、平滑而有光泽,入药次之。

赤小豆在中医主要应用于行水去水肿、利气去脚气,古籍中用红豆与鲤鱼烂煮食用,对于改善孕妇怀孕后期产生的水肿脚气有很大的帮助。所以,红豆不仅是一种粮食,还有一定的药物作用,即利尿消肿。注意,赤小豆治疗水肿时,因其药性平缓,必须多用连用方可奏效。

糖尿病患者宜食赤小豆。中医学认为,赤小豆味甘、性微寒,归心、脾、小肠经,有清热解毒,利水除湿之功效。现代医学研究证明,赤小豆营养丰富,富含维生素 E 及钾、镁、磷、锌、硒等无机盐类,是典型的高钾食物,含膳食纤维高,含热能偏低,具有降血糖、降血脂、降血压作用,是糖尿病患者的理想降血糖食物。经常喝一些赤小豆粥,不仅可降低血糖,对糖尿病的常见并发症高血压、高脂血症也有防治作用。

海 参

俗话说:"陆有人参,水有海参。"海参,原名沙沥,属棘皮动物。海参身上长满了肉刺,颇像一根黄瓜,人们形象地称它为"海瓜""海黄瓜"。海参其貌不扬,但憨态可掬,价值昂贵,是海产珍品。海参是一种古老的海洋软体动物,至少已有5 000万年以上的生存史,在生物界真可谓是"老资格"了。海参对糖尿病患者的防治作用主要表现在以下三个方面。

一是利用海参多糖的强大修复与再生功能快速修复受损的和疲劳的肾细胞,恢复肾脏功能。肾脏功能一经恢复,其他功能下降的器官也会逐渐恢复,成功避免并发症,所以开始阶段食用海参效果明显。

二是利用海参多糖强大的修复再生功能缓慢修复受损和失去活力的胰岛细胞,激活和再生胰岛B细胞的分泌功能,缓慢增加胰岛分泌量,使胰岛功能逐渐恢复,形成良性循环,最终从根本上摆脱糖尿病,以使糖尿病患者有康复的希望。

三是提供全面的营养,补充糖尿病患者营养的匮乏。海参中富含18种氨基酸和多种微量元素、维生素,能对人体提供 50 多种营养物质。

需要注意的是做海参时如果放了醋,在营养上就会大打折扣。这是因为海参除了具有许多营养成分外,还含有胶原蛋白,而酸性环境会让胶原蛋白的空间结构发生变化,蛋白质分子出现不同程度的凝集和紧缩。因此,加了醋的海参不但吃起来口感、味道均有所下降,而且由于胶原蛋白受到了破坏,营养价值也大打折扣,所以烹制海参不宜加醋。另外,脾虚腹泻、痰多者不宜食用海参。

冬 瓜

冬瓜为葫芦科植物,产于夏季。为什么夏季所产的瓜,却取名为冬瓜呢?这是因为瓜熟之际,其表面有一层白粉状的东西,就好像是冬天所结的白霜,所以称为冬瓜,又称白瓜。冬瓜在古代就用来治疗糖尿病,《近效方》记载:"治疗消渴日饮水多、小便甜,有如脂肤片,日夜六七十起,冬瓜一只,黄连十两将冬瓜截头去瓤,入黄连末,火中煨之,候黄连熟,布绞冬瓜取汁,一服一盏,日再服,但服二、三只,以差为度。"现代医学也认为,冬瓜对糖尿病有一定的辅助治疗作用。具体食用方法如下。

方法一:取新鲜番薯叶和两倍于番薯叶的冬瓜,将两者切碎后加适量的水煮熟,即可食用。每天 1 次,坚持食用可见疗效。

方法二:将黄连和 3 倍于黄连的冬瓜放入适量的水中煎煮,熟后即可食用。

方法三：对于糖尿病引起的大渴引饮，也可用冬瓜捣烂绞汁，大量饮服。

方法四：冬瓜皮、西瓜皮各适量，加天花粉 12 克，水煎服，能辅助治疗糖尿病。

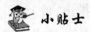 **小贴士**

中医学认为冬瓜性寒，故久病的人及阴虚火旺者应少食。冬瓜是一种解热利尿比较理想的日常食物。其性质属于寒凉，而煮汤服食更甚。如要达到解暑清热、止渴利尿作用，就需要煮汤（连皮更好）服食，但体弱肾虚病者食之会引起腰酸痛。体胖之人欲得体瘦轻健则可常食之。中医学认为，冬瓜属损精伤阳、不利于性功能的食物，强调男性不宜过量食用，如《本草经疏》说："冬瓜内禀阴土气，外受霜露之侵，故其味甘，气微寒而性冷利。"由此看来，性功能较差的男性还是以慎食为好。

西瓜皮

由于西瓜含果糖，在体内能转变成葡萄糖，引起血糖增高，加重病情，所以糖尿病患者应忌食西瓜。不过，将西瓜皮（不要无子西瓜、小西瓜）削去红肉和外层绿衣，剩下白肉部分，科学食用可治疗糖尿病。西瓜皮能除烦热、止消渴、解暑热、利小便，此法在《日用本草》《本草纲目》《本草备要》《饮膳正要》《丹溪心法》中均有记载。《现代实用中药》中介绍，西瓜皮可"治肾炎水肿、糖尿病、黄疸，并能解酒毒"。西瓜皮还具有利尿排钠，降压利水作用，临床治糖尿病兼有高血压、水肿者效果尤佳。其用法如下：

方法一：用适量清水煮烂白肉部分后捞出，取其汁液饮用，是很好的食疗方法。轻者连续饮 3 个月可稳定病情，重者自西瓜上市至西瓜淡季坚持服用，也有一定的功效。

方法二：西瓜皮 100 克，煎汤代茶频饮，每日 1 剂。

方法三：西瓜皮 30 克，冬瓜皮 15 克，天花粉 15 克，水煎服，每日 1 剂。对糖尿病尿浑浊效果较好。

芹 菜

芹菜分为旱芹和水芹。芹菜的根、茎、叶和子都可以当药用，故有人称芹菜为"药芹"。其香气较浓，也称"香芹"。芹菜具有较高的药用价值，其性凉、味甘、无毒，具有散热、祛风镇静的作用。现代医学药理分析研究认为，芹菜中具有多种生理活动性的物质：黄酮类物质、氨基酸、维生素 A、维生素 C、维生素 B_1、维生素 B_2、烟酸等。芹菜中糖类的含量很低，用芹菜作为药物治疗糖尿病自古有之，而且确实有一定疗效。芹菜中含有较多膳食纤维，能够阻挡消化道对糖的快速吸收，有降血糖作用；芹菜中的芹菜黄酮类物质可改善微循环，促进糖在肌肉和组织中的转化；芹菜中的镁和硒都有降血糖的作用。芹菜最适用于糖尿病及其并发的高血压、高脂血症、失眠、贫血等。具体做法是：

方法一：取新鲜芹菜 500 克，捣烂取其汁液，加少量水冲服，每日 3 次，连服 3 个月，坚持服用即可见疗效。

方法二：新鲜芹菜 60 克，粳米 50～100 克。将芹菜洗净，切碎，与粳米入砂锅内，加水 600 毫升左右，同煮为菜粥。每天早晚餐时温热食。此粥作用较慢，需要频服久食方可有效。应现煮现吃，不宜久放。此方具有固肾利尿、清热平肝的功效，适用于高血压、糖尿病患者食用。

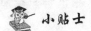 **小贴士**

常吃芹菜可防便秘。近年来，慢性便秘已成为影响现代人生活质量的重要病症。对于糖尿病患者而言，便秘是非常可怕的，因为便秘是造成糖尿病患者失明和心肌梗死的高危因素。这是因为糖尿病的病程较长，自主神经病变可导致顽固性便秘。人在用力排便时，血压水平比平时高一倍。糖尿病患者多有视网膜病变，瞬间的高血压可造成血管破裂，引起视网膜出血，导致失明。相当多的糖尿病患者伴有冠状动脉和脑动脉硬化，便秘可造成血压急剧升高，心脏负荷加大，诱发急性心肌梗死的概率大大增加。所以，糖尿病患者出现便秘时一定要找医生治疗。平时应该适当调整饮食，多吃富含纤维素的蔬菜如芹菜等，对于长期顽固性便秘的患者可减少便秘造成的危害。

蚕 蛹

蚕蛹的营养价值极高,蚕蛹的蛋白质含量在50%以上,远远高于一般食品,而且蛋白质中的必需氨基酸种类齐全。蚕蛹蛋白质由18种氨基酸组成,其中人体必需的8种氨基酸含量很高。蚕蛹中的这8种人体必需氨基酸的含量大约是猪肉的2倍,鸡蛋的4倍,牛奶的10倍,非常适合人体的需要,是一种优质的昆虫蛋白质。

蚕蛹中的不饱和脂肪酸含量非常丰富,约占总脂肪的72.5%。不饱和脂肪酸对于维持人体正常的生理功能有极为重要的作用,可以保证细胞的正常生理功能,降低血中胆固醇和三酰甘油,降低血液黏稠度,改善血液微循环,直接增强细胞活力,增强记忆力和思维能力。蛹体内还含有磷脂、多糖、胆甾醇、植物甾醇、麦角甾醇、肾上腺素、去甲肾上腺素、腺嘌呤、次黄嘌呤,胆碱和多种蛋白激素如促前胸腺激素、滞育激素,以及大量维生素 A、维生素 B_2、维生素 D、叶酸和丰富的钾、钠、钙、镁、铁、铜、锰、锌、磷、硒等微量元素,使其营养保健功能在各类营养食品中独树一帜。

据《本草纲目》记载:"蚕蛹可治疳瘦,长肌,退热,除蛔虫,止消渴。"现代研究表明,蚕蛹对机体糖和脂肪代谢能起到一定的调节作用,对糖尿病患者具有辅助治疗作用。可以很好地降血脂,对辅助治疗高胆固醇血症和改善肝功能有显著作用。具体食用方法如下:

方法一:蚕蛹20枚洗净,用植物油翻炒至熟,也可将蚕蛹加水煎煮至熟。炒的可直接食用,煮的可饮用药汁。每日1次,可连用数日。本方可调节糖代谢,主治糖尿病及合并高血压病。

方法二:带茧蚕蛹10个,粳米适量。用带茧蚕蛹煎水,取汁去茧,然后加入大米共煮成粥。益肾补虚,止渴。可作早晚餐服食。

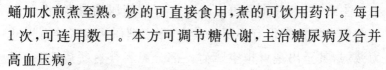

山　楂

山楂作为人们喜爱的一种果品,不仅酸甜可口,而且有着较高的营养价值,其营养素含量较为丰富,尤其是维生素C的含量很高,在各类水果中名列前茅。同时,山楂还是各种有机酸的良好来源。不仅如此,山楂的药用价值更受关注。中医已有"山楂健脾胃、消食积、散瘀血、驱绦虫"之记载,现代医学研究更是提供了山楂能降低血脂、降低血糖的证据。

然而,如果人们因此盲目大量进食山楂,则可能难收食疗之效,更有可能产生不良反应。一分为二地看待山楂才是科学的做法,这对糖尿病患者尤为重要。首先,山楂含糖量较高,25%的糖分含量使其跨入"高糖"水果层。因此,对糖尿病患者而言,大量进食山楂并不合适。在临床工作中,曾遇到有糖尿病患者为求降血脂、降血糖,一味大量进食山楂,导致血糖出现大幅度波动的情况。

鉴于此,糖尿病患者如果要吃山楂降血糖.每日推荐量以不超过100克为宜,并应于两餐之间进食,或将山楂泡水后饮用山楂水。同时,应注意在额外增加100克山楂后减少半两主食,以求总能量恒定。对于部分糖尿病患者,进食山楂前后自测血糖很有必要。其次,很多糖尿病患者伴有胃动力减弱,甚至出现胃排空障碍。部分患者伴有餐后反酸、胃灼热等胃食管反流问题或胃溃疡。大量进食山楂会导致胃酸分泌增多,加重胃溃疡、胃食管反流等症状。因此,胃动力障碍明显或伴有胃炎、胃溃疡、胃食管反流症的糖尿病患者不宜大量进食山楂。

樱 桃

春末夏初是樱桃上市的季节。超市的货架上、路边的水果摊,一粒粒红彤彤的樱桃在身边闪动,让人食欲大增。从营养角度来说,樱桃含有丰富的维生素和微量元素。它含铁丰富,每百克含铁量最高可达到 11.4 毫克,远远超过此时节其他水果。中医学认为,樱桃具有调中益气、健脾和胃、祛风湿、润肤增白、祛皱消斑的功效。科学家研究还发现,樱桃会成为糖尿病辅助治疗的一部分。这种甜酸的水果中含有一种促进胰岛素分泌的化学物质,叫作花青素,天然存在于樱桃内,使其出现鲜艳的红色。花青素是其他有鲜艳红色、蓝色、紫色的水果、蔬菜、花的着色机制。含有这种化学物质的水果可以减少心脏病发病,对糖尿病可能也是如此。研究者最近从樱桃中提取出花青素,并从啮齿类动物体内取出制造胰岛素的胰腺细胞,检测花青素对这些细胞的作用。接触花青素后,细胞的胰岛素生成会升高一半。樱桃的食疗方法如下:

方法一:鲜樱桃 500 克,米酒 1 000 毫升。樱桃洗净置坛中,加米酒浸泡,密封,每 2～3 日搅动 1 次,15～20 日即成。

方法二:选个大、味酸甜的樱桃 1 000 克左右,洗净后分别将每个樱桃切一小口,剥去皮,去核;将果肉和砂糖一起放入锅内,上大火将其煮沸后转中火煮,撇去浮沫涩汁,再煮;煮至黏稠状时,加入柠檬汁,略煮一下,离火,晾凉即成。

方法三:将樱桃放入容器中,再放入冰箱冷冻室,可在一年四季长时间保存,而使维生素保持得很好。冬季吃完火锅,来几枚冻樱桃,可以帮助消化,解除油腻。

荔 枝 核

荔枝是著名的岭南佳果,属亚热带珍贵水果,岭南四大名果之一。它原产自我国南部,有 2 000 多年的栽培历史。其中"一骑红尘妃子笑"的果王荔枝,特别是俗称"糯米糍"的品种,核尖小,肉芳洌清甜,完全可以想象苏东坡"日啖荔枝三百颗,不辞长做岭南人"真情流露的满足样子。荔枝因果实成熟时枝弱而蒂固,不可摘取,只能用刀连枝剪下,故名荔枝。但令许多人没有想到的是荔枝核有防治糖尿病的作用。

荔枝核是水果荔枝的成熟种子。中医学认为,荔枝核性甘,味温,微苦,归肝、肾经,有行气散结、祛寒止痛的功效,常用于治疗胃脘痛、胁痛及疝气等病症。实验研究表明,荔枝核中的皂苷有明显抑制小鼠糖异生作用,还能提高肝糖原含量,表明荔枝核皂苷具有降血糖功效。临床应用也表明,单味荔枝核辅助治疗 2 型(非胰岛素依赖性)糖尿病有较满意的疗效,能较好辅助降血糖,治疗中未见不良反应发生。

食用方法:取荔枝核烘干后研为细末,每次 10 克,每日 3 次,饭前 30 分钟温水送服,1 个月为 1 个疗程。

泥 鳅

泥鳅又名鳅鱼,收载于《本草纲目》。中医学认为,泥鳅味甘,性平,具有暖中益气、除湿兴阳等功效。泥鳅富含钙、磷、锌、硒等成分,既有助于降低血糖,又能防治糖尿病合并的骨质疏松症。其所含的脂肪中有类二十碳五烯酸(EPA)的不饱和脂肪酸,其抗氧化能力强,有保护胰岛 B 细胞的作用。

泥鳅特别适合于肾阳气虚型糖尿病。中医学认为,泥鳅具有补中益气、助阳利尿、解酒、消肿的作用,对糖尿病、阳痿、水肿有辅助治疗作用。李时珍在《本草纲目》中说:"泥鳅甘平无毒,能暖中益气,治消渴饮水,阳事不起。"

具体食用方法:泥鳅 10 条,干荷叶 3 张。将泥鳅阴干研末,与荷叶末混匀。每次服 10 克,每日 3 次。

需要说明的是食用泥鳅忌不排除脏物。在加工食用泥鳅前要先把小泥鳅放在水盆里,让它在清水中吐净了泥,这样就可以排出脏物了。

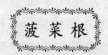 菠菜根

人们在择菠菜时,往往习惯上仅食用其茎叶,误认为根

老韧不好吃而将其择掉,这是错误的。菠菜的根是红色的,茎叶为绿色,所以很久以来,它就有一个美名为"红嘴绿鹦哥"。我们强调春季吃菠菜忌去根,并非是简单地以其色泽搭配好看为出发点的。菠菜根属于红色食品一类,具有很好的食疗作用,如果丢弃的确可惜。菠菜根营养丰富,含有纤维素、维生素和矿物质,却不含脂肪。尤其将菠菜根配以洋生姜食用,可以控制或预防糖尿病的发生。食用菠菜最好的方法是:将鲜菠菜带根放沸水中略烫数分钟,用芝麻油拌食,可利肠胃,适于治疗高血压和便秘等病症。菠菜根尽管含有粗纤维,但在其抽薹开花之前食用,不但不觉老韧,反而感到爽脆。由此可见,菠菜根有较高的食疗价值。春季吃菠菜尤其注意不要把根择掉。以下菠菜食用方法宜于糖尿病患者参考。

方法一:鲜菠菜根 250 克,鸡内金 10 克,大米适量。将菠菜根洗净、切碎,与鸡内金一起放锅内,加水适量煎煮半小时,再加入淘净的大米,煮烂成粥。每日 1 次,顿服。可利五脏,止渴润肠。适用于糖尿病。

方法二:取鲜菠菜根 100 克,加鸡内金或银耳 10 克,水煎服。

胡　萝　卜

胡萝卜味甘,性平,具有健脾消食、补肝明目、下气止咳、清热解毒、补中、利胸膈胃肠、安五脏等功效。古代医书中记载:"胡萝卜性味甘平,生者性凉,能清热解毒,润肠通便;熟食性平偏温,健胃消食,止泻,养肝明目。"胡萝卜含丰富的维生素、糖、氨基酸等成分,素有"小人参"之称。现代研究表明,胡萝卜含有一种能降低血糖的物质及丰富的β-胡萝卜素,具有保护和营养眼睛的作用,特别适用于糖尿病并发视网膜病变的患者。此外,对高血压、高脂血症、心脑血管疾病也有较好的防治作用。糖尿病患者的胡萝卜食用方法如下。

方法一:将新鲜萝卜(最好是红皮)洗净,捣烂取汁,不加热,不加作料。每天早晚各服 100 毫升,15 日为 1 个疗程,对缓解各期糖尿病症状,降低血糖、尿糖都有作用。

方法二:新鲜胡萝卜、粳米各适量。将胡萝卜洗净切碎,与粳米同入锅内,加清水适量,煮至米开粥稠即可。早晚温热食,本粥味甜易变质,须现煮现吃,不宜多煮久放。

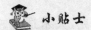 小贴士

一直以来,人们认为胡萝卜很甜,糖尿病患者不适宜食用。实际上胡萝卜的甜味是它固有的特性,不是因为含有太多的糖,其糖类含量仅为 7.7%,但是国内并没有关于胡萝卜能降血糖的研究,只是在民间常用单方中有所提及:治糖尿病,用胡萝卜作水果生食之,效果尤佳。因此,胡萝卜作为糖尿病的食疗佳品是否适合我国人群的身体状况,还需要高质量的调查研究。但就目前而言,糖尿病患者可以食用胡萝卜,每吃 250 克胡萝卜相当于食用 25 克粮食。

马齿苋

马齿苋夏秋之季生长在田野、路旁。中医学认为,马齿苋茎叶味酸,性寒,归心、大肠经。功能消热解毒,治疗痢疾。传统主要用于治疗痢疾,目前临床常用马齿苋治疗糖尿病,有较好的治疗作用。由于其味酸可以敛津液,性寒可以清热,对糖尿病内热阴虚者效果较好。以下用法可供选用。

方法一:马齿苋30克,黄连6克,天花粉15克,水煎服,每日1剂。

方法二:马齿苋100克,用沸水煮过,加少许食盐和蒜,做菜食之,每日1次。

方法三:马齿苋与粳米煮粥,可厚胃肠,止消渴,令人思食,消渴病人口渴食少时可食。

方法四:马齿苋150克,加水1 000毫升,水煎至500毫升,代茶频饮。

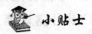 **小贴士**

马齿苋并非适宜于每个人食用,由于其性寒滑,故怀孕早期,尤其是有习惯性流产史者应忌食。如《本草正义》中说"兼能入血破瘀"。李时珍认为马齿苋"散血消肿,利肠滑胎"。近代临床实践证明,马齿苋能使子宫平滑肌收缩。所以,孕妇忌吃马齿苋,但在临产前又属例外,多食马齿苋反而有利于顺产。

龙 须 菜

龙须菜富含海藻多糖、琼胶和海洋藻类特有的生理活性物质，味道细嫩酥脆、润滑爽口。烹调方便，炒、汤、凉拌、煲粥、甜品皆宜，是一种不可多得的海洋珍稀蔬菜。龙须菜干品形似国家已禁采的"陆发菜"，而口感和疗效却有过之而无不及，是一种悄然兴起的时尚海洋绿色健康食品。

龙须菜富含海藻多糖、碘、钙、铁等多种人体必需的常量、微量元素和维生素 A、维生素 B_1、维生素 C 等。明代李时珍的《本草纲目》记载，龙须菜具有清热、排毒、化痰、润便等功效。经常食用龙须菜可以把人体内的有毒物质转化为无毒物质，起到净化血液的作用，具有预防癌症的功能。龙须菜还有清热解毒、助消化、清肺通便、养颜瘦身、降血压、降血脂和调节身体功能等功效，能辅助治疗感冒、便秘等。

现代研究还表明，龙须菜有降血糖作用，经常食用龙须菜可改善糖尿病症状。其所含的维生素 C 及甘露聚糖、胆碱、精氨酸等，有利于维护毛细血管的形态、弹性和生理功能。龙须菜对防治高血压、心脑血管病有较好作用，是中老年糖尿病患者的理想食品。

柚 子

在众多的秋令水果中，柚子可算是个头最大的了，一般都在 1 000 克以上。柚子皮厚耐藏，故有"天然水果罐头"之称。柚子的原产地在南洋,后来传入中国。

中医学认为,柚子性寒,味酸甘,具有生津止渴、开胃消食、化痰止咳等功效。研究发现,新鲜柚子中含有胰岛素样成分,有降低血糖功效;还含有丰富的维生素C,可抑制醛糖还原酶,预防糖尿病微血管并发症的发生;所含果胶可降低低密度脂蛋白的水平,减少动脉壁的损坏程度。因此,柚子是糖尿病患者的首选水果。

脾虚泄泻的人忌吃柚子,柚子不能与某些药品同服。临床观察发现,糖尿病伴高脂血症患者用1杯柚子汁吞服1片洛伐他汀(又称美降脂),结果相当于用1杯水吞服12～15片洛伐他汀的降血脂作用,因此患者极易发生中毒,出现肌肉痛,甚至肾脏疾病。

香 菇

香菇是我国食用历史悠久及首次驯化栽培的优良食用菌,营养丰富,味道鲜美,被视为"菇中之王"。香菇还可以作为药用治病,对糖尿病、肺结核、传染性肝炎、神经炎等起治疗作用,又可用于消化不良、便秘、减肥等。我国不少古籍中记载,香菇"益气不饥,治风破血和益胃助食"。香菇含丰富的维生素D原,但维生素C甚少。民间用来助痘疮、麻疹的诱发,治头痛、头晕。现代研究证明,香菇多糖可调节人体内有免疫功能的T细胞活性,可降低甲基胆蒽诱发肿瘤的能力。现代研究表明,香菇中所含的核酸类物质有降胆固醇作用,可以防止动脉壁脂质沉积和动脉粥样硬化斑块的形成。其所含的纤维素能促进肠蠕动,防止便秘,减少肠道对胆固醇的吸收。香菇适用于糖尿病、高血压、动脉硬化、高脂血症等病症。

桂　皮

桂皮又称肉桂、官桂或香桂,是最早被人类使用的香料之一。桂皮含桂皮醛、丁香油等成分,可以提高菜肴的芳香味。桂皮因含有挥发油而香气馥郁,可使肉类菜肴祛腥解腻,进而令人食欲大增。桂皮具有温中祛寒、温经止痛、健胃等功能。在饮食中适量添加桂皮,有助于预防或延缓因年老而引起的 2 型糖尿病。据英国《新科学家》杂志报道:桂皮能够重新激活脂肪细胞对胰岛素的反应能力,大大加快葡萄糖的新陈代谢。每天在饮料或流质食物里添加 1/4～1 匙桂皮粉,对 2 型糖尿病可能起到预防作用。

小贴士

忌食用受潮发霉的桂皮。桂皮用量不宜太多,香味过重反而会影响菜肴本身的味道。桂皮香气浓郁,含有可以致癌的黄樟素,所以食用量越少越好,且不宜长期食用,桂皮过量的话,轻者有口干、喉咙痛、精神不振、失眠等感觉,重者会诱发高血压病、胃肠炎等多种疾病,甚至有使人细胞畸变,形成癌症的可能。桂皮性热,所以夏季应忌食。桂皮有活血的作用,孕妇应少食。

鹌 鹑

俗话说:"要吃飞禽,鸽子鹌鹑。"鹌鹑肉、蛋的味道鲜美,营养丰富。鹌鹑肉是典型的高蛋白、低脂肪、低胆固醇食物,特别适合中老年人及高血压、肥胖症患者食用。鹌鹑可与补药之王——人参相媲美,被誉为动物人参。鹌鹑蛋是一种很好的滋补品,在营养上有独特之处,故有卵中佳品之称。

经临床证实,鹌鹑的肉、蛋可辅助治疗水肿、肥胖型高血压、糖尿病、贫血、肝大、肝硬化、腹水等多种疾病。鹌鹑肉和鹌鹑蛋中所含丰富的卵磷脂和脑磷脂,是高级神经活动不可缺少的营养物质,具有健脑的作用。中医学认为,鹌鹑肉可以补益五脏,强筋壮骨,止泻痢,消疳积,养肝清肺。鹌鹑蛋的营养价值比鸡蛋更高一筹。虽然它们的营养成分多有相似,但由于鹌鹑蛋中营养分子较小,所以比鸡蛋营养更易被吸收利用。一般 3 个鹌鹑蛋的营养含量相当于 1 只鸡蛋。鹌鹑蛋还含有能降血压的芦丁、来岂丁等物质。因此,在滋补方面鹌鹑蛋可算得上是糖尿病患者的理想滋补品。

蛤 蜊

蛤蜊产于我国沿海各省。蛤蜊贝壳烧制成的粉称为蛤蜊粉,入中药用;蛤蜊肉富含各种营养,味道鲜美。蛤蜊是生活在江、河、湖、沼里的贝类,种类很多,一般常见的有两大类,一类喜欢生活在流动的河水里,它们的贝壳很厚,两个贝壳在背面相结合的部分有齿,壳的珍珠层较厚;另一类喜欢生活在水面平静的池塘里,它们的贝壳很薄,两个贝壳在背面相结合的部分没有齿。

中医学认为,蛤蜊味咸,性寒,有清热滋阴、止渴、明目、解毒、解酒的作用,能治烦热、崩漏、白带、痔疮、目赤、湿疹、咳嗽、湿疮等病症。蛤蜊肉煮熟,经常食用能辅助治疗糖尿病。食用方法:蛤蜊肉煮熟,经常食用。

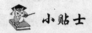 **小贴士**

海产品包括海鱼、虾、蟹、贝类和海藻等品种。前4种是动物类产品,营养丰富,能提供给人大量的优质蛋白、脂肪和丰富的膳食纤维,又含有大量人体所必需的微量元素,特别是碘元素等,所以海产品是一种很好的食品,糖尿病患者吃一些动物类海产品是有利无害的。但值得注意的是,不少海产品含脂肪量、特别是胆固醇量超标,因此并不能无限度食用。当然,有些动物类海产品含脂肪和热能较多,也是不宜过多食用的原因。海藻类海产品属植物类海产品,包括海带、紫菜、海白菜等,种类繁多,富含膳食纤维,含热能和脂肪甚少,是糖尿病患者宜于食用的食品。

牡 蛎

牡蛎是名贵海珍,被称作"海中牛奶",它不仅味道鲜美,还具有滋补保健的作用。牡蛎提取物是精选无污染海域新鲜牡蛎加工而成,含丰富糖原、牛磺酸、18 种氨基酸、B 族维生素和人体必需的常量和微量元素。现代医学中,牡蛎在治疗糖尿病、高血压、减肥美体等的研究中都获得了良好的效果。牡蛎是含锌最多的天然食品之一(每百克蚝肉含量高达 100 毫克),也就是每天只吃 2～3 个牡蛎就可提供全天所需的锌。锌的巨大价值体现在它是男性生殖系统至关重要的矿物质,尤其是近 50 年,男性的精子数量下降明显,更需补充足够的锌。牡蛎对糖尿病患者也有很好的食疗作用,具体食用方法如下。

方法一:牡蛎肉 150 克,猪瘦肉 150 克,同煮汤,用适量食盐调味食用。适用于糖尿病阴虚烦躁、血虚心悸者。

方法二:牡蛎肉 20 克,加水 200 毫升,煎汤,早晚各 1 次,连食数日。适用于糖尿病烦热、盗汗、心神不安者。

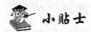 小贴士

自然界的各种生物之间以食物的形式进行物质的转移,这被称为生物链,又称食物链、营养链。某些污染物(如汞、铅、病毒、病菌)进入生物体内,逐渐蓄积并通过生物链逐级转移,使生物体内污染物浓度逐级提高,这被称为生物富集作用,又称生物浓集、生物学放大化。通过生物富集作用可使生物体内污染物的浓度比环境中的浓度提高几倍、几百倍,甚至几十万倍。而贝壳类食物就是某些污染物的终端,如果牡蛎生吃可直接危害人体健康。

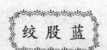

绞股蓝，中药名七叶胆，又名五叶参。为葫芦科绞股蓝属多年生落叶草藤本植物。虽然早在明代嘉靖四年朱棣编著的《救荒本草》中就有记载，但是只知其具有清热解毒、止咳祛痰的功效，而在民间常作为清热解毒药使用。

近代以来，药物学家已从绞股蓝中分离出具有生物活性的两大类有效成分：一类是与人参完全相同的化学成分——绞股蓝皂苷。据测定，绞股蓝中总皂苷含量与吉林人参、花旗参含量近似，在所含 80 多种皂苷中，有 6 种与人参皂苷完全相同，其含量是高丽参的 3 倍；另一类是绞股蓝所特有的成分——甘茶曼糖苷。绞股蓝还含有 7 种氨基酸、多糖、多种维生素及钙、锌、锗、铁、硒、锰等营养物质。

中医学认为，绞股蓝性寒，味苦。据药理研究结果证实，绞股蓝具有降血脂、降血糖、降血压、抗缺氧、抗疲劳、抗溃疡、镇静催眠、减肥护肝、防治动脉硬化、防治冠心病和防癌抗癌等多种功效。因此，绞股蓝以独特的生理活性和神奇药效被誉为药食兼用的"仙草""南国人参"等。动物药理研究表明，绞股蓝提取物可明显降低四氧嘧啶性糖尿病小白鼠的血糖，并能显著改善大鼠的糖耐量减低状况。临床研究发现，绞股蓝有降低血糖、改善糖代谢的作用，并对高血压、高脂血症、肥胖症、冠心病等有较好的防治效果。

黄　豆

黄豆常被人赞誉为营养之花，豆中之王。人们用它加工而成的各式各样豆制品，是餐桌上常见的美味佳肴。黄豆可以烹调成各种豆制品、酱黄豆、油炸黄豆等，是人们喜爱的食品。

黄豆具有益气养血、健脾宽中、润燥消水、解毒利湿等功效。黄豆中蛋白质含量在 40%～50%，比鸡蛋中的蛋白质含量高 2.5 倍，有植物肉之美誉。如加工成豆腐、豆浆，其蛋白质的消化吸收率可达 90%。黄豆的脂肪含量为 18%～20%，其中胆固醇含量低，不饱和脂肪酸含量达 85%，并含较多的磷脂酰胆碱。国内外的研究均证实，每日食用煮熟的黄豆或豆浆，可使糖尿病患者的血糖、尿糖降低，并可减少胰岛素或口服降糖药的用量。这是因为黄豆对胰腺分泌功能有刺激作用，它能促进胰岛素的分泌，从而使血糖下降。糖尿病患者可适当地多食用一些黄豆或豆制品，如豆腐渣中含有大量纤维素和多糖，烹调之后当菜吃，对治疗糖尿病很有好处。

绿　豆

绿豆被人们称为消暑解毒的良药，在我国已有两千多年的栽培史。由于它营养丰富，用途广泛，被李时珍盛赞为"济世良谷""食中要物""菜中佳品"，自古以来被作为药用而备受重视。民间有多种多样食用绿豆的方法，绿豆既可做豆粥、豆饭、豆酒，也可磨成面，澄滤取粉，作馅制糕，制作成粉皮等，亦可以水浸生芽做菜，其食用价值堪称谷豆中的佼佼者。绿豆对糖尿病有食疗作用，具体食疗方法如下。

方法一：绿豆与水按 1：10 比例，每次 250 毫升，用大火煮沸，每日 2 次，饮用后 72 小时有 66％的患者烦渴明显减轻，每天饮水量由 3 500～4 500 毫升减至 1 500～2 000 毫升，多尿症亦明显减轻或消失。

方法二：将适量绿豆洗净后加水，用大火煮沸，再改用小火煮烂、开花。喝汤吃豆，可降血糖而无不良反应。夏天还可清热、解渴、消暑。另外，也可熬绿豆粥、蒸绿豆饭。

方法三：将 500 克绿豆或豌豆等豆类煮八成熟，再加入 1 250 克玉米面或荞麦面和两杯半生水，做成 30 个等大的窝头，蒸熟食用。这种窝头松香可口，对控制血糖有效。

黑　豆

在长期的农耕社会中，人们发现，牲畜食用黑豆后体壮、有力、抗病能力强，所以以前黑豆主要被用作牲畜饲料。那时人们崇尚白色食品，只有贫者食用黑豆。但医者和养生者却发现并总结出黑豆有许多医疗保健作用。

研究表明：黑豆可以预防肥胖，降低胆固醇水平，甚至可能减少患糖尿病的风险。黑豆中含有的蛋白质通过减缓肝脏和脂肪组织中脂肪新陈代谢的速度，从而达到减少各种脂肪酸和胆固醇产量的目的，体内各种脂肪的数量减少了，糖尿病也就不容易得了。这可能有助于理解为什么黑豆会成为一种治疗糖尿病的传统药物。2 型糖尿病之所以难治,关键在于它会破坏胰岛素的生成,结果主要表现为过多的腹部赘肉,所以减肥通常有助于提高机体对血糖的控制能力。以下为黑豆的食疗方法。

方法一:黑豆 30 克,黄精 30 克,蜂蜜 10 克。把黑豆、黄精洗净,去杂质,一起入锅中,加入清水 1 500 毫升,浸泡 10 分钟,再用小火慢炖 2 小时,离火后加入蜂蜜搅匀即可。每日 1 剂,当点心食用,日服 2 次,喝汤吃豆。

方法二:将黑豆洗净,煮熟(要把豆汤熬干)后晒或烘干,研磨成面,每次服 10 克,每日 3 次。坚持服用,可有效治疗糖尿病水肿。

方法三:取黑豆 7 粒,黄豆 7 粒,花生仁 7 粒,枣 7 颗,核桃 1 个(都用水洗净,温水浸泡后用),鸡蛋 2 个。将其放在一起,像蒸鸡蛋羹一样蒸 20 分钟,不放油盐,早上作为一顿早餐吃下。每日要注意控制饮食。

方法四:黑豆(研粉)50 克,天花粉 6 克,共煮粥食。

小贴士

当糖尿病出现肾脏并发症,特别是出现肾功能不全时,豆制品是禁止吃的。糖尿病肾脏病变是糖尿病患者的一个重要并发症。目前主张在糖尿病肾病的早期阶段就应该限制蛋白质摄入量,因为高蛋白饮食可增加肾小球的血流量和压力,加重高血糖、高血压所引起的肾脏改变。临床研究显示,低蛋白饮食可减少尿蛋白排泄。对已有大量尿蛋白、水肿和肾功能不全的病人,除限制钠(每日不超过 2 克)的摄入外,对蛋白质的摄入宜采取"少而精",建议蛋白质每日摄入量不超过 0.6～0.8 克/千克(若体重为 50 千克,每日蛋白质的摄入量不超过 30～40 克),且以高效价的动物蛋白,如牛奶、鸡蛋、肉类等为主,豆制品是禁止食用的。这是因为动物蛋白属于优质蛋白,含有较多的肾必需氨基酸,为人体所需要,而豆制品含有较多的非必需氨基酸,长期大量食用,不仅会引起肾小球损伤或硬化,出现蛋白尿,而且蛋白质代谢产物尿素氮需经肾小球滤出,必然增加肾脏负担,会使肾功能进一步受到损害,使患者的病情进一步恶化。

豇 豆

豇豆营养丰富,食味鲜美,市民爱吃,菜农爱种,在我国南北各地均有栽种,尤以南方为甚,豇豆有长、短豇豆之分。豇豆含有丰富的蛋白质、脂肪、糖类、钙、磷、铁、维生素 B_1、维生素 B_2,还含有维生素 C、烟酸等。由于豇豆提供了易于消化吸收的优质蛋白质,适量的糖类及多种维生素、微量元素等,可补充机体的营养成分。豇豆所含维生素 B_1 能维持正常消化腺分泌和胃肠道蠕动,抑制胆碱酯酶活性,可帮助消化,增加饮食。豇豆中所含维生素 C 能促进抗体的合成,有提高机体抗病毒的作用。中医学认为,豇豆具有健脾益气、补肾益精的功效,可治疗脾胃虚弱、呃逆呕吐、遗精、白带异常、白浊、小便频数等病症,对糖尿病有一定的辅助治疗作用。食用方法如下:

方法一:带壳豇豆 50 克(干品),水煎,每日 1 剂,喝汤吃豆。此汤具有降血糖的作用,糖尿病患者可长期饮食。

方法二:豇豆 50 克。先将豇豆洗净,入锅加水煮熟,加食盐适量即成,吃豆喝汤。此汤具有补肾固精之功。适用于糖尿病小便频数等症状。

方法三:带壳豇豆 150 克。将带壳豇豆洗净,入锅中加水 500 毫升,煮 15 分钟左右,去豆取汤,每日服 1 次。此汤具有降血糖的作用,糖尿病患者可长期饮食。

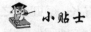

> 豆角中含有血细胞凝集素 A，是一种毒蛋白，加热后毒性可大为减弱。所以豆角一定要焯透，以防中毒。长豇豆不宜烹调时间过长，以免造成营养损失。由于豇豆多食则性滞，故气滞便结者应慎食豇豆。

麦 麸

麦麸为麦子加工时脱下的麸皮，是一种高纤维食物。麦麸对糖尿病有预防保护作用。生活中食用麦麸的女性患 2 型糖尿病的概率比吃精致谷类食品（如通心粉或精致稻米）的女性小。有科学家研究发现，吃麦麸最多的女性患糖尿病的危险性可降低 38％，而吃得最少的女性患糖尿病的可能性多 31％。研究者解释：由于吃全谷食品产生的血糖水平较低，机体不需要产生较多的胰岛素处理食物。而精致谷类则导致血糖水平加倍，机体分泌较多的胰岛素。另外，麦麸含有的维生素和营养物质对减轻患糖尿病的危险性也很重要。他们还注意到：在研究中，吃麦麸较多的女性同时吸烟较少、锻炼较多、体重较轻，而且较多服用多种维生素制剂。

需要指出的是，虽然麦麸是降糖的"好帮手"，但它只能作为主食的补充剂，并不是"多多益善"，每餐大约占主食的 10％就可以了。因为麦麸口感不是很好，溶解度又较低，因此可以把麦麸掺在白面中，做成面食；还可以买现成的麦麸面包，如果药量掌握不合适，出现早起高血糖的情况，早餐不妨多吃点麦麸面包。但注意麦麸每天的总摄入量在 20～30 克即可。麦麸中含有大量的膳食纤维，如果过多地食用，使其在肠道堆积发酵，会引起腹泻、胀气等不适感，还会影响其他微量元素的吸收。

小　米

小米是粟脱壳制成的粮食，因其粒小，直径 1 毫米左右，故名。中医学认为，小米味甘、咸，性微寒，可益脾养肾、除烦止渴，有较好的降血糖、降血脂、利尿、降压作用。小米富含维生素 B_1、维生素 B_2、纤维素、钾、钙、磷、铁、锌、硒，是糖尿病患者理想的主食。

小米粥是健康食品。可单独熬煮，亦可添加大枣、红豆、红薯、莲子、百合等，熬成风味各异的营养品。小米磨成粉，可制成糕点，美味可口。小米的芽和麦芽一样，含有大量酶，是一味中药，有健胃消食的作用，宜于糖尿病患者食用。

玉米须

当人们尝试各种降糖食品时，却忽略了玉米须——我们吃玉米时随手扔掉的"废物"。其实，玉米须有非常不错的降血糖效果，玉米须可以止血降糖，利尿消肿，广大糖尿病患者只要稍加利用，完全可以"变废为宝"。

玉米须含有大量营养物质和药用物质,如酒石酸、苹果酸、苦味糖苷、多聚糖、β-谷甾醇、豆甾醇等。自古以来,玉米须在我国就有较为广泛的应用。在《滇南本草》中记载,玉米须具有止血、利尿的功效。不过,一直以来人们对玉米须的认识仅限于它的利尿消肿作用,殊不知它还是一味治疗糖尿病的良药。我国南方就常用玉米须加猪瘦肉煮汤治疗糖尿病,在《岭南采药录》中有此记录。此外,我国民间很多偏方中也有类似的内容,或用玉米须泡水饮用,或将玉米须煮粥食用,都取得了不错的疗效。

方法一:玉米须 100 克,炒绿豆 50 克。水煎服,每日 3 次,可降血糖。

方法二:茵陈 200 克,黄柏 100 克(各分为 10 份)。取玉米须 1 把,茵陈、黄柏各 1 份,加水 2 碗,大火煮沸后再用小火煮 10 分钟,倒出药液,每天分 2 次饮用。对糖尿病患者尿路感染有辅助治疗作用。

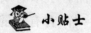
小贴士

玉米须降血糖的方法在民间广为流传,这说明玉米须有一定的降血糖效果。部分研究指出,可能是玉米须中的皂苷类物质发挥了降血糖作用。尽管如此,也绝不可用玉米须替代降血糖药物,如果在服用降血糖药物的同时,饮用玉米须水进行辅助治疗,可能会有不错的效果。

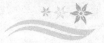

猪 胰

猪胰含有与人体胰岛素化学结构相似的猪胰岛素等化学成分。猪胰可与黄芪、山药、薏苡仁等配伍治疗糖尿病，特别对脾胃虚弱型糖尿病临床疗效较好。古代名医张锡纯，善用猪胰治疗消渴，他认为"消渴一证，乃中焦卒病，而累及于脾，致脾气不能散精达肺则津液少，不能通调水道则小便无节是以渴而多泡多溲也"。故认为，治消渴"单用猪子（猪胰）可愈"，即所谓中医以脏补脏之意。目前，临床常用猪胰或配合其他药物或食物治疗消渴，每收良效。其用法如下。

方法一：生猪胰 1 个，先用沸水反复洗净，然后切成小块。煮熟后，每日空腹吞服 6 克，连服 1 个月。或猪胰 2 个，焙干研粉，每服 10 克，每日 3 次，沸水送服。

方法二：猪胰 15 克，切成小块，用腐皮包裹，如豌豆大小，置温水中浸湿，另用生山药、何首乌各 15 克，煎汤送服，每日 1 剂。

方法三：猪胰 1 个，山药 200 克，加水炖熟，食盐调味，每日 1 次服食。

方法四：猪胰 1 个，先煮汤，再加薏苡仁 60 克，煮粥。猪胰加食盐佐膳。

方法五：猪胰 1 个，黄芪 30 克，共煮汤，熟烂后加食盐调味，饮汤吃肉。

蜂 胶

医学观察发现,蜂胶的降血糖本领并非纸上谈兵,其远期效果也非常明显。这是因为蜂胶具有以下几方面的作用。

保护神经作用:糖尿病可以引起神经系统的损伤,累及到消化、循环、泌尿等系统,而蜂胶具有很强的修复受损神经的作用,更让人放心的是它可以保护完好的神经系统免受伤害。针扎感、痒感是神经系统受侵害的最明显病症,蜂胶对它的作用在15~20日即可见效,使针扎感、痒感消失。

修复组织功能:蜂胶能活化细胞,促进组织再生,对修复病损的胰岛细胞和组织作用是肯定的。蜂胶还可以修复因糖尿病而造成的伤口难愈。具有这种"祛腐生肌"功能的药物极为少见;在诸多并发症中,心脑血管疾病是病死率最高的,享有"血管清道夫"美誉的蜂胶,可以疏通、清理血管,降血脂、降血糖,从而可以明显减少冠心病、脑梗死的发生与发展。

减轻临床症状:乏力是糖尿病最常见,且难于消除的并发症之一。用蜂胶治疗1周,90%以上的患者都反映乏力减轻。糖尿病眼底病变用蜂胶治疗2~4周,就会有所改善。便秘、腹泻者食用蜂胶后多数2~4日,症状消失。对于集多种并发症于一身的重症患者,蜂胶可在2个月内使大到下肢坏疽、肾衰竭,小到乏力、口渴等16种症状减轻。

抗病毒的作用:蜂胶的抗病毒作用已经得到科研人员的广泛认同。蜂胶中含有的胰蛋白酶等多种活性酶和抗病毒成分,对恢复胰腺功能的作用是积极的。

双向调节血糖作用：蜂胶中的黄酮类、萜烯类物质具有促进外源性葡萄糖合成肝糖原和双向调节血糖的作用，能有效调节内分泌，促进糖代谢，刺激胰岛素分泌，降低血糖，缓解症状。蜂胶与蜂王浆合用，效果更好。

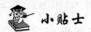 **小贴士**

临床应用发现，极少数人对蜂胶过敏，过敏率约为0.3‰。蜂胶过敏基本表现为 3 种症状：其一，较为严重的过敏，主要表现在皮肤上，局部或全身出现丘疹，并伴随着皮肤瘙痒；其二，口部过敏，症状是嘴唇肿胀，甚至发麻；其三，肠道过敏，下腹部不舒服，出现轻度腹泻。有些人对蜂胶的过敏有一定的潜伏期，使用后 5～7 日出现过敏，有的甚至 1 个月左右才出现。出现过敏时，停止食用即可。症状严重者，可服用一些抗过敏药。

蚂　蚁

蚂蚁是地球上最常见的昆虫。蚂蚁的种类繁多，世界上已知有 9 000 多种。蚂蚁的寿命很长，工蚁可生存几周至3～7 年，蚁后则可存活十几年或几十年。一个蚁巢在一个地方可存在多年，甚至 50 多年。

蚂蚁含 70 多种营养物质，如人体必需的 8 种氨基酸、锌等微量元素和多种维生素。蚂蚁是高效的免疫增效剂和安全的免疫抑制剂，可调节内分泌紊乱，增强糖、蛋白质、脂肪的代谢,激发胰岛 B 细胞的功能,从而提高胰岛素活性和抑制胰岛素抗体的产生;能促进胸腺等免疫器官的增生、发育,使血液中的白细胞增加,故可从各方面纠正老年个体免疫低能、失调和紊乱状态。蚂蚁体内的锌是碳酸酐酶、脱氧核糖核酸聚合酶、酞酶、磷酸酶等百余种酶的重要组成部分和激活剂,锌通过调节这些酶的活性,参与和控制糖脂类蛋白、核酸和维生素的代谢,争夺硫醇抑制自由基反应。锌可以激活胰岛素原转变成胰岛素,从而控制和改善糖尿病的症状。

最近科学实验证明,蚂蚁还是一种自由基清除剂,可提高血清中超氧化物歧化酶(SOD)、谷胱甘肽过氧化物酶的活性,具有清除自由基的能力,保护细胞的脂质和增加细胞膜的通透性等良好作用。糖尿病是一种虚损性疾病,关键在于肾虚,肾为先天之本,是人体生理调节中心,肾与神经、内分泌、免疫有密切的关系。糖尿病的内分泌糖代谢紊乱是肾虚的一种形式。蚂蚁是传统的补肾强壮药,以蚂蚁为"君"药治理糖尿病,补肾寓补于治,使内分泌功能从紊乱恢复到正常,是治疗上从对抗治疗向调节控制的转移。实践证明,使用蚂蚁是在扶正的基础上祛邪,即在健身的基础上发挥治疗作用,不仅无不良反应,而且远期疗效可靠。

鸡 蛋

鸡蛋是自然界的一个奇迹,一个受过精的鸡蛋,在环境、温度合适的条件下,不需要从外界补充任何养料,就能孵出小鸡,这就足以说明鸡蛋的营养是非常完美的。鸡蛋不仅是

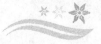

人们所喜欢的一种高营养食物,还是一种药物。古代名医张仲景创立"苦酒汤",以蛋清、半夏、苦酒组成,治疗语言不利。以蛋清和黄连水滴眼,能辅助治疗结膜炎,在眼药水大量上市的现代,这种方法已使用不多了,但鸡蛋的药用价值却不会被人忘却,而且千百年来,民间积累了无数的鸡蛋养生治病经验。对于糖尿病患者而言,以下食疗方可供一试:取新鲜鸡蛋 3 个,清水 1 碗,食盐适量。先将食盐水煮沸,然后打开鸡蛋入锅煮熟,每天早晨空腹当早餐,连服 1 个月即可见效。

　　患者刘先生患糖尿病已十余载。经检查,为 1 型即胰岛素依赖型糖尿病,空腹尿糖阳性,血糖增高。他长期以中西药并举,并物色不少名贵药方医治,均未见效。近年来,他的视力直线下降,且出现尿失禁,有时还有尿潴留。就在其痛苦至极之时向其推荐用盐水煮鸡蛋治疗糖尿病。刘先生翌日即照此办理,并停用其他药物,1 个月后自觉症状有所好转,化验尿糖、血糖证实疗效不凡。为了巩固疗效,刘先生又连服 1 个月,复查尿糖、血糖正常。

葡 萄 酒

　　葡萄酒是以新鲜葡萄或葡萄液经发酵酿制的低度饮料酒,是佐餐酒的一种。在我国西汉年间就有葡萄酒的正式记载,并对它有很高的评价。唐代的"葡萄美酒夜光杯"成了葡萄美酒最完美的写照;明代医学家李时珍也道出:"葡萄酒驻颜色、耐寒"的特点,可见葡萄酒早已被列为保健饮品了。

　　葡萄酒可以色泽、含糖量、酿制方法来分类。如以色泽

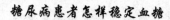

分类有白葡萄酒、红葡萄酒和介于红、白中间的桃红葡萄酒。而各色泽的葡萄酒又可按含糖量分为干型、半干型、半甜型、甜型葡萄酒。这些类型的葡萄酒又可按酿制方法分为天然葡萄酒、加强葡萄酒和加香葡萄酒。随着对葡萄酒的认识不断深入，天然的、低糖、低热能的干型葡萄酒逐渐成为人们的时尚。葡萄酒中含有特别多的 B 族维生素，尤其是被称为维生素 B_1 的硫胺素居多，还有微量包含维生素 B 复合体的泛酸，都是能在体内促进糖分解的物质。甚至葡萄酒中也含有甘油，这是逐渐分解的脂肪酶分泌的物质。另外，多酚的抗氧化性作用也对血管老化的预防非常有效。根据病情症状的程度不同，可以饮用葡萄酒的酒量也不一样，服用前应向医生咨询。其中因肝脏问题引起的糖尿病患者，是绝对禁酒的，葡萄酒也不例外。

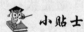小贴士

喝洋葱泡葡萄酒可以降血压，辅助治疗糖尿病、夜晚频尿症、失眠等。具体操作方法为：将洋葱洗净，切去少许头尾，剥下外皮，切成八等份的半月形；将洋葱装入可密封的玻璃瓶内，添加红葡萄酒（将剥下的茶色外皮也装入效果会更好）。将瓶盖盖严，放在阴凉处两三天后，把瓶内的洋葱片过滤掉，再将酒装入瓶中盖好，放冰箱冷藏，滤过的洋葱可以食用。饮用：一次量约 1/4 杯（约 50 毫升），60 岁以上者减半。每天早餐后、睡觉前

各饮一次,保养者只需睡前一杯,若取浸过的洋葱两三片一起食用效果更好。

二、糖尿病患者最不宜吃的九种食物

糖尿病患者的食物选择是一门重要的学问,有的食物不仅能为糖尿病患者提供丰富的营养,还可以起到防治糖尿病的作用。但有的食物则正好相反,不科学的食用会加重糖尿病患者的病情或起到诱发糖尿病的作用。也就是说,这些不宜于糖尿病患者食用的食物在日常饮食时是要加以慎重对待的。而这些知识的获得有赖于我们的不断学习,可以说忌吃以下食物是糖尿病患者的应循之道,是必须了解的。

大 枣

中医学认为,大枣可以"补中益气、滋脾土、润心肺、调营卫、缓阴血、生津液、悦颜色、通九窍、助十二经,合百药",亦认为"大枣性味甘温,似参而不滞,似术而不燥",这是因为大枣药性平和,含有多种滋补强壮成分,对人体的新陈代谢和健康有重大作用,对血管疾病和一些过敏性疾病也都有一定的疗效。但糖尿病患者不宜过量食用大枣,因为大枣糖分丰富,尤其是制成零食的大枣,不适合糖尿病患者食用,易使血糖升高,加重病情。如果过量食用,还会有损消化功能,造成便秘等症。

糯　米

糯米又叫江米,是人们经常食用的粮食之一。因其香糯黏滑,常被用以制成风味小吃,深受大家喜爱。逢年过节很多地方都有吃年糕的习俗。正月十五的元宵也是由糯米粉制成的。糯米富含 B 族维生素,能温暖脾胃,补益中气,对脾胃虚寒、食欲不佳、腹胀腹泻有一定缓解作用。糯米有收涩作用,对尿频、自汗有较好的食疗效果。但糖尿病患者不宜一次食用过多糯米。一是因为糯米性黏滞,难于消化,老年人不宜过量食用。二是糯米或年糕无论甜咸,其糖类的含量都很高,在体内即可水解成葡萄糖,故当忌食之。

无　花　果

无花果因花小,藏于花托内,又名隐花果。无花果原产于地中海和西南亚,唐代前后传入我国,在我国各地均有栽培。花托生食,味美,可制酒或作果干;根叶能消肿解毒;种子含脂肪 30%。无花果的果实十分鲜嫩,不易保存和运输,故多用以晒制果干。无花果有开胃、助消化、增加食欲的作用。无花果含糖量很丰富,据分析,其鲜果中的含糖量可达20%～28%,干果中则更高,为 60%～70%,而且多为葡萄糖和果糖,易为人体吸收利用。因此,患有糖尿病的人切忌食之。

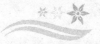

甘 蔗

　　甘蔗有糖蔗与果蔗两类。糖蔗用于榨糖,果蔗可供人直接鲜食。果蔗中又有黑皮蔗、青皮蔗两个品种。黑皮蔗蔗皮呈紫黑色,蔗肉洁白汁多,甘甜适度,松爽可口,食后口感舒适。青皮蔗蔗皮青绿,比糖蔗粗大,其秆形颀长,头尾一致,节疏皮薄,蔗肉鲜嫩松脆,甘甜而有水果香。食用甘蔗可消烦清神,食后口无酸臭,颇受人们欢迎。甘蔗亦有清热、生津、润燥、消痰、止咳等功效。但甘蔗不适于糖尿病患者过量食用,因甘蔗含有大量的糖分,约占12%,主要是由蔗糖、葡萄糖和果糖3种成分构成,这对糖尿病患者的病情是极为不利的,理当忌食之。

　　除此之外,甘蔗虽是果中佳品,但亦有不适合它的人群,如患有胃寒、呕吐、便泻、咳嗽、痰多等症的患者,应暂时不吃或少吃甘蔗,以免加重病情。另外必须注意:甘蔗若保管欠妥易生霉变。那种表面带"死色"的甘蔗,其断面呈黄色或猪肝色,闻之有霉味,咬一口带酸味、酒糟味,误食后容易引起真菌中毒,导致视神经或中枢神经系统受到损害,严重者还会双目失明,患全身痉挛性瘫痪等难以治愈的疾病。

蜂 蜜

　　蜂蜜是一种天然食品,味道甜蜜,所含的单糖不需要经消化就可以被人体吸收,对妇、幼特别是老年人更具有良好

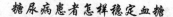

的保健作用,因而被称为"老人的牛奶"。蜂乳即蜂王浆,是工蜂分泌出来用于饲喂幼虫和蜂王的食物,营养比蜂蜜高得多。中医将蜂蜜列为保健的上品。李时珍说:"蜂蜜入药之功有五:清热也,补中也,解毒也,润燥也,止痛也。生则性凉,故能清热,熟则性温,故能补中;甘而平和,故能解毒;柔而濡泽,故能润燥;缓可以去急,故能止心腹肌肉疮疡之痛;和可以致中,故能调和百药而与甘草同功。"蜂蜜所含的糖80%是葡萄糖和果糖,不需要经分解就可以被人体吸收。但正是由于蜂蜜的这种特性,不适合糖尿病患者食用。

人 参

　　人参是中医药宝库中一颗璀璨夺目的明珠,从古至今,一直闪烁着迷人的光彩。早在2000多年前,我们的祖先就发现并利用人参防治疾病了。我国最早成书于东汉末年的药学典籍《神农本草经》称人参补五脏、安精神、定魂魄、止惊悸、除邪气、明目,开心益智,久服轻身延年。嗣后,在《伤寒论》《唐本草》,以及后来的医药书籍中都有详细的记述。人参经历了任何药物所不曾经历的漫长的神话时代。经现代研究证实,人参含多种人参皂苷、挥发油、有机酸、糖类、维生素、微量元素等,对人体中枢神经系统、免疫系统、心血管系统、内分泌系统等,均具有良好的调节作用,具有抗休克,促进人体糖、蛋白质和脂肪代谢,增强人体抗应激能力及抗衰老作用。中医学认为,人参性温热,味甘苦,为一种温补强壮食品,有助热、上火、动血之弊。凡属阴虚火旺之病,皆当忌食。糖尿病多属阴虚内热,干渴多饮,切不可多吃人参之剂。现代研究也证实,糖尿病患者服食人参,有的只能改善糖尿病患者的一般症状,但不能降低高血糖的程度。

桂　圆

桂圆亦称龙眼,李时珍说:"食品以荔枝为贵,而滋益则龙眼为良。"因此,"娇珍可爱,味甜如蜜"的桂圆得以与荔枝齐名。桂圆产地在广西、福建、广东、台湾、四川等地,其营养成分之高使一般水果望尘莫及。药理研究证实,桂圆含葡萄糖、蔗糖和维生素 A、B 族维生素等多种营养素,亦含有较多的蛋白质、脂肪和多种矿物质,这些物质对人体都是十分必需的。但对于糖尿病患者而言,一方面由于桂圆肉性温热,易助热上火,加重糖尿病患者的阴虚火旺病情;另一方面它又含丰富的糖,尤其是葡萄糖,含量高达 25%。所以,不主张糖尿病患者食用桂圆。

罗汉果

罗汉果又名汉果、罗幌子等,产于我国广西,是一种具有特殊甜味的甜果,同时也是一种具有止咳定喘、解热抗结核作用的稀有水果。果实营养价值很高,是一种极好的清凉饮料,既可提神生津,又可预防呼吸道感染,常年服用,能延年益寿。罗汉果汁还可用于烹调,清香可口,被人们誉为"神仙果"。但是,罗汉果含有较丰富的果糖,糖尿病患者食用后可导致体内的血糖升高,加重病情。所以,糖尿病患者忌过量食用罗汉果。

月 饼

每年中秋过后,会有许多糖尿病患者血糖骤然升高去住院,而这些人大多是不能控制自己,中秋节吃月饼所致。月饼的主要成分是面粉、白糖、油脂和其他配料。为了让外皮酥软可口,需要在面粉中加入不少油脂,还有一些月饼使用了猪油、黄油和人造黄油,带来了大量的饱和脂肪酸。同时配料中还包括高淀粉的莲蓉馅、高糖的枣泥馅和水果馅、高淀粉高糖的豆沙馅、高脂肪高胆固醇的蛋黄等。每100克月饼产生的热能在1256~2512千焦(300~600千卡),其中以松软酥甜著称的广式月饼最高,京式月饼最低。一个中等大小的月饼所含热能超过2碗米饭,脂肪量可相当于6杯全脂牛奶。因此,无论何种口味的月饼,几乎都是高热能、高糖和高脂肪食品,均不宜吃,否则会导致糖尿病患者血糖失控。

对于市场上所谓的无糖月饼,糖尿病患者更应注意。患有糖尿病多年的张大爷,到一家超市购物,看到品种繁多的月饼,就想买盒回去和老伴尝尝。可又怕月饼含糖多,吃了对自己病情不利。正犹豫不决,超市女服务员热情地向张大爷推荐了无糖月饼,说这种月饼是专门为糖尿病患者准备的,可以安心食用。听了服务员的介绍,张大爷便放心地买了一盒,虽说张大爷后来吃得很少,同样引起了血糖大的波动。所以,无糖月饼并不等于没有甜味,这种月饼通常是用麦芽糖醇、木糖醇等甜味剂取代普通月饼中的蔗糖,同样属于多糖。也就是说,"无糖"月饼对糖尿病患者也有一定的影响。

三、糖尿病患者能不能吃水果

这是患者和其家属十分关心的问题。水果中含有较高的果糖和葡萄糖,而且易于消化和吸收,所以吃水果后会使血糖迅速升高,对患者不利。但也不能因此一概不让患者吃水果。糖尿病患者科学食用水果的方法:一是要根据患者的血糖、尿糖的控制情况因势掌握。如果吃的水果能造成血糖迅速升高,而高血糖持续时间超过 2 小时,则应尽量少食或忌食。二是宜空腹吃水果,切忌餐后食用。一般上午 9 时左右,下午 3 时左右,晚上睡前(9 时左右)为宜。最好选在加餐之前吃,也可直接作为加餐食品,既可预防低血糖,又可保持血糖不发生大的波动。同时吃水果要算热能,限制总数,要把水果中的热能算在热能摄取的总数里,也可以与其他类别的食品等份交换。可根据病情选食或少食,不宜每餐都吃水果,应选择低糖水果,尽量不要吃高糖水果。

四、糖尿病患者要谨慎食用的水果

1. 梨 中医说梨能止消渴,但仅指热病、津伤、口渴或酒后或暑热烦渴,并非是糖尿病的消渴。因为梨中含丰富的

糖分,包括葡萄糖、果糖和蔗糖,所以患有糖尿病者忌食之。

2. 桃 中医学认为,"桃性温热,多食动脾助热,发疮疖",对于糖尿病患者,尤其是伴有痈疖之人,尤当忌之。桃子中又含多量的糖分,包括葡萄糖、果糖、蔗糖及木糖等,其糖类的含量达 7%。因此,糖尿病患者忌食之。

3. 橘子 虽然中医学认为橘子能生津、润肺、止渴、润燥,但这种止消渴只是指热病口渴、炎热干渴或酒后烦渴,而不适用于糖尿病消渴症。因为橘子中也含丰富的糖分,包括葡萄糖、果糖及蔗糖,多食易导致血糖升高,加重糖尿病病情,切忌不要过量食用。

4. 柿子 柿子中含糖量较高。据分析,每 100 克熟柿中含糖可达 5～20 克,包括葡萄糖、蔗糖、果糖等。所以,糖尿病者忌食之。柿饼中的含糖量也很高,同样不适于糖尿病患者食用。

5. 荔枝 一方面荔枝性温热,极易助热上火,加重糖尿病患者内热病情;另一方面,荔枝中含多量的葡萄糖、果糖、蔗糖,其葡萄糖含量高达 66%。因此,糖尿病患者应忌食之。

6. 香蕉 其果肉中含糖量为 11%,香蕉干中 90% 以上为糖分。因此,糖尿病患者应忌食。

7. 葡萄 中医学认为,多吃葡萄易生内热,故消渴之人当忌食之。由于葡萄中含有很多的糖分,而且主要是葡萄糖,易为人体直接吸收。尤其是葡萄干,仅含 17% 的水分,其含糖量相对更高。凡有糖尿病者,应谨慎食用。

8. 杧果　素有"热带果王"之称。其性凉,味甘、酸,含糖量较丰富。每 100 克新鲜杧果中含 11.4～12.4 克的糖分。其果汁中主要含蔗糖、葡萄糖及果糖等。因此,糖尿病患者应谨慎食用。

9. 西瓜　虽有清热、除烦、止渴的作用,《饮膳正要》中亦说它主消渴,但这不包括糖尿病的多饮口渴症。因为西瓜中含丰富的糖分,包括葡萄糖、果糖、蔗糖。所以,糖尿病患者不宜多吃西瓜。

五、过量饮酒是糖尿病的大忌

酒精能使血糖发生波动,当空腹大量饮酒时,可发生严重的低血糖,而且醉酒往往能掩盖低血糖的表现,因此如果发生低血糖,不容易发现且非常危险。糖尿病患者饮酒应遵从以下建议:如果血糖控制尚不稳定,就不要喝酒;血糖控制良好时,可适量饮酒,但避免喝有甜味的酒;对于有饮酒爱好者,每周饮酒不要超过 1 次,每次饮酒限量为低度白酒 2 小杯或啤酒 1 杯;避免空腹饮酒;饮酒时要相应减少一些主食量;饮酒前后应监测血糖,了解饮酒对血糖的影响。从长远考虑,有饮酒嗜好的患者应逐渐戒掉饮酒习惯。

六、糖尿病患者要合理搭配主食

糖尿病患者的膳食安排是糖尿病治疗过程中一项重要

的内容,为必须掌握的基本知识。因为患者大都是自家安排饮食起居,只有在出现严重并发症时才住进医院里。在糖尿病饮食治疗初期,合理安排饮食对患者及其家属都是一项重要的任务。在想多吃而不能多吃,爱吃又不能吃的矛盾中,一定要认识糖尿病的发生、发展、预后和饮食治疗的关系,坚定信心,坚持饮食治疗,并与药物治疗、体育活动有机结合起来。

糖尿病患者的主食应当定量,主食品种以各种粗杂粮为主,尽量少吃精米细面。这是因为大米、精白面粉主要含淀粉,人吃进以后,会被转化成单糖,进入血液被送往全身,成为人体机器的能源。当人的胰腺分泌胰岛素相对或绝对不足时,血液中的糖就不能被组织有效利用,这就导致了糖尿病(血中的糖由尿排出体外)。所以,糖尿病患者应避免常吃精米、精面。

糖尿病患者主食应经常以多种食物搭配为佳,如二合面(玉米面与豆面,或荞麦面与豆面),三合面(玉米面、豆面、标准面粉),平衡面(荞麦面、全麦粉、玉米面、豆面)等。另外,糖尿病患者要在主食定量范围内尽可能多吃些杂粮(如荞麦、燕麦、玉米)及豆类,蔬菜(以绿叶菜为好,如油菜、小白菜、韭菜、菠菜、芹菜等)。这些食物中既含有丰富的维生素和矿物质,又含有较多的膳食纤维,能有效地防止血糖吸收过快,还有降低胆固醇、预防动脉硬化及防治便秘的作用。

在一般情况下,活动量少的糖尿病患者每天吃主食(米、面、玉米、小米、荞麦等)250~300克,轻体力劳动者每天

350～400克,重体力劳动者每天450～550克。如果食用含糖类高的食物(如红薯、土豆、山药、莲藕、粉条、粉皮等),应相应减少主食量。待血糖下降和尿糖减少到正常水平后,可适当增加主食25～50克。主食要轮换食用或混合食用,以提高营养价值。患者要通过自测饮食前、后的血糖及尿糖值,注意总结进餐与血糖、尿糖之间的变化规律,做到病情稳定、主食品种和量基本固定。若病情波动则及时调整,要灵活掌握,具体应用,以适应机体的需要。

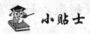

小贴士

> 需要说明的是糖尿病患者需要控制饮食,但绝不意味着要尽量少吃,因为长期饥饿,热能不足可导致机体自身消耗,不仅会出现消瘦、抵抗力减弱,而且可加重糖尿病。因此,糖尿病患者要遵照医嘱,合理安排每日蛋白质、脂肪及糖类的比例,保证每日总热能,订出自己较理想的食谱。这些安排应与药物、体育运动疗法有机结合起来。

七、糖尿病患者要限制食盐用量

人人都要吃盐,每天三餐都要吃盐。如没有盐,菜肴就显得淡而无味,人就会出现乏力、厌食、恶心、呕吐、头痛等,重者出现嗜睡,神志模糊。但吃盐过多会造成钠、水潴留,引起高血压、水肿,甚至心力衰竭。高血压又会加重糖尿病病情,不利于病情控制。糖尿病、高血压均是动脉粥样硬化的独立危险因素,糖尿病合并高血压,极大地增高动脉粥样硬化性心脏病、卒中、肾病、下肢动脉硬化症及视网膜病变的危险性及疾病进程,常影响糖尿病患者健康及疾病的预后。所以,少吃盐是一种有效的防治措施。我国人民有吃腌菜的习惯,如四川涪陵榨菜天下闻名,深得人们喜爱。另外,有许多含盐较多的调料如酱油、酱等,但这种习惯会导致钠过多的进入体内致钠、水潴留,出现高血压。糖尿病患者易并发高血压病,故从预防的角度来说要限盐,防止高血压的发生。一般每日摄取的食盐总量低于 6 克,少食或不吃腌菜。饭菜味淡一点儿好。

八、药粥治病降低血糖安全又方便

传统的药粥疗法之所以久盛不衰,沿用至今,是因为它的独特剂型和疗效。中药剂型有丸、丹、膏、散,这些剂型制作工艺较复杂,处方固定不变,不能灵活组方配药为其不足之处;还有汤剂,虽然应用广泛,但也因药物的异味特性,而致患者难以接受。药粥则是从传统汤剂中脱颖而出的一种剂型。它的剂型简单,既可单味药与米谷同煮,也可几味药配用与米谷煮粥;还可根据病情及个体差异,灵活组方,按季节气候的变化适时选用,适合于长服久食,便于充分吸收,经济简便,安全有效。由于药物或药汁与米谷同煮成粥剂既可充饥，又可食疗；既有利于药物成分的吸收，又能制约药物的不良反应，适应于长服久食，因此深受医家推崇，百姓喜欢。

九、科学配制降低血糖的药粥

药粥虽为滋补强壮、延年益寿的食疗佳品，然而配制方法是否科学，却直接关系到食用口感、味道及其药效的高低。因此，药粥的配制应根据不同药物的性能和特点采用不同的配制方法，归纳起来，有以下几种形式。

1. 药汤煮粥法　把中药煎取浓汁后去渣，再与谷同煮粥食，这种方法较为常用，如黄芪粥、麦冬粥、酸枣仁粥等。

2. 药末掺入法　将中药研成细粉，再与米谷同煮，如菱粉粥、莲子粉粥、贝母粉粥等。为了便于制作与服食这类药粥，先把中药磨成粉状，与米一同煮为粥糊食用。

3. 药汁兑入法　将药物煎煮取浓汁备用，待米粥即熟时兑入药汁再稍熬煮。选用质地滋腻，根块类或芳香类药物煮粥宜用本法。前者如鸡肉、猪蹄、猪心肺、熟地黄、玄参等，可用小火久煎取汁备用。后者如藿香、佩兰、薄荷、菊花、葱白等宜大火急煎取汁。

4. 药汁拌和法　待米粥煮至将熟时，把药汁直接兑入粥中，拌和均匀令沸即成。此类药汁如烊化阿胶、龟胶、鹿胶、胆南星，以及牛乳、羊乳、甘蔗汁、萝卜汁、蜂蜜等。

5. 药米同煮法　以中药直接与米谷同煮为粥，凡可供食用的中药，大部分均可采用这种煮制方法。例如，山药、大枣、扁豆、百合、茯苓、玉竹、胡桃等,均可切碎或捣为粗末与米煮粥。

十、熬制降血糖药粥的注意事项

1. 注意水量 煮制药粥,应掌握好用水量。如果加水太多,则无端地延长煎煮时间,使一些不宜久煎的药物失效,况且煎汁太多,患者难以按要求全部喝下;加水太少,则药物有效成分不易煎出,粥米也煮不烂。用水的多少应根据药物的种类和用米的多少来确定。

2. 注意火候 煮药粥要掌握一定的火候,才能使煮制出来的药粥不干不稀,味美适口。在煮粥过程中,如果用火过急,则会使扬液沸腾外溢,造成浪费,且容易煮干;若用小火煎煮则费工费时。一般情况下,是用大火煎沸,小火煮至成粥的办法。

3. 注意时间 药粥中的药物,有的可以久煮,有的不可以久煮。有久煮方能煎出药效的,也有的煮久反而降低药效的。因此,把握好煎煮粥的时间亦极为重要。煎粥时间常是根据药物的性质和功效来确定的。

4. 注意容器选择 能够供煮粥的容器有砂锅、搪瓷锅、铁锅、铝制锅等。依照传统习惯,最好选用砂锅。为使药粥中的中药成分充分析出,避免因用金属(铁、铝制锅)锅煎熬所引起的一些不良化学反应,所以用砂锅煎煮最为合适。新用的砂锅要用米汤水浸煮后再使用,防止煮药粥时有外渗现象。刚煮好后的热粥锅不能放置冰冷处,以免砂锅破裂。

十一、糖尿病患者宜经常食用的降糖粥

药粥降糖方法简单易学,不需要掌握高深的理论,也不需要多少条件。药粥疗法集医学理论、民间医疗于一体,只要运用得当,可收到明显的防病治病作用。药粥疗法强调对糖尿病患者进行整体调理,有单纯药物所不及的独特疗效。更为重要的是药粥疗法能将平时治疗寓于美食之中,长期坚持能达到其他疗法所不及的治疗效果;对于无病之人还可以起到强身健体的作用,且无不良反应,如能长期坚持食用,大有裨益。

枸杞粳米粥

【配料】　枸杞子 15 克,粳米 100 克。

【制法】　将枸杞子洗净,粳米淘洗干净,同放入锅内,加水适量;将锅置大火上烧沸,用小火熬煮成粥即成。

【用法】　每日早晚温服,可长期食用。

【功效】　滋补肝肾,生津止渴。适用于糖尿病肝肾不足者,症见口舌干燥、头晕目眩、久视昏暗等。

黄芪粳米粥

【配料】　生黄芪 10 克,粳米 100 克。

【制法】 将生黄芪切成薄片,放入锅内,加水适量,煎熬取汁。粳米淘洗干净,连同黄芪汁一起放入锅内,加水适量,置大火上煮沸,再用小火熬成粥即成。

【用法】 每日1剂,分早晚服食。

【功效】 补益元气,健脾养胃。适用于糖尿病气虚者,症见神疲乏力、心慌气短、体虚自汗、慢性腹泻。

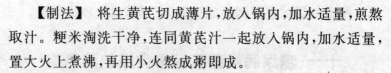

扁豆粳米粥

【配料】 白扁豆50克,粳米100克。

【制法】 将白扁豆洗净,放入锅内;粳米淘洗干净待用。在放有白扁豆的锅内加水适量,先用大火煮沸,再用小火熬煮,煮至五成熟时加入粳米,继续用小火煮至米开花汤稠即成。

【用法】 每日2次,分早晚服食。

【功效】 健脾养胃,清热止泻。适用于糖尿病脾胃虚弱者,症见脘腹胀满、食少呕逆、慢性久泻。

葛根粳米粥

【配料】 葛根15克,粳米100克。

【制法】 将葛根洗净,切成薄片,加水磨成浆,取浆水(淀粉)晒干备用。将粳米淘洗干净,放入不锈钢锅内,加水适量,用大火煮沸,再用小火熬煮至半熟,加入葛根粉,继续煮熟即成。

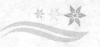

【用法】　一日分顿服食。

【功效】　清热生津。适用于糖尿病阴亏津伤者,症见心烦口渴、头晕目赤。

菠菜内金粥

【配料】　鲜菠菜根 250 克,鸡内金 10 克,粳米 100 克。

【制法】　将菠菜根洗净,切碎,与鸡内金一起放入锅内,加水约 500 毫升,煎煮 30 分钟。将粳米淘洗干净放入锅内,适当加水,煮烂成粥后将上述煮熟的食物加入拌好即可。

【用法】　一日分 2 次服食。

【功效】　通利脏腑,止渴润肠。适用于糖尿病脏腑失调者,症见口干舌燥、渴不思饮、脘腹胀满,尿赤便秘。

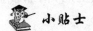
小贴士

　　菠菜又叫菠棱、菠棱菜、角菜,被人誉为清热通便的常青菜。按照中医的养生原则,春季通肝,春季补五脏应以养肝为先。而众多蔬菜之中,最适宜养肝的就是菠菜。中医学认为,菠菜性甘凉,能养血、止血、敛阴、润燥,长于清理人体肠胃的热毒。现代医学研究还证实,菠菜可刺激胰腺分泌,助消化又能润肠,慢性胰腺炎、便秘、肛裂、痔疮出血者可常食多食,且菠菜根对糖尿病有治疗作用。

地骨皮粥

【配料】 地骨皮 10 克,桑白皮 10 克,麦冬 15 克,面粉 100 克。

【制法】 先煎 3 味药,去渣,取汁,与面粉共煮为稀粥。

【用法】 早晚食用或渴即食之,不拘时。

【功效】 清肺,生津,止渴。适用于消渴(糖尿病)患者的多饮、身体消瘦。

山药猪肚粥

【配料】 猪肚 150 克,山药 50 克。

【制法】 将猪肚煮熟,再入山药同炖至烂,稍加食盐调味。

【用法】 空腹食用,每日 1 次。

【功效】 滋养肺肾。适用于糖尿病消渴多尿者。

猪肚粳米粥

【配料】 雄猪猪肚 1 具,粳米 100 克,豆豉、葱、椒、姜各适量。

【制法】 先将猪肚洗净,煮取浓汤,去肚,入粳米煮作粥,再下豆豉、葱、椒、姜调味。

【用法】 早晚食用。

【功效】 补中气,健脾胃。可防治糖尿病。

萝卜粳米粥

【配料】 新鲜萝卜约 250 克,粳米 100 克。

【制法】 将新鲜萝卜洗净、切碎,同粳米煮粥;或用鲜萝卜捣汁与米同煮粥。

【用法】 早晚餐温热食用。

【功效】 化痰止咳,消食利膈,止消渴。适用于老年性糖尿病及老年慢性气管炎患者。

【禁忌】 忌同时服用何首乌、地黄等中药;脾胃虚寒者不宜服。

花粉粳米粥

【配料】 天花粉 15 克,粳米 100 克。

【制法】 天花粉与粳米同煮粥。

【用法】 每日 2 次服食,3 日为 1 个疗程。

【功效】 可防治糖尿病及热病伤津、口渴多饮。

南瓜莜麦粥

【配料】 黄芪粉 10 克,青嫩南瓜 2 000 克,莜麦片 100 克。

【制法】 将南瓜洗净,剖开,去子,切成 1 厘米见方的小丁块,入锅,加水煮至半熟,撒入黄芪粉、莜麦片,搅拌均匀,以小火再煮至沸,继续煨煮 10 分钟即成。

【用法】 早晚分食,应注意严格限制并减少早晚餐主食摄入量。

【功效】 补肾健脾,止渴降糖,降血脂。适用于肾阴亏虚型糖尿病。

南瓜粟米粥

【配料】 青嫩南瓜 250 克,麦冬 15 克,粟米 50 克。

【制法】 将南瓜洗净,切成小方块,入锅,加水煮至六成熟时调入洗净的粟米,煮沸后加麦冬,充分拌和均匀,熬煮至粟米熟烂即成。

【用法】 早晚分食,当日吃完。

【功效】 滋阴补肾,健脾止渴,降血糖。适用于各型糖尿病,对合并高血压、血脂异常、肥胖症、动脉粥样硬化等病症尤为适宜。

黑豆苡仁粥

【配料】 黑豆 100 克,薏苡仁 60 克。

【制法】 将黑豆、薏苡仁分别淘洗干净,一并放入锅内,加清水适量,先以大火煮沸,再改用小火煮 1 小时左右,以黑豆熟烂为度,调味。

【用法】 早晚分食。

【功效】 补肾利湿,降低血糖。适用于各型糖尿病。

玉米须芦笋粥

【配料】 芦笋 50 克,玉米须 200 克,薏苡仁 50 克,粟米 50 克。

【制法】 将鲜芦笋拣杂,洗净,切碎后盛入碗中,备用。再将玉米须洗净,切成碎小段,放入双层纱布袋中,扎紧袋口,与洗干净的薏苡仁、粟米同放入砂锅,加水适量,大火煮沸后,改用小火煮 30 分钟,取出玉米须纱袋,滤尽药汁。调入切碎的芦笋,继续用小火煮至薏苡仁熟烂如酥,粥黏稠即成。

【用法】 早晚分食。

【功效】 清热利湿,降低血糖。适用于各型糖尿病。

燕麦牛奶粥

【配料】 燕麦片 150 克,牛乳 250 毫升。

【制法】 锅内加适量水,烧沸,倒入燕麦片、牛乳煮沸,用勺不断搅拌,即可出锅。

【用法】 早晚分食。

【功效】 补气养阴,润肠降糖。适用于各型糖尿病,对习惯性便秘尤为适宜。

绿豆燕麦粥

【配料】 燕麦片 100 克,绿豆 50 克。

【制法】 将绿豆去杂,洗净,放入锅中,加水适量,煮至绿豆熟烂开花,下入燕麦片,搅匀即成。

【用法】 早晚分食。

【功效】 消食降脂,清热降糖。适用于各型糖尿病。

赤豆燕麦粥

【配料】 燕麦片 100 克,赤小豆 50 克。

【制法】 将赤小豆去杂,洗净,放锅内,加水适量,煮至赤小豆熟烂开花,下入燕麦片搅匀即成。

【用法】 早晚分食。

【功效】 消食降脂,清热降糖。适用于各型糖尿病。

赤豆高粱粥

【配料】 赤小豆 120 克,高粱米 100 克。

【制法】 将高粱米、赤小豆淘洗干净,一同放入高压锅内,倒入适量清水,加盖置大火上,水沸后,盖阀,转微火继续煮 25 分钟即成。

【用法】 早晚分食。

【功效】 降糖调脂。适用于各型糖尿病,对血脂异常者尤为适宜。

羊肉萝卜粥

【配料】 羊肉 500 克,白萝卜 100 克,葱花 5 克,生姜末

5 克,黄酒 10 毫升,五香粉 10 克,食盐 4 克,香油 25 毫升,橘皮 5 克,羊肉汤 1 500 毫升,高粱米 150 克。

【制法】 橘皮洗净,切成末。羊肉洗净,切成薄片,放入锅中,加羊肉汤、黄酒、五香粉、橘皮末,煮至羊肉碎烂,再加入淘洗干净的高粱米和切成细丁的白萝卜,一同煮成稀粥,加入食盐、葱花、生姜末、香油调味即成。

【用法】 早晚分食。

【功效】 温补气血。适用于各型糖尿病。

海带粟米粥

【配料】 海带 50 克,陈粟米 100 克,食盐、鸡精各适量。

【制法】 将海带用水泡发,洗净,切碎,再剁成碎末状,盛入碗中,备用。将陈粟米淘洗干净,放入砂锅,加适量水,大火煮沸后改用小火煨煮 30 分钟,调入海带碎末,搅拌均匀,继续煨煮 20 分钟,待粟米酥烂,加食盐、鸡精调味即成。

【用法】 早晚分食。

【功效】 清热解毒,补虚止渴,降血糖。适用于各型糖尿病。

海带莜麦粥

【配料】 海带 50 克,莜麦 100 克,食盐、味精各适量。

【制法】 将海带用温水泡发,洗净,切碎,再剁成碎末状,盛入碗中,备用。将莜麦淘洗干净,放入砂锅,加适量水,大火煮沸后改用小火煨煮 30 分钟,调入海带碎末,搅拌均匀,继续煨煮 20 分钟,待莜麦酥烂,加食盐、味精调味即成。

【用法】 早晚分食。

【功效】 清胃解毒,补虚止渴,降血糖。适用于各型糖尿病。

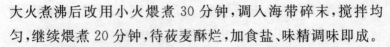

海参黄芪粥

【配料】 海参 50 克,黄芪 30 克,陈粟米 100 克,黄酒、葱花、姜末、食盐、味精、五香粉各适量。

【制法】 将海参洗净,放入锅中,加水煮烂,移入清水中浸泡 6 小时,捞出,细切后盛入碗中,备用。将黄芪洗净,切成薄片,放入砂锅,加水煎煮 30 分钟,过滤取汁,与洗净的陈粟米同入砂锅,加适量水,大火煮沸后调入切细的海参,改用小火煨煮 1 小时,待粟米酥烂烹入黄酒,并加葱花、姜末、食盐、味精、五香粉调味,拌匀即成。

【用法】 早晚分食。

【功效】 养血润燥,益气止渴,降血糖。适用于阴阳两虚型糖尿病。

洋参核桃粥

【配料】 西洋参 3 克,核桃仁 10 克,茯苓 15 克,生姜 5 克,粳米 100 克。

【制法】 将西洋参、茯苓同煎取汁共 3 次,合并 3 次煎

第二章　糖尿病患者的饮食管理

液。将核桃仁捣烂,与药汁、生姜、粳米(预先淘净)共煮为粥。亦可将药汁与核桃仁分 2 份,早晚分别与粳米煮粥即可。

【用法】　早晚分食。

【功效】　双补阴阳,补脾益肺,宁神降糖。适用于阴阳两虚型糖尿病。

陈皮海带粥

【配料】　海带、粟米各 100 克,陈皮 2 片。

【制法】　将海带用温水浸软,换清水漂洗干净,切成碎末;陈皮用清水洗净。将粳米淘洗干净,放入锅内,加水适量,置于火上,煮沸后加入陈皮、海带,不时地搅动,用小火煮至粥成即可。

【用法】　早晚食用。

【功效】　补气养血,清热利水。适用于各型糖尿病。

海藻双仁粥

【配料】　海藻 15 克,海带 15 克,甜杏仁 10 克,薏苡仁 60 克。

【制法】　将以上前 3 味料加适量水,煎煮药汁,去渣后与洗净的薏苡仁一同熬煮成粥。

【用法】　早晚食用。

【功效】　补钙化痰,降脂降糖。适用于各型糖尿病。

十二、生活中降糖粥食用注意事项

糖尿病患者应用药粥时,应做到根据病情辨证选粥。因为中药有寒热温凉的不同性味,所以药粥随着加入药物的不同,性味也有差异。寒证用温性粥,热证用寒凉粥,气虚用补气粥,血虚用补血粥等,都必须注意,切不可不究药性滥施妄用。药粥的配制煎煮方法是根据不同药物的性能与特点决定的,有把中药煎煮弃渣取汁,再与米谷煮粥的;有以原汁同米煮粥的;有用中药直接同米谷煮粥的;还有先将中药研为细粉,与米谷煮粥的。煎煮方法是否科学合理,直接影响到药粥的疗效。

十三、降糖汤有益血糖稳定

汤羹保健是中国饮食文化与中医药文化相结合的产物,厨师调五味,医生亦调五味,既有共性又有不同之处,对食疗的把握即是将两者巧妙地结合在一起。无论是从历史渊源、方药构成、制作过程、科学分析各个方面来看,汤羹保健都是饮食与医药的精华所在。但需要说明的是,作为糖尿病患者的保健汤羹,首先应满足食物具有的色、香、味、形等基本要求。而作为药的方面来说,则应尽量发挥食物本身的功效,合理搭配,辨证用膳。即使需要加入药物,药物的性味也要求尽量甘、淡、平和、无异味,不能因用药就丢了膳。

百合芦笋汤

【配料】　百合 50 克,罐装芦笋 250 克,食盐、味精、料酒、鲜汤各适量。

【制法】　将百合入温水中浸泡,发好后洗净。净锅中放入鲜汤,把发好的百合放入锅内加热煮沸一段时间,捞出百合,在汤中加入料酒、食盐、味精,把调好味的汤盛入装芦笋和百合的碗内即成。

【用法】　佐餐食用。

【功效】　补益肝肾。适宜于糖尿病患者饮用。

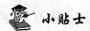 小贴士

百合是常用的保健食品和中药,因其鳞茎瓣片紧抱,"数十片相摞",状如白莲,故名"百合"。百合分为细叶百合、麝香百合。人们常将百合看作团结友好、和睦相处的象征。民间每逢喜庆节日有互赠百合的习俗,或将百合做成糕点之类食品,款待客人。百合为药食兼优的滋补佳品,四季皆可食用,但更宜于秋季。

葱姜豆腐汤

【配料】　嫩豆腐块 2 块,植物油 15 克,葱 3 棵,姜 3 片,食盐 3 克,味精 2 克。

【制法】　将豆腐洗净,切成片,放入油锅内煎至微黄捞

— 111 —

出;葱洗净,用热水泡软,逐棵绕成葱结。将汤锅置火上,放油烧热,下入食盐爆炒姜片,加入清水、豆腐片煮一会儿,再放入葱、味精,待汤沸后,盛入汤碗内即成。

【用法】 佐膳食用,每日 2 次,每次 1 小碗。

【功效】 补气养血。适用于糖尿病气血亏虚者,症见神疲乏力、口舌干燥、心烦失眠、消瘦出汗。

鲜味螺汤

【配料】 螺蛳 450 克,鸡汤 500 毫升,食盐 2 克,料酒 3 毫升,味精 1 克,葱 15 克,姜 3 克,紫苏、薄荷叶各少许。

【制法】 将螺蛳洗净,用刀将其尾部敲破;紫苏、薄荷叶洗净备用。姜拍破,与葱、料酒投入锅内炒片刻,再将螺蛳和紫苏、薄荷叶、食盐、味精、鸡汤一同煮熟。上桌时去紫苏、薄荷叶、姜、葱即可。

【用法】 佐餐食用。

【功效】 补益肝肾。适宜于糖尿病患者饮用。

小豆鲤鱼汤

【配料】 大鲤鱼 1 条(约 500 克),赤小豆 30 克,陈皮 10 克,草果 2 个,川椒 10 克,食盐 3 克,姜 2 克。

【制法】 先将鱼宰杀,去鳞,去鳃及内脏,洗净下入锅中,加水煎煮,煮沸后入药物和调料,煮熟即成。

【用法】 佐餐食用。空腹食肉喝汤作为辅助食疗。

【功效】　利水止渴。主治消渴、水肿、黄疸、脚气等病。

海蜇马蹄汤

【配料】　海蜇头 60 克，生荸荠 60 克。

【制法】　先将海蜇头漂洗去咸味，生荸荠洗净去皮。两物同入锅中，加清水煎煮至熟。

【用法】　佐餐食用。服用时可将海蜇头和荸荠取出蘸酱油食，汤可不拘时饮之。

【功效】　清热泻火，益阴生津。适用于心烦口渴多饮及耳聋耳鸣等。

海蜇荸荠汤

【配料】　海蜇 30 克，鲜荸荠 15 克，葱、姜、蒜各适量。

【制法】　海蜇以温水泡发，洗净，切碎。荸荠去皮，洗净，与海蜇共同放入锅中，加水以小火煎，放入作料，煮约 1 小时即成。

【用法】　佐餐食用。顿服或分次饮用均可。

【功效】　滋阴清热。适用于消渴多饮、口燥咽干及阴虚内热型的支气管炎、糖尿病等。

地黄核桃汤

【配料】　地黄粉 10 克，核桃肉 300 克，鲜鸡肉 600 克，葱、生姜、黄酒、鲜菜心、味精、食盐各适量。

【制法】 将鸡肉洗净放入锅中,加清水、生姜、葱,烧沸后撇去浮沫,再加黄酒移小火上烧煮。待鸡肉熟透,加核桃肉(压成蓉状)、食盐再煮几分钟,取出鸡肉切成条状,菜心放碗内,鸡肉条放上面,地黄粉、味精入汤中烧几分钟,搅匀注入碗内即成。

【用法】 当菜佐餐,适量食用。

【功效】 双补阴阳,益精养血,温中益气。适用于阴阳两虚型糖尿病。

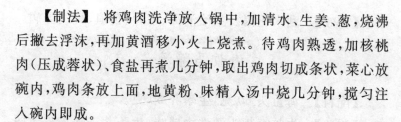

枸杞西芹汤

【配料】 枸杞子 15 克,西芹 20 克,白菜 100 克,猪瘦肉 50 克,绍酒 10 毫升,葱段 10 克,姜块 5 克,食盐 3 克,植物油 30 克。

【制法】 把猪瘦肉洗净,切薄片;西芹、白菜切段;枸杞子洗净,去杂质;葱切段,姜切丝。把炒勺置中火上烧热,加入植物油,烧六成熟时,加入葱、姜煸香,加入上汤 30 毫升,烧沸,加入猪瘦肉、枸杞子、白菜、绍酒、食盐,烧煮 15 分钟即成。

【用法】 上下午分食。

【功效】 滋阴补肾,平肝清热。适用于阴虚阳浮型糖尿病。

桑葚猪胰汤

【配料】 猪胰脏 1 条,桑葚 30 克,鸡血藤 30 克,黑豆 60

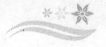

克,植物油、食盐各适量。

【制法】 将猪胰去除膜脂,洗净后切成块状,与适量水及其他材料一起放进煲内,煎煮至一半水量,调味即成。

【用法】 当菜佐餐,吃黑豆、猪胰,饮汤。

【功效】 滋补脾肾,养阴润燥。适用于肾阴亏虚型糖尿病。

鲜莲银耳汤

【配料】 干银耳10克,鸡清汤1 000毫升,鲜莲子30克,料酒、食盐、白糖、味精各适量。

【制法】 把发好的银耳放入一大碗内,加清汤150毫升蒸1小时左右,将银耳完全蒸透取出;鲜莲子剥去青皮和一层嫩白皮,切去两头,捅去心,用水氽后,仍用沸水泡起。烧开鸡清汤,加入料酒、食盐、白糖、味精,将银耳、莲子装在碗内,注入清汤即可。

【用法】 早晚分食。

【功效】 滋阴润肺,健脾生津。适用于燥热伤肺型糖尿病。

枸杞杜仲汤

【配料】 枸杞子30克,杜仲15克,黄芪15克,鹌鹑1只,料酒适量。

【制法】 将枸杞子、黄芪洗净,枸杞子用温水浸泡片刻;

黄芪切成片,备用;杜仲洗净后,切成片状,放入砂锅,加水浓煎 2 次,每次 30 分钟,合并 2 次滤液,浓缩至 100 毫升,待用。将鹌鹑宰杀,去毛、爪及内脏,洗净后,与枸杞子、黄芪片同入砂锅,加清水适量,先用大火煮沸,烹入料酒,改用小火煨煮 1 小时,待鹌鹑肉熟烂,加入杜仲浓缩液,再煮至沸即成。

【用法】 佐餐当汤,适量食用。吃鹌鹑,喝汤,嚼食枸杞子、黄芪。

【功效】 补益肝肾,止渴降糖。适用于肾阴亏虚型糖尿病。

洋参银鱼羹

【配料】 银鱼 200 克,淮山药 100 克,黄芪 30 克,西洋参 3 克,黄酒、葱花、姜末、食盐、味精、香油各适量。

【制法】 淮山药、黄芪分别洗净,切片后晒干或烘干,共研成细末;西洋参洗净,切片,晒干或烘干,研成极细末。将银鱼洗净,放入煮沸的汤锅中,用小火煨煮 5 分钟,烹入黄酒,加淮山药、黄芪细末,拌和均匀,用小火继续煨煮 20 分钟,待银鱼酥烂、汤成稀羹状时调入西洋参细末,加葱花、姜末、食盐、味精,调和均匀,淋入香油即成。

【用法】 当菜佐餐,适量服食。

【功效】 清热解毒,补虚润燥,降血糖。适用于肾阴亏虚型糖尿病。

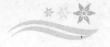

枸杞鳝鱼羹

【配料】 枸杞子30克,银耳30克,鳝鱼300克,植物油、葱花、姜末、食盐、味精、五香粉、香油、湿淀粉各适量。

【制法】 将鳝鱼宰杀,剖背脊后除去骨、内脏、头、尾,洗净,切碎,剁成鳝鱼糊,放入盘中备用;枸杞子洗净,用温水浸泡30分钟;银耳洗净后用温水泡发,撕成朵瓣,用清水冲一下,待用。汤锅置火上,加植物油,用大火烧至六成热,加少许清汤,并用清水补足至1000毫升,加入银耳、枸杞子,大火煮沸,改用小火煨煮30分钟,调入鳝鱼糊,烹入黄酒,继续煨煮20分钟,待鳝鱼肉酥烂、汤稠成羹时加葱花、姜末、五香粉、食盐、味精,拌和均匀,用湿淀粉上薄芡,淋入香油即成。

【用法】 当菜佐餐,当日吃完。

【功效】 滋阴补虚,益气止渴,降血糖。适用于阴阳两虚型糖尿病。

海参猪胰汤

【配料】 海参100克,猪胰1只,鸡蛋1个,山药60克,食盐、味精各适量。

【制法】 将海参水发,切片;猪胰、山药洗净,切片。3料共入锅中,加水煮熟,打散鸡蛋淋入,调味即成。

【用法】 当菜佐餐,适量食用。

【功效】 滋补脾肾,养阴润燥。适用于肾阴亏虚型糖尿病。

土茯苓猪骨汤

【配料】 猪脊骨 500 克,土茯苓 50 克。

【制法】 猪脊骨洗净放锅内,加水煨汤,煎成 3 碗,去骨及上层浮油。土茯苓洗净,切片,加入猪骨汤内再煮,煎至 2 碗即成。

【用法】 日服 1 剂。

【功效】 清热润燥,补阴益髓。适用于燥热伤肺型糖尿病

公英瘦肉汤

【配料】 蒲公英 15 克,猪瘦肉 150 克,绍酒 10 毫升,生姜 5 克,葱节 10 克,食盐 2 克,大枣 5 枚。

【制法】 把猪瘦肉洗净,切成 4 厘米见方的块;蒲公英洗净;大枣洗净去核;姜拍松,葱切段。把猪瘦肉、蒲公英、姜、葱、绍酒、食盐、大枣同放入炖锅内,加入上汤 1 000 毫升,大火烧沸,小火煲 50 分钟即成。

【用法】 当菜佐餐,适量食用。

【功效】 清阴养胃。适用于各型糖尿病,对胃燥津伤型糖尿病尤为适宜。

芦笋冬瓜汤

【配料】 鲜嫩芦笋 50 克,冬瓜 250 克,植物油、葱花、姜末、食盐、鸡精各适量。

【制法】 将芦笋洗净,切成段。将冬瓜洗净,切去外皮,切成 0.5 厘米厚的小块,放入植物油锅,用中火煸透,加适量清水,大火煮沸后加葱花、姜末,改用小火煨煮 30 分钟,加芦笋,拌和均匀,再继续煨煮 10 分钟,加食盐、鸡精,调味即成。

【用法】 当汤佐餐,适量服食。

【功效】 清热解毒,补中和血,降血糖。适用于各型糖尿病。

薯叶苦瓜汤

【配料】 鲜嫩番薯叶(带柄)50 克,苦瓜 250 克。

【制法】 将番薯茎叶洗净,剪下叶柄切成段,番薯叶切碎成片状,备用。将苦瓜洗净,切成薄片,放入植物油锅,用中火煸透,加适量清水,大火煮沸后加葱花、姜末,改用小火煨煮 30 分钟,加番薯茎叶,拌和均匀,再继续煨煮 10 分钟,加少许食盐、味精,调味即成。

【用法】 佐餐当汤,适量服食。

【功效】 清胃解毒,补中和血,降血糖。适用于胃燥津伤型糖尿病,对伴有血脂异常者尤为适宜。

十四、降糖汤的配制注意事项

药膳降糖汤虽为滋补强壮、延年益寿的食疗佳品,然而配制方法是否科学,却直接关系到食用口感、味道及其药效的高低。因此,药膳降糖汤的配制应根据不同药物的性能与特点采用不同的配制方法。

1. 药膳降糖汤的配方需遵循两个原则 一是中医方剂组成的主次辅佐关系,一是膳食的调配原则。前者在组成药膳降糖汤配方时,对所使用的原料应有主次辅佐关系。后者,主要是指要使药膳降糖汤既有中药的特点又要符合膳食的要求,有色、香、味、形、质等方面的美感。二者必须互相协调,有利于增强药膳降糖汤的食疗效果。

2. 药膳降糖汤配方要分清主次关系 除与配方中各种原料的作用有关外,也和各种原料的用量密切相关。一般来说,居于主要地位的食材其用量应大于其他原料,而一般性食物原料如大米、面粉和某些蔬菜、肉类用量应根据膳食种类如汤饭、糕点、菜肴所决定,后者虽占有较大的分量,一般并不居于主要地位。

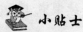小贴士

> 确定一种药膳降糖汤的用量,首先是以一人食用为准,确定其总量,供一人一次食用,或一二日食用,若为一日食用时通常是分为2次。在总量的范围内,按比例决定各种原料的用量。每种原料的一日用量,食物部分,按个人的食量确定,并参照食物的营养素含量和膳食营养标准;中药部分,参照中药学或国家药典规定。究竟一种药膳降糖汤用多大的量,要考虑药膳降糖汤制作的可操作性。

十五、喝茶有益于防治糖尿病

　　喝茶能预防和辅助治疗糖尿病。这是因为茶叶中所含维生素 C、维生素 E 的量比一般水果高出 5～25 倍,而且所含的茶多酚和茶碱等成分能改善微血管壁的渗透性,有效地增强血管的抵抗能力,防止血管壁物质的过氧化;可以降低血液中的中性脂肪和胆固醇,防止血管硬化。现代医学研究也认为,茶叶具有抗凝血和促进纤维蛋白溶解的作用,可有效地防止血凝,不致造成血栓、血瘀而导致动脉栓塞。尤其是绿茶,经过长期的科学实验证明其有很好的保健作用。但需要指出的是,以喝茶来治疗糖尿病只能作为辅助手段;要控制血糖,还需要药物的使用。在茶叶的种类选择上,绿茶由于加工程序少,加热时间短,能够很好地保留多酚类物质和维生素 C,所以得到大多数糖尿病患者的追捧。但也不是说其他种类的茶对糖尿病没有作用。

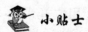 小贴士

　　红茶对糖尿病患者同样有好处,因为它能够刺激胰岛素的分泌,降低餐后血糖的峰值。研究者给 16 名志愿者喝含有 75 克葡萄糖的溶液,不过糖液有 4 种配制方法:1 组是白水配的,2 组是白水加咖啡因配的,3 组是用 1 克茶包溶出的红茶水配的,4 组是用 3 克茶包溶出的红茶水配的。

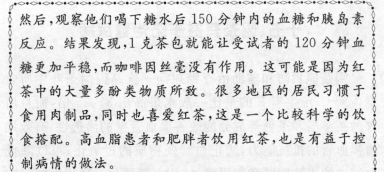

然后,观察他们喝下糖水后 150 分钟内的血糖和胰岛素反应。结果发现,1 克茶包就能让受试者的 120 分钟血糖更加平稳,而咖啡因丝毫没有作用。这可能是因为红茶中的大量多酚类物质所致。很多地区的居民习惯于食用肉制品,同时也喜爱红茶,这是一个比较科学的饮食搭配。高血脂患者和肥胖者饮用红茶,也是有益于控制病情的做法。

十六、凉开水泡茶降血糖有奇效

刘老师今年已逾古稀,是一个有 30 年高血压病史,20 多年冠心病及高脂血症病史的患者。但令人意外的是刘老师血糖一直控制得很好。10 年前刘老师到医院检查身体,医生说刘老师的血糖已超过正常范围,要想办法降血糖,这引起刘老师的高度重视。后来刘老师听说"用凉开水泡茶可降血糖",就进行了试验。刘老师开始每天用凉开水泡 5 克绿茶,每天饮 3 次,每次 100 毫升,饮过茶,再把泡过的茶叶吃了。这样断断续续地饮凉开水泡的茶 3 个月后,再次到医院复查,空腹血糖已降到正常范围。"凉开水泡茶"也就成了刘老师控制血糖的"秘方"。

用凉开水泡茶防治糖尿病的方法,近年在国外也十分盛行。那么"用凉开水泡茶可降血糖"有没有医学道理呢?据日本科学家分析,在茶叶中既含有能促进胰岛素合成的物质,又含有能去除血液中过多糖分的多糖类物质。这种多糖类物质在粗茶叶中含量最高,绿茶其次,红茶最低。由于多糖类耐热性不强,用沸水浸泡,易使其遭到破坏,所以必须用凉开水浸泡才能发挥其作用。

日本药学研究人员曾让1 000多位糖尿病患者饮用凉开水泡的浓茶水,半年后进行随访发现,其中80%的人病情明显减轻。除了凉开水泡茶以外,还可以用矿泉水泡茶,其药效更好。用凉开水泡茶的具体做法是:每天可取粗茶10克,用凉开水浸泡5小时,每次饮50～150毫升,每日3次,一般坚持饮40～60日,即可收到效果。可见,用凉开水泡茶降血糖是花钱少又能治病的一种妙法。

十七、糖尿病患者喝浓茶不利于健康

茶有提神醒脑、促进消化、有益健康的作用,与人们的生活密切相关。然而,如果饮茶过浓,就会伤害身体。对于糖尿病患者来说,注意饮茶的浓度对保护自己的身体健康尤为重要。一般来说,糖尿病患者经常性地大量饮用浓茶容易出现很多身体不适状态。

糖尿病患者喝浓茶易产生便秘。茶叶中的鞣酸不但能与铁质结合,还能与食物中的蛋白质结合生成一种不易消化吸收的鞣酸蛋白,导致便秘的发生。对于患有便秘症的糖尿病患者来说,喝浓茶可能会使便秘更加严重。

糖尿病患者喝浓茶易使血压升高。饮茶与吸烟、饮酒和饮咖啡一样,是引起血压升高不可忽略的因素,尤其是大量饮浓茶。经临床观察,饮浓茶可使血压升高,这可能与茶叶中含有咖啡因活性物质有关。另外,过量喝浓茶能加重心脏负担,会产生胸闷、心悸等不适症状。

十八、现代药茶的概念与作用

药茶是中医的传统治疗方法之一,有着悠久的历史。有的药茶是由茶或药物组成,经加工制成,是可供饮用的具有治疗作用的特殊饮料,它们既可供人们工余、饭后饮用解渴,又可以防治疾病,缓衰抗老。有的药茶是以"茶"的形式出现,与平时所说的茶饮不完全相同,可以说只是饮用形式相同。但不管药茶是以何种形式出现,从疗效上看,药茶的有效成分溶出量大,药液质量好,具有携带方便,冲泡饮用易于接受,便于长期饮用等优点。正由于药茶具有方便、有效、天然、节约的优点,而且既有针对性,又有灵活性,所以也就决定了药茶在临床运用上的广泛性,受到了人们欢迎。在我国古代医籍里,有关药茶治病的方法随处可见。药茶一般作用持久而缓和,并无呆滞中焦脾胃之弊,还可以减少服药的情绪负担,是一种既有汤剂之优点,又十分方便的剂型,有利于患者的调养和治疗。尤其是那种素有饮茶嗜好的患者,更容易接受。如果经常坚持饮用,辅以饮食疗法,可以达到治疗疾病,控制症状的效果。

十九、糖尿病患者宜喝的降血糖药茶

药茶疗法是指应用某些中药或具有药性的食品,经加工制成茶剂,以及汤、浆、汁、水等饮料,用于防治疾病的一种方法。药茶不同于一般的茶饮,需要根据糖尿病患者的症状,依据药物的性能特点进行配方,并依据药茶的浸泡特点进行操作。药茶应用于临床,使用方便,口味清甜,疗效可靠,具有既可治病又可养生之优点,深受患者欢迎。现介绍几种能降血糖的药茶方,以供选用。

花粉降糖茶

【配方】　天花粉 100 克。

【制法】　将天花粉加工制成粗末,每日 15～20 克,沸水冲泡,加盖闷几分钟即成。

【用法】　每日代茶频饮。久服效果明显。

【功效】　清热,生津,止渴。主治消渴、身热、烦闷、大热,并能补虚安神。适用于肺胃燥热型糖尿病,生津止渴作用尤佳。

菟丝子茶

【配方】　菟丝子 15 克。

【制法】　将菟丝子碾碎,用纱布包好,放入杯中,沸水冲泡。

【用法】 每日代茶频饮,可经常饮用。

【功效】 补肾益精。适用于肝肾阴虚型消渴症。

田螺降糖茶

【配方】 田螺 10 只。

【制法】 洗去泥沙,加清水煮汤即可。

【用法】 每日代茶频饮。

【功效】 清热止渴。适用于糖尿病消渴多饮症。

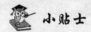 小贴士

田螺又名香螺,通常生活在池塘、水田、小溪或河沟里。田螺个体不大,肉不多,其真正的肌肉只是螺口伸出来的头和足。购买田螺时,要挑选个大、体圆、壳薄的,掩片完整收缩,螺壳呈淡青色,壳无破损,无肉溢出,掂之有较重感。要注意选择活田螺,市面供应的田螺难免生死混杂,挑选时可用小指尖往掩盖上轻轻压一下,有弹性的是活螺,否则便是死螺。买回来后要养几天才行,首先用清水洗干净,然后用盆(或桶)放入清水将田螺养着,再滴几滴植物油在上面(让它把肚子里的脏东西吐出来),每天换一次水,5~7 日就可以食用。

芦叶降糖茶

【配方】 皋芦叶 100 克。

【制法】　将鲜皋芦叶洗净,切碎,水煎。

【用法】　每日代茶频饮。

【功效】　清热解渴,除烦消痰。适用于消渴症头痛心烦口渴多饮症。

玉竹乌梅茶

【配方】　玉竹、北沙参、石斛、麦冬各9克,大乌梅5枚。

【制法】　将上药5味共碾制成粗末,加水适量,煎汤。

【用法】　每日代茶频饮。

【功效】　养阴润燥,生津止渴。适用于上中消及热病伤阴烦渴、夏季汗多口渴多饮等。

麦冬党参茶

【配方】　麦冬、党参、北沙参、玉竹、天花粉各9克,知母、乌梅、甘草各6克。

【制法】　研成粗末,加绿茶末50克,煎茶水1000毫升,冷却。

【用法】　每日代茶频饮。

【功效】　养阴润燥,生津止渴。适用于各型糖尿病。

山药天花粉茶

【配料】　山药100克,天花粉100克。

【制法】　将山药、天花粉分别洗净、晒干或烘干,研成极细末,混合均匀,瓶装密封,储存备用。每日取30克,放入砂锅,加足量清水,中火煎煮20分钟取汁。

【用法】 早晚分次饮用。

【功效】 补气健脾,清热生津,降血糖。适用于各型糖尿病。

二皮小豆茶

【配料】 冬瓜皮100克,西瓜皮100克,玉米须40克,赤小豆30克。

【制法】 将冬瓜皮、西瓜皮用清水洗干净,切碎后一同放入碗中备用;玉米须漂洗后盛入碗中,待用。将赤小豆淘洗干净,放入砂锅,加足量水,大火煮沸后改用小火煨煮30分钟,待赤小豆呈熟烂状,加玉米须、冬瓜皮和西瓜皮碎片,继续煨煮20分钟,待赤小豆酥烂,用洁净纱布过滤,取滤汁放入大杯中即成。

【用法】 早晚分次饮服。

【功效】 清热利水,生津止渴,降血糖。适用于各型糖尿病。

山药枸杞茶

【配料】 怀山药50克,枸杞子30克。

【制法】 将枸杞子、怀山药洗净,晒干或烘干,研成粗末,放入砂锅,放足量清水,大火煮沸后,改用小火煨煮30分

钟,过滤取汁,合并 2 次滤汁,小火煮沸即成。

【用法】 上下午分次饮服。

【功效】 补阴生津,降血糖。适用于各型糖尿病。

麦麸玉竹茶

【配料】 玉竹 10 克,麦麸 50 克。

【制法】 将玉竹洗净后切片,晒干或烘干,研为细末,与麦麸充分混匀,一分为二,放入绵纸袋中,挂线封口,备用。

【用法】 每日 2 次,每次 1 袋。将麦麸玉竹袋放入杯中,用沸水冲泡,加盖闷 15 分钟即可。当茶频饮,一般每袋可连续冲泡 3～5 次,当日饮完。

【功效】 补虚健脾,生津止渴,降血糖。适用于各型糖尿病,对糖尿病并发高血压、血脂异常、动脉粥样硬化等症者尤为适宜。

二仁粟米茶

【配料】 松子仁、冬瓜仁各 100 克,陈粟米 500 克,芝麻、粳米、黄豆、赤小豆、绿豆、粗茶、核桃仁各 250 克,莜麦面 1 500 克。

【制法】 将陈粟米、粳米、黄豆、赤小豆、绿豆炒熟,与拣净的粗茶、芝麻混合均匀,共研为细粉。冬瓜仁、松子仁与核桃仁共捣成泥糊。将莜麦面炒熟,与上述细粉混匀,入罐存放备用。

【用法】 每次取 3 匙炒粉、1 匙药糊,同放入杯中,用沸水冲泡,加盖闷 15 分钟即成。早晚随餐饮服。

【功效】 滋补肝肾,健脾和血,润燥降糖。适用于各型糖尿病,对 2 型糖尿病患者尤为适宜。

小豆洋参茶

【配料】 赤小豆 500 克,西洋参 2 克。

【制法】 将西洋参洗净,晒干或烘干,研为极细末,一分为二,装入绵纸袋中,挂线封口,备用。将赤小豆淘洗干净,放入砂锅,加足量水,先用大火煮沸,再用小火煨煮至赤小豆酥烂、汤呈浓稠状,晾凉,一分为二,备用。

【用法】 每次取西洋参细末 1 袋放入杯中,以赤小豆浓稠汤汁冲泡,加盖闷 15 分钟即成。每日服 2 次。

【功效】 清热和血,益气降糖。适用于胃燥津伤型糖尿病。

蚕豆大蒜茶

【配料】 蚕豆 60 克,大蒜、食盐各适量。

【制法】 将前 2 味分别洗净,一同放入锅中,加水适量,煎煮 30 分钟,加食盐调味即成。

【用法】 当茶,频频饮用。

【功效】 利尿消肿。适用于各型糖尿病。

粟米葓麦茶

【配料】　陈粟米 500 克,冬瓜仁 100 克,芝麻、粳米、黄豆、赤小豆、绿豆、粗茶各 250 克,葓麦面 1 500 克,干姜、花椒、小茴香各适量。

【制法】　将陈粟米、粳米、黄豆、赤小豆、芝麻、绿豆炒熟,与拣净的粗茶混合均匀,并研为细粉。将葓麦面炒熟,加干姜、花椒、小茴香共研成细粉末,与上述细粉混匀,入罐存放备用。将冬瓜仁切碎,捣成泥糊状,备用。

【用法】　早晚饮用。每次取 3 匙炒粉、1 匙冬瓜仁糊,同放入杯中,用沸水冲泡,加盖闷 15 分钟。频饮。

【功效】　健脾利湿,降血糖。适用于各型糖尿病。

绿豆银花茶

【配料】　绿豆 30 克,生地黄 20 克,金银花 20 克。

【制法】　将生地黄和金银花加水煎汤,去渣取汁,再加入绿豆用小火煎汤,待绿豆熟烂即成。

【用法】　当茶频饮,一般冲泡 3～5 次。

【功效】　滋阴生津,清热润燥。适用于阴虚燥热型糖尿病,症见烦渴多饮、善饥多食。

二十、服用降血糖药茶需要注意什么

药茶对糖尿病确有疗效,但医学专家提醒,药茶疗法需辨证选用,只有辨证准确,茶方使用得当,效果才显著。应用药茶防治疾病,首先应注意,平素脾胃虚弱、糖尿病水肿较甚、消化力差者,不宜长期饮用。另外,药茶疗法对于糖尿病患者而言,亦相似于药物治疗,所以应用某一药茶方,需要在有经验的医生指导下饮用。药茶治疗糖尿病,不宜过多饮用,过多地饮用药茶,无疑会增加脾胃的负担,冲淡胃液,削弱消化功能。其次,一般组成茶疗方剂的药物必须是甘淡爽口的,若苦味太浓,异味太烈,必然给糖尿病患者带来恶性刺激,还会损伤脾胃,这是茶疗组方选药时应当注意的事项。总之,药茶疗法应用得当,会取得较为满意的疗效。

二十一、制作降血糖药茶选用药材的禁忌

不同的食物都有不同的属性和作用。因此,应在医生的指导下,辨证、辨病地进行食物的选用,合理确定处方,同时要注意食物与食物、食物与药物之间的配伍禁忌。按照传统的习惯,有些食物不能合用,如鸡肉忌糯米、芥末,猪肉忌荞麦、黄豆等。这些虽然没有充分的道理,但是民间长期流传的一些忌讳仍以慎重为宜。目前临床应用的5 000多种常用中药中,有500余种可作为药茶原料,如冬虫夏草、人参、

当归、天麻、杜仲、枸杞子等。这些药物在与食物配伍、炮制和应用时,都需要遵循中医理论,使它们之间的作用互相补充、协调,否则就会出现差错或影响效果。因此,在家中配制药茶对药物的选用有严格的禁忌。自行配制使用药茶时,药物配伍禁忌,一般要参考中药"十八反"和"十九畏"。"十八反"的具体内容是:甘草反甘遂、大戟、海藻、芫花;乌头反贝母、瓜蒌、半夏、白蔹、白及;藜芦反人参、沙参、丹参、玄参、苦参、细辛、芍药。"十九畏"的具体内容是:硫黄畏朴硝,水银畏砒霜,狼毒畏密陀僧,巴豆畏牵牛,丁香畏郁金,川乌、草乌畏犀角,牙硝畏三棱,官桂畏赤石脂,人参畏五灵脂。以上配伍禁忌,可作为用药参考,并非绝对如此,但最好避开使用。

二十二、可以降血糖的六种药酒

　　药酒是一种加入中药的酒。药酒,是选配适当中药经过必要的加工,用度数适宜的白酒或黄酒为溶媒,浸出其有效成分而制成的澄明液体。在传统药酒制作中,也有在酿酒过程里,加入适宜的中药酿制而成。药酒在我国已有数千年的历史,是中医药学的宝贵遗产。它既能防病治病,又可滋补身体,延年益寿,并具有服用方便,疗效确切,便于存放等优点,因而深受历代医家重视,成为我国传统中医学的重要治疗方法。因酒是极好的有机溶媒,可以浸出许多水不能浸出的有效成分,多数药物的有效成分都可溶在其中,所以药酒有时比同样的中药煎剂、丸剂作用更佳,在防治疾病方面更有着好的疗效。在我国中医药史上,药酒已处于重要的地位,成为历史悠久的传统剂型之一,在医疗保健事业中也同样享有较高的声誉,它能"通血脉,厚肠胃,散湿气,消忧解怒",可见现代药酒的概念是极为广泛的。

人参枸杞酒

【用料】 人参 20 克,枸杞子 250 克,白酒 2 000 毫升。

【制法】 将人参烘软,切片;枸杞子除去杂质,用纱布袋装药扎口备用。白酒装入酒坛内,将装有人参、枸杞子的布袋放入酒坛,加盖密闭浸泡 10～15 日,每日搅拌 1 次,泡至药味尽出,用细布滤除沉淀即成。

【用法】 每日 2 次,每次服 10 毫升。

【功效】 益气养血。适用于糖尿病气血两虚,症见久病体虚、贫血、营养不良、神经衰弱。

首乌黄精酒

【用料】 何首乌 50 克,黄精 50 克,枸杞子 50 克,低度白酒 1 000 毫升。

【制法】 将何首乌、黄精、枸杞子洗净,装入纱布袋内,扎紧口,放入酒罐内;将白酒倒入酒罐内,每天搅拌 1 次,中药浸泡 30 日即成。

【用法】 每日 2 次,每次服 10 毫升。

【功效】 滋补肝肾,养阴生精。适用于糖尿病肝肾亏虚

者,症见尿频量多、腰膝酸软无力、头昏耳鸣、舌淡、脉细弱。

地黄降糖酒

【用料】　干地黄 60 克,白酒 500 毫升。

【制法】　将地黄用冷水快速冲淋后,晒干备用。将地黄放入白酒罐内,用不透气的塑料皮封严罐口。每天将酒罐摇10 分钟,浸泡 7 日以后即可饮用上清酒液。

【用法】　每日 1 次,每次饮 10 毫升。

【功效】　滋阴养血,舒筋活血。适用于糖尿病阴血不足、筋脉失养者,症见面色无华、口舌干燥,肢体麻木、疼痛等。

仙灵降糖酒

【用料】　淫羊藿(仙灵脾)60 克,白酒 500 毫升。

【制法】　将仙灵脾用水快速冲淋去灰屑,沥干,装入纱布袋内,扎紧口放入酒罐内;将白酒倒入罐内,盖好盖,浸泡7 日即成。

【用法】　每日 2 次,每次饮 10 毫升。

【功效】　滋补肝肾,强壮筋骨。适用于糖尿病阴阳两损、命门火衰者,症见全身乏力、腰痛肢软、阳痿不举、四肢欠温、口干不渴,脉沉细,舌质淡嫩、苔薄而润。

【备注】　仙灵脾性味辛温不热,功能为补命门、助肾阳,是临床上治肾阳不足的常用药物。久服无不良反应。

茯苓降糖酒

【用料】 茯苓 60 克,白酒 500 毫升。

【制法】 把茯苓用冷水快速冲淋后,放入坛中;将白酒倒入坛内,密封坛口,每天振摇 1 次,30 日后即可。

【用法】 每日 2 次,每次服 10 毫升。

【功效】 补虚益寿,强筋壮骨。适用于糖尿病脾虚失运者,症见神疲乏力、纳谷不馨,肌肉麻痹、沉重、日见痿弱等。

灵芝丹参酒

【用料】 灵芝 30 克,丹参 5 克,三七 5 克,白酒 500 毫升。

【制法】 将三七、丹参、灵芝洗净,沥干后放入酒坛内;加入白酒,盖上坛盖,每天搅拌 1 次,浸泡 30 日即成。

【用法】 每日 1 次,每次 5 毫升。

【功效】 养血活血,健脾安神。适用于阴血不足,瘀血内阻型糖尿病合并冠心病,症见口舌干燥、胸闷憋气、头昏失眠,舌淡青紫,脉结代。

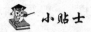 小贴士

灵芝是功效十分显著的药用真菌,自古被誉为"仙草"。传说秦始皇为求长生不老,派人到东海瀛洲采摘灵芝仙草。《神农本草经》把灵芝列为"上上药",有"益心气、安精魂、好颜色、补肝益气和不老延年"等功效。随着对灵芝研究的不断深入,灵芝中的成分和药理、药效也不断地被发现。现代研究认为,灵芝对人体免疫、中枢神经、心血管、循环、呼吸、消化等系统有调节功能和保持健康平衡的作用,可辅助化疗并有抗放射、增加白细胞的功效。此外,食疗还可辅助治疗糖尿病、慢性支气管炎、哮喘病、冠心病、糖尿病、神经衰弱、高血压病、性功能低下等。

二十三、糖尿病患者饮用药酒宜忌

药酒也是酒的一种,过多饮用药酒对糖尿病患者没有益处,因为酒精能使血糖发生波动。当空腹过量饮用药酒时,可发生严重的低血糖,而且醉酒往往能掩盖低血糖的表现。所以,糖尿病患者饮用药酒也要避免过量。如果糖尿病患者血糖控制尚不稳定,则不宜饮用药酒。血糖控制良好时,可适量饮用药酒,饮用前后应监测血糖,了解药酒对血糖的影响。药酒的用法一般应根据病情的需要、体质的强弱、年龄

的差异、酒量的大小等实际情况出发,宜适度,一般每次饮用15~20毫升,酒量小的患者可将药酒按(1∶1~10)的比例与凉开水混合,再按量服用。对于患有糖尿病伴其他慢性疾病的患者要在医生指导下饮用。药酒在医疗上不同于一般的酒,有规定的疗程。有一点应注意,糖尿病患者选用药酒要对症,不能拿药酒当一般酒饮,有人以为补酒无碍,多喝一点儿没关系,这种认识是错误的,不可以滥用。

二十四、家庭如何泡、服降血糖药酒

1. 选用酒类　现代药酒的制作多选用50~60度的白酒,因为酒精浓度太低不利于中药材中有效成分的溶解,而酒精浓度过高有时反而使药材中的少量水分被吸收,使得药材质地坚硬,有效成分难以溶出。对于不善饮酒的人来说,也可以采用低度白酒、黄酒、米酒、果酒、葡萄酒等为基质酒,但浸出时间要适当延长或浸出次数适当增加。

2. 配制方法　先将买回的药材打碎或剪短,再用凉开水浸湿,这样既可洗去脏物,又可防止药材吸酒太多。然后取出放在玻璃瓶或罐里,兑入白酒,至少应将药材全部淹没。最后将口封严,每天摇动数次,以使药材的有效成分充分析出,浸泡半个月后即可饮用。有些贵重药材,可将酒饮完后再浸泡几次。

自行泡制药酒要注意:一是所用药材必须洁净或新鲜,避免用劣质药材或伪药。二是某些补肾药酒方中,含有毒性或作用较剧烈的药物，需经过专业的炮制后才能饮用，以免服用不当，造成伤害。如发现药酒表层起沫、里面有菌块或突然变浊、颜色突然变深或变浅等外观改变，甚至酒味异常，可能酒已变质，建议停止饮用。三是持药单至中药房购买药材泡酒时，配料内的药物不要任意改动或增减剂量，要先咨询中医师，不能以书中的处方完全作为防病治病的依据。

二十五、糖尿病患者降血糖要做到进餐有序

现实生活中，人们采取什么样的进餐顺序，答案可能是五花八门的，但事实上有很多吃法是不符合养生原则，不利于人体健康的。糖尿病患者要控制血糖，对食物的选择固然重要，但正确地进餐顺序更不容忽视，它能帮助糖尿病患者控制进食量，调整饮食结构。正确的进餐顺序应该是：汤→青菜→饭→肉→半小时后水果。

餐前先喝汤，尤其是喝热汤既有暖胃的作用，又能够缓解饥饿，避免狼吞虎咽。汤应以清淡为主。喝完汤后先吃粗纤维的蔬菜，增加饱腹感，就会不自觉地减少后面主食的摄入。

主食应多吃一些富含膳食纤维的食物，如小米、玉米等，这些粗粮在胃里消化的时间长，血糖上升较慢，可以有效抑制糖尿病患者餐后血糖升高。

肉类应放在主食后食用。进食一定量的主食后，摄入的肉类自然会相应减少，从而减少油脂摄入。另外，最好应用

较为清淡的烹调方法,避免油炸。

餐后半小时吃水果,有助于消化。因为水果的主要成分是果糖,无须消化,而是直接进入小肠被吸收。主食及肉食等含淀粉和蛋白质成分的食物,则需要在胃里停留一两个小时,甚至更长。如果餐后马上吃水果,消化慢的淀粉、蛋白质就会阻碍消化快的水果,在胃内搅和,水果在体内高温下容易腐烂,产生毒素,从而引发肠胃疾病。

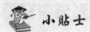 **小贴士**

大部分人的习惯都是先吃饭后喝汤,饭后吃一个水果,这样看似人人都有的常规生活习惯其实是错误的。糖尿病患者应了解以上的知识,更要在平时的饮食中注意进餐的顺序,这样不仅有利于营养的吸收和养胃,更有利于糖尿病患者降血糖。

二十六、糖尿病患者饮食要坚持"三多三少"

1. 少吃多尝 糖尿病患者饮食必须控制总热能,一般以低热能、低脂肪、低糖、高纤维膳食为主。面对宴席上的"四高"食品要少吃多尝,以免一吃就超量。要像蜻蜓点水一样多样化地品尝一点儿,选择性地少吃一些,这样既饱了口福,也不至于超量。

2. 少荤多素 高脂肪膳食不仅会增加体重,而且会降低体内胰岛素敏感性,升高血糖,还会诱发高血脂、心脑血管疾病,所以糖尿病患者要少吃荤和油炸食品,最好选择蒸、煮、炖、汆、拌、卤加工的食品。要多吃素食,如蔬菜类、蕈类、豆制品等。因为这些食品纤维素高、热能低、营养丰富。目前国际上最推崇的保健素食是魔芋,被称为"魔力食品""肉伴侣"。因其是低热能、高纤维,具有饱腹、减肥、通便、洁胃功效,与肉同食可维持体内酸碱平衡,平稳餐后血糖,是糖尿病、心脑血管疾病患者餐桌上的佳品,但每次食用量不宜过多。

3. 少精多粗 现在的家庭主食大多是精细面粉制作,有的甚至加了奶油、糖、蜂蜜、肉末、果酱等升糖物质。由于精粉血糖生成指数很高(高达 80 以上),食用后血糖很快上升,故尽量少用。应多食用一些富含膳食纤维素、低血糖生成指数的粗粮,如全麦粉、莜麦、荞麦、玉米、高粱米等。这些食品具有饱腹、延缓葡萄糖吸收、通便、减肥、降血脂的功效。

二十七、糖尿病患者饮食方式的"四宜五忌"

1. 宜细嚼慢咽 有些糖尿病患者有不好的饮食习惯,习惯于吃快食。由于食物没有得到充分的磨碎,久而久之对人体的消化功能产生影响,于健康不利。而吃得慢些容易产生饱腹感,可以防止进食过多,所以细嚼慢咽是中老年健康的必要保证。现代医学研究也证实,细嚼慢咽不仅能帮助糖尿病患者的消化,而且人们咀嚼食物产生的唾液具有很强的消毒能力,它能使食物中致癌物质的毒性失灵。食物进入口内,一般要细嚼 30 秒以上方可达到最佳效果。在咀嚼时,不要单侧咀嚼,单侧咀嚼天长日久会造成下颌骨单侧肥大,对侧的牙床也会萎缩。因此,还要养成双侧咀嚼的习惯。

2. 宜定时就餐 "不时,不食",这是健康饮食经验的总结,即不到该吃饭的时候,就不吃东西。一日三餐,食之有时,脾胃适应了这种进食规律,到时候便会做好消化食物的准备。好吃零食的人,到了该吃饭的时候常会没有饥饿感,勉强塞进些食品,也不觉有何滋味,而且难以消化。现代医学也提倡,人们每餐进食应有较为固定的时间,这样才可以保证消化、吸收正常地进行,脾胃活动时能够协调配合,有张有弛。

3. 进食宜乐 糖尿病患者进食宜保持乐观情绪,怒后勿食,食后勿怒。良好的情绪状态于保健有大益,应力戒烦恼忧愁,避免情绪过激。进食过程中,不谈令人不愉快的事情,多想令人高兴、愉快的事。《寿世保元》谓:"脾好音声,闻声即动而磨合。"故在进食中,听一些轻快的音乐,也有助于消化吸收。食境宜洁、宜静,有助于激发食欲。嘈杂、脏乱不堪的环境,势必影响人的情绪,于健康不利。

4. 过节时宜节制饮食 每当逢年过节,佳肴、醇酒满桌,格外丰盛。有些糖尿病患者常过分追求美酒佳肴,过度饮酒饱食。有的人在餐后半小时至 1 小时突然出现头晕、眼花、心慌、气短、脉搏频数、血压升高、上肢麻木等一系列症状,发生所谓现代文明病——节日"美味综合征"。近些年来,这种现代文明病的发病率呈逐年增高的趋势。"美味综合征"是过量食用美味佳肴引起的,所以糖尿病患者过节要忌大吃大喝。

5. 忌不吃早餐　不吃早饭,实际上是实行了少餐制,即两餐制。因为上午饿得透,中午就吃得多,使多余的热能转变成脂肪沉积起来。如果晚餐又很丰盛,油水较大,由于晚上人体血液中胰岛素含量升至高峰,就将多余的能量储存起来,使人日益发胖。研究表明,不吃早餐的人血中胆固醇比吃早餐的人要高 33% 左右;吃早餐的人比不吃早餐的人心脏病发作的可能性要小。临床也证实,早上起床后 2 小时内,心脏病发作的机会比其他时间高 1 倍左右,这种情况可能与较长时间没有进餐有关。胆结石的发生也与不吃早餐关系密切。因为空腹过久,胆汁成分发生变化,胆酸含量减少,胆固醇的含量相对增高,这就形成了高胆固醇胆汁。如果不进早餐,久而久之,胆汁中的胆固醇达到饱和,在胆囊里成为结晶沉积下来,就可发生胆结石。

6. 忌晨起后立即进食　糖尿病患者早晨刚起床,胃还处于半休眠状态,至少需要半小时才能"苏醒"。同时,早上唾液的分泌很少,胃液分泌也不充分。在这种情况下,糖尿病患者如果立即进食,或再吃一些难以消化的脂肪,就易导致消化不良。因此,晨起后最好先喝一杯温开水,休息半小时后再进食。

7. 忌食熏烤食物　熏烤类食物有致癌作用,主要是由于燃料在不完全燃烧时,产生大量的多环芳烃污染食物所致。医学家们也早就有这样的发现,居住在冰岛的居民,他们一年到头吃大量的熏烤食物,如熏鱼等,死于胃癌者占癌症死亡总数的 50% 以上。但冰岛地区的海员则不然,他们在海外港口可经常吃到较多的新鲜食物,癌症发病率就相对减少。波罗的海沿岸从事渔业生产的居民经常大量吃熏鱼,癌症的死亡率达 318 人/10 万人,而该地从事农业生产的居民癌症死亡率仅为 149 人/10 万人,消化道癌症死亡率为 38 人/10 万人。有资料报道:在我国贵阳花溪地区,人们也惯常食用腊肉、熏鱼,胃癌死亡率较高。由此可见,糖尿病患者还是忌吃熏烤食物为好。

8. 忌吃腌渍食物 腌渍食物味道醇美,是许多糖尿病患者喜欢食用的食物,如四川泡菜、朝鲜泡菜、酸菜汆白肉、酸菜炒鸡丝、酸菜猪肉饺子(包子)、酸菜鱼等。但腌渍食物一般含盐量高,盐吃多了会给心脏、肾脏增加负担,易引起血压升高,因而老年人不宜经常食用。另外,腌渍食物维生素含量甚低,加之有些腌渍食物操作时不规范,很容易被病原微生物污染,而老年人肠道抵抗力较弱,常吃这类食品容易引起胃肠道疾病。

9. 忌吃冰镇食物 糖尿病患者脾胃功能逐步减退,所以一般禁忌食用冰镇食物及冷饮,即使在炎热的夏天也不宜食用。因为冰镇食物进入胃后,会导致胃液分泌功能下降,容易引起胃肠道疾病,甚至会诱发心绞痛和心肌梗死。即使少量食用,也要根据自己的身体状况而定,而且要避开饭前、饭后半小时内吃,以免影响胃液分泌。运动之后或感到疲劳、体弱的时候，即使量少也不宜吃，以免减弱机体的抵抗力。

二十八、糖尿病患者餐后需要"四个行动"

食后养生是中老年人重要的养生法之一，科学的食后养生保健，是中老年强身健体的重要内容，一般包括四方面的内容。

行动一，食后摩腹 腹内为胃肠所在之处，腹部按摩是历代养生家一致提倡的保健方法之一，尤宜于食后进行。古人有"食后行百步，常以手摩肝腹"。食后摩腹的具体做法是：先搓热双手，然后双手相重叠，置于腹部，用掌心绕脐沿顺时针方向由小到大转摩36周，再逆时针方向由大到小绕脐摩36周。此种摩法能增加胃肠蠕动，理气消滞，增强消化功能和防治胃肠疾病。

行动二，食后散步 俗话说："饭后百步走，活到九十九。"可见人们对饭后散步的健身方法是非常重视的。饭后散步，是一种良好的卫生习惯。大家知道，饭后胃里盛满了食物，既不适合剧烈运动，又不适合躺倒睡觉，而适宜做一些从容缓和的活动。如在院里或田野散散步，轻微活动一下，对消化是大有帮助的。这是因为，散步的轻微振动，对内脏器官有良好影响。再加上走路时腹肌前后收缩，膈肌上下运动，对胃肠和肝脾能起到很好的按摩作用，不仅使胃肠蠕动加快，黏膜充血，而且能使消化液分泌旺盛，更好地对食物进行消化,防止发生"积食"。若吃饭后即卧,会使饮食停滞,食后急行又会使血流于四肢,影响消化吸收功能。唯有食后散步,才有利于胃肠蠕动。饭后散步,每次以百步为佳。散步之后,宜适当休息。

行动三,食后漱口 医圣张仲景说"食毕当漱口数过,令牙齿不败口香",清楚地说明了饭后要注意口腔卫生,经常做到食后漱口。这是因为,食后口腔内易残留一些食物残渣,若不及时清除,会发生龋齿、口臭、牙周炎等病。一日三餐之后,或平时吃甜食后皆须漱口。漱口的方法很多,如水漱、茶漱、津漱、盐水漱、食醋漱、中药泡水漱等,可根据自己的情况选择使用。食毕当漱口数次,令人牙齿不败,口香,叩齿三十六,令津满口,则食易消,益人无百病。食后漱口,是保持口腔卫生的重要方法,有利于清除口腔内的食物残渣。

行动四,食后其他 中医学认为,食后马上看书、说话、跳跃、骑马、登高、劳作等各种活动,都是应当避免的。此外,情绪的波动会影响胃肠的正常功能。因此,食后须避免各种情绪刺激和情感变化,如愤怒、忧郁、思虑、悲哀、惊恐等。

二十九、蚂蚁对糖尿病的作用

蚂蚁是高效的免疫增效剂和安全的免疫抑制剂,可调节内分泌紊乱,增强糖、蛋白质、脂肪的代谢,激发胰岛 B 细胞的功能,从而提高胰岛素活性和抑制胰岛素抗体的产生;能促进胸腺等免疫器官的增生、发育,能使血液中的白细胞增加,故可从各方面纠正老年人免疫低能、失调和紊乱状态。蚂蚁体内的锌是碳酸酐酶、脱氧核糖核酸聚合酶、酞酶、磷酸酶等百余种酶的重要组成部分和激活剂,锌通过调节这些酶的活性,参与和控制糖脂类蛋白、核酸和维生素的代谢,争夺硫醇抑制自由基反应。锌可以激活胰岛素原转变成胰岛素,从而控制和改善糖尿病的症状。最近科学实验证明,蚂蚁还是一种自由基清除剂,可提高血清中超氧化物歧化酶(SOD)、谷胱甘肽过氧化物酶的活性,具有清除自由基的能力,保护细胞的脂质和增加细胞膜的通透性等良好作用。糖尿病是一种虚损性疾病,关键在于肾虚,肾为先天之本,是人体生理调节中心,肾与神经、内分泌、免疫有密切的关系。糖尿病的内分泌糖代谢紊乱是肾虚的一种形式。蚂蚁是传统的补肾强壮药,因此以蚂蚁为"君"药治理糖尿病,补肾寓补于治,使内分泌功能从紊乱到正常,是治疗上从对抗治疗向调节控制的转移。实践证明,使用蚂蚁是在扶正的基础上祛邪,即在健身的基础上发挥治疗作用,不仅无不良反应,而且远期疗效可靠。

第三章　运动防治糖尿病

一、运动有利于治疗糖尿病

　　现代医学认为在糖尿病的治疗中,运动疗法是一个重要组成部分,尤其对于中老年、肥胖的糖尿病患者更为重要。中医学很早就认识到运动对糖尿病康复的重要性,许多医学文献都记载了糖尿病的运动疗法。国外的许多著名医学家亦都主张糖尿病患者应做适当的体力活动,并把运动、饮食控制、注射胰岛素列为治疗糖尿病的三大法宝。有些轻型糖尿病患者坚持运动锻炼并结合饮食控制即能达到控制糖尿病发展的目的。运动之所以有益于糖尿病,是因为运动可使周身血液重新分配,消除肝瘀血,增加对肝糖原的储存能力,这样就会降低血糖和减少尿糖,并降低由于肝瘀血引起的糖原储量减少,进而肝糖原被脂肪代替形成脂肪肝的危险性。此外,运动可以使葡萄糖在组织(尤其是肌肉组织)中得到充分的吸收和利用。运动还可增强体质,预防糖尿病引起的并发症。实践中有相当多的中老年糖尿病患者经饮食管理、药物治疗、适当的运动调养,可出现尿中无糖,血糖也可降到正常水平。所以说运动是治疗糖尿病的重要手段之一。

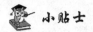

> 　　运动好处多多，但并不是对每一个糖尿病患者都适合，对那些病情稳定及体重超重的2型糖尿病、稳定期的1型糖尿病、妊娠糖尿病患者，提倡运动疗法。而如果合并各种急性感染，伴有心肺功能不全、严重的糖尿病肾病、糖尿病视网膜病变、糖尿病足、新近发生的心脑梗死、有明显的酮症及酮症酸中毒、血糖控制差的患者，则不宜运动。

二、糖尿病患者要制订"运动处方"

　　所谓运动处方，可以表述为："根据医学检查资料，按其健康、体力及心血管功能状况，结合生活环境条件和运动爱好等个人特点，用处方的形式规定适当的运动种类、时间和频率，并应指出运动中的注意事项，以便有计划地进行经常性锻炼，达到健身或治病的目的。"运动处方是由世界卫生组织（WHO）提出并得到国际公认的一种健身安排，是指导人们有目的、有计划地进行科学运动锻炼的重要手段。运动处方一般分为治疗性、预防性和健身健美性3种，其中治疗性运动处方最好由专业医师或体疗师帮助制订，后2种的主要目的是增强体质、预防疾病、提高健康水平和运动能力，可以自己设计与制订。一般而言,糖尿病患者在运动前应咨询医生,根据病情确定科学合理的运动处方。

糖尿病患者运动最为关键的是要本着量力而行、循序渐进的原则,并经常进行自我监测,按照医生开具的运动处方来进行运动,包括运动类型的选择、运动量及运动时间的安排。糖尿病患者应该选择那些全身性的、有节奏的、容易放松、便于全面监测的运动项目。有条件的可利用活动跑道、自行车功率计等进行运动。大量事实证明,坚持根据自身情况进行科学的运动对糖尿病的治疗是很有益的。

三、糖尿病患者运动应持之以恒

糖尿病患者运动锻炼并非一朝一夕之事,应贵在坚持。只有坚持不懈地进行适宜的运动,才能收到治病健身的效果。运动锻炼不仅是形体的锻炼,也是意志和毅力的锻炼。人贵有志,学贵有恒,做任何事情要想取得成效,没有恒心是不行的。古人云,"冰冻三尺,非一日之寒",说的就是这个道理。这就说明,运动降血糖要经常坚持不间断,三天打鱼两天晒网是不会达到锻炼目的的。如果因为工作忙,难以按原计划时间坚持,每天挤出 10 分钟或 8 分钟进行短时间的锻炼也可以。如此才有可能使血糖、血脂下降,体重减轻,体质增强,而且情绪愉悦,充分享受美好生活。

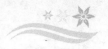

四、糖尿病患者运动应动静结合

糖尿病患者不能因为强调动而忘了静,要动静兼修,动静适宜。运动时,一切顺乎自然,进行自然调息、调心,神态从容,摒弃杂念,神形兼顾,内外俱练,动于外而静于内,动主练形而静主养神。这样,在锻炼过程中内练情绪、外练形体,使内外和谐,体现出"由动入静、静中有动、以静制动、动静结合"的整体思想。实际上,太极拳、养生功是糖尿病患者动静结合的最佳运动方式。

糖尿病患者运动锻炼并非是要持久不停地运动,而是要有劳有逸,有张有弛,才能达到养生的目的。紧张有力的运动,要与放松、调息等休息相交替;长时间运动,应注意适当的休息,否则会影响运动效果,使运动不协调,情绪不振作,甚至对养生健身不利。为健康而进行的锻炼,应当是轻松愉快的、容易做到的,充满乐趣和丰富多彩的,人们才愿意坚持实行,即"运动应当在顺乎自然的方式下进行"。在健身方面,疲劳和痛苦都是不必要的,要轻轻松松地逐渐增加活动量。

五、糖尿病患者运动应适度

糖尿病患者运动要遵循个体化和循序渐进的原则,注意适度运动。要重视在运动中和运动后的自身感觉,以运动后感觉舒适为宜。锻炼时最好是根据运动时的最高脉搏数(最高心率)来掌握最大运动量。最大运动强度因人而异,糖尿病的运动强度计算方法为:最高心率(次/分)=170-年龄。例如:48岁的糖尿病患者运动时最高心率不应超过170-48=122。必须强调,所谓运动时最高心率只供参考,不必机械地追求。

运动量的大小,要根据个人病情、锻炼基础等具体情况而定,同时要结合自我感觉灵活掌握,不要据守。一般人在长跑后自觉身体舒适、精力充沛、食欲增加、睡眠良好,即表示运动量合适。

六、糖尿病患者最佳的运动时间

糖尿病患者运动时间要固定,运动强度也要相对固定,以免血糖波动过大。每日30~60分钟,每周4~6次。运动要有规律,切忌不规律的运动,如以降低糖代谢为目的,每周运动不得少于3次;需要减轻体重者,应使运动频率增加至每周5次以上。

1. 糖尿病患者运动时机的把握十分重要 有些糖尿病患者十分重视锻炼,清晨去运动,结果在运动中出现头晕、心慌、出冷汗,甚至虚脱、昏迷等低血糖反应,非但无益于病情的改善,还可能引起严重不良后果。所以,在一天之中,糖尿病患者运动锻炼的最佳时机应选在下午而不是清晨。因为血糖有昼夜波动的规律,这一规律显示清晨为血糖最低值。

而运动锻炼的目的在于降低血糖，防止血糖显著升高。

2. 应餐后一段时间后开始运动　糖尿病患者运动应于餐后 30 分钟至 1 小时才开始，这一段时间食物消化、吸收较快，特别是糖的吸收最快，因而血糖值增高。如果在这一时间段后开始锻炼，随着运动消耗能量，糖的分解代谢增强，便可使餐后增高的血糖降下来，防止血糖波动。

七、运动降血糖要跟着服药时间走

出去运动，很多糖尿病患者喜欢拔腿就走，很随性。其实这样是比较危险的，因为运动要听从于服药时间，糖尿病患者不妨设计一个时间表，以服药时间为中心，再安排运动和其他生活，这样可防止出现低血糖等危险。

一般来说，服用降糖药的患者可以在餐后一小时左右开始活动，因为运动能够降低血糖，饭后一小时降糖药物的"威力"也已经开始减弱，从而避免了降糖作用的叠加，降低了低血糖的发生概率。而一些在四肢注射胰岛素的患者，如果注射后马上就运动，会加快胰岛素的吸收量，很容易发生低血糖。对于没有吃降血糖药物，病情较轻的糖尿病患者，必须要通过改变生活方式来调整血糖，可以选择空腹运动，运动时间自然也可以随意些。

需要注意的是，糖尿病患者不要参加较大运动量的活动。因为，运动量过大或短时间内剧烈运动，会引起机体的应激反应，导致儿茶酚胺等对抗胰岛素作用的激素分泌增多,引起血糖升高,甚至诱发糖尿病酮症酸中毒,不仅不能降低血糖,反而对控制糖尿病有害。当然,糖尿病患者的运动方式以有氧运动为最佳,如跑步、游泳、打球、爬山、跳舞等,而老年人,以及有严重慢性并发症,如心肾衰竭、严重视网膜病变、下肢大血管病变、重度高血压的病人,可以选择散步等方式。

八、糖尿病患者运动要防意外发生

糖尿病患者运动时要随身携带糖尿病病情卡,卡上应有本人的姓名、年龄、家庭住址及其家人的电话号码,并写明如果发生意外,其他人如何处理。如果是正在使用胰岛素或降糖药治疗的患者,要注明所使用的药物和剂量。卡片应放在易于发现的地方。外出活动时要告诉家人活动的时间及地点,当感觉身体状况不好时应立即停止活动,并及时找他人救助。另外,糖尿病患者在运动中还要注意:一是防止意外事故的发生,如擦伤皮肤、扭脚、摔倒等;二是天气炎热时应及时补充水分,天气寒冷时要注意保温;三是运动时要随身携带几块糖果,当出现低血糖症状时可及时食用;四是运动着装要宽松、合体,特别是鞋袜要合适、柔软,不能磨脚。

九、运动前需要做热身运动

热身运动使身体的血流速度加快,为身体做好进行剧烈运动的准备。可以通过慢走、柔软体操和跳舞进行热身,使心跳逐渐加快、肌肉和关节放松,最后以伸展全身的各部分来结束热身运动。做伸展运动时,从颈部到脚踝,不要漏过身体的任何一个部位。先旋转颈部,再转动肩部和胳膊,轻轻地弯曲膝盖,最后以旋转踝部结束。伸展主要关节的肌腱,直到不能伸展为止,但不要引起疼痛。注意:在伸展时不要撞击关节和肌肉。深呼吸,伸展时呼气,每一个关节和肌肉群需要伸展5~30秒。这样就为下一步剧烈运动做好了准备,既可以享受运动的好处,又可以避免在运动中受伤。

十、运动结束要做休整运动

休整运动可以使心跳减慢,帮助肌肉和关节恢复到非运动状态。如果在快走和做其他有氧运动之前、之后分别做热身的伸展运动和休整的伸展运动,受伤和肌肉疼痛的机会就会减少。做完有氧运动后,可以通过放慢有氧运动的速度或慢走5~10分钟进行休整。休整后应当做伸展运动。同样,伸展运动包括旋转颈部、转动肩部和胳膊,轻弯膝关节和旋转踝关节,做起来顺畅、流利。做瑜伽时,可以控制住伸展的身体,但在这过程中不要有突然的急拉和碰撞。做完休整和伸展运动后,身体会感到很放松并且更加灵活,心跳也会恢复到运动前的正常水平。

十一、糖尿病患者运动前要进行体格检查

　　糖尿病患者的运动应按要求先进行必要的体格检查，以掌握心、肺、神经系统、肾脏的功能情况，了解慢性并发症的严重程度。为避免低血糖的发生，可在运动前后监测血糖，如血糖波动幅度较大，运动后血糖小于 6 毫摩/升（110 毫克/分升），可于运动前进食 20 克糖类，另外为保证既达到运动效果又保证安全，对于患有严重的心、肺、血管、神经系统及肾脏并发症者，对运动必须根据病情进行严格的规定，不可盲目从事。

十二、糖尿病患者运动前要检查目标心率

　　目标心率通常是患者最大心率的 60％～80％（最大心率可以通过数学公式算出或在运动负荷试验中测出）。患者需要的运动水平应当足以增加血液循环和心率，但是运动强度不可太大，使心脏负荷过重。目标心率可以帮助患者在安全且有效的范围内运动，如果感到运动中说话或呼吸困难，那就可能超过了患者目标心率。如果患者有糖尿病或心脏病，最好向医生咨询，如果服用了药物如 β 受体阻滞药，那么在运动中患者的心率是不会增加的。患者可以在气管的任意一侧动脉上测量脉搏，或者在手腕部动脉搏动处测量脉搏，但不要用拇指去测量脉搏。

十三、糖尿病患者需要做运动负荷试验吗

运动负荷试验的目的是为了找到可以安全完成的运动强度。运动负荷试验还可以为心脏病发作的病人制定心脏康复计划,或者作为评估心脏病的工具。测试时,被要求在脚踏车或固定的自行车上运动,同时检测运动时的血压、心电图(ECG)和心率,一般运动持续的时间小于 30 分钟。运动负荷试验是在被受控条件下观察心脏需氧量逐渐增加时的结果。心电图可以提供为心肌供血的冠状动脉受损的证据,血压的变化也提供了心脏状况的信息。当在做运动负荷试验时,医生会问你是否出现疲惫、胸痛、呼吸短促等症状,从而更为全面地判断你的心脏功能是否正常。运动负荷试验可以测出你最大的心率,这样就可以算出你运动中的目标心率。

糖尿病患者运动前是否需要做负荷试验,需要问医生。如果正在不断地增加体育锻炼的强度,也许就需要做运动负荷试验;如果患有糖尿病和心脏病,也许也需要做运动负荷试验。运动负荷试验除了用于心脏病的诊断治疗外,还经常用作健身计划的一部分。如果患者参加了一个健身中心,也许需要做运动负荷试验来确保是否可以安全地参加各种活动,并且帮助制订运动目标。

十四、不宜于运动的糖尿病患者

糖尿病伴有严重并发症,如严重感染、酮症酸中毒、糖尿病性足坏疽、肾病、重症冠心病、严重高血压病、视网膜病变、严重神经并发症、直立性低血压等,为运动的禁忌证。注射胰岛素后及吃饭以前,也要避免运动量大的运动,以免发生低血糖。在发生腹泻、呕吐或禁食期间,要暂停运动。

糖尿病伴代偿性心瓣膜疾病、运动后没有加重的心律失常及左束支传导阻滞、装有心脏起搏器者;有严重的静脉曲张,过去曾有血栓性静脉炎者;有神经肌肉疾病或关节畸形者;近期有暂时性脑缺血者;极度肥胖者;服用某些药物如β受体阻滞药、洋地黄制剂者,要暂停运动。

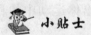小贴士

运动是控制血糖的好方法,但糖尿病患者血糖控制欠佳,血糖高于 13 毫摩/升时,则不宜剧烈运动。另外,也不宜在药物作用的巅峰期进行剧烈运动。对于注射胰岛素的糖尿病患者,应避免注射部位运动。

十五、糖尿病患者运动前后宜忌

糖尿病患者进行运动前,应略微减少一些衣裤,等运动

开始后再减去一层衣裤,过凉、过热均对病情不利。运动之前,应先进行准备活动 3～5 分钟,如先做徒手体操或步行片刻,以使心脏及肌肉、韧带逐渐适应,再逐渐过渡到运动。

　　糖尿病患者运动结束后,应及时用干毛巾擦汗,穿好衣服,要洗浴的需休息 15 分钟后再进行。运动后不要马上坐下或躺下,应适当活动一下肢体,逐渐停息下来。糖尿病患者要做好运动日记,以观察疗效及不良反应。如果感觉所采取的运动疗法不适合自己,可以请医生或专业教练根据情况对运动处方进行相应的调整。

十六、运动降血糖要选对运动项目

　　糖尿病患者运动以有氧的轻、中度方式为主。适合糖尿病康复的运动种类和方法有太极拳、医疗体操、慢跑、散步、舞蹈、游泳、娱乐性球类等。老年糖尿病患者可选择散步、快走或太极拳等,中年患者可选择骑车、游泳、跳舞等。是否为有氧运动的自我判断是:运动锻炼结束后心跳频率不过快,身体可有微汗或热感,而且感到情绪舒畅,无明显疲乏感。需要指出的是,糖尿病脑血管并发症的患者千万不要选做一些憋气的运动,如举重、举哑铃,否则会引起脑出血。因为糖尿病患者长期血压升高,会使脑动脉血管壁增厚、变硬,管腔变细,当病人憋气时,脑血管易破裂导致脑出血。

十七、每日坚持步行有益于血糖稳定

世界卫生组织（WHO）提出：最好的运动是步行。这是因为人是直立行走的，人类的生理与解剖结构最适合步行。最新科学研究表明，适当有效的步行可以明显降低血脂，预防动脉粥样硬化，防止冠心病。步行对于高血脂来说，不仅强身健体，更可以治疗疾病。步行是保健抗衰老的法宝，是唯一能坚持一生的有效锻炼方法，是一种最安全、最柔和的锻炼方式。步行锻炼有利于精神放松，减少焦虑和压抑的情绪，提高身体免疫力。步行锻炼能使人的心血管系统保持最大的功能，比久坐少动者肺活量大；有益于预防或减轻肥胖；促进新陈代谢，增加食欲，有利睡眠；还有利于防治关节炎。《五言真经》有云："竹从叶上枯，人从脚上老，天天千步走，药铺不用找。"说明人之健康长寿始于脚。但步行要达到防治疾病的目的，还要掌握科学要领，以"坚持、有序、适度"为原则。

步行适宜于体弱或住院治疗的糖尿病患者，要求以中速行进，一般在饭后 30 分钟后进行。根据实验研究，如果以每小时 3 000 米的速度步行，则可把代谢率提高 48%，每日 1～2 次，总运动量逐渐增加，每日可达数千米。

步行疗法是对本身承受力的负荷能力的测试，在步行时只要自我感觉良好就可以了。呼吸要有节奏，同步行的节奏要一致。若是出现气短或胸闷，应立即休息或放慢步行的速

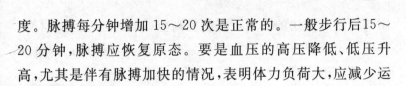

度。脉搏每分钟增加 15～20 次是正常的。一般步行后15～20分钟,脉搏应恢复原态。要是血压的高压降低、低压升高,尤其是伴有脉搏加快的情况,表明体力负荷大,应减少运动量。

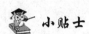 **小贴士**

一个人如果每天快走约 1 个小时,就可降低约50％的患糖尿病的危险性。重要的是以运动消耗热能,而不是运动的种类。比如,快步行走、比较温和的快步走,都能降低患糖尿病的危险性。坚持进行适当的运动来防治糖尿病及其并发症,其主要作用在于减少脂肪、减轻体重、降低血糖。研究表示,步行是最安全、简便,同时也是最容易坚持的运动,但切忌空腹运动,以免引起胰岛素下降而导致血糖增加,加重病情。同时,运动的环境应选择空气新鲜、环境安静的地方,如公园等。

十八、糖尿病患者步行稳定血糖的三个要领

第一,要掌握步行的要领。首先,步行前全身应自然放松,调匀呼吸,然后再从容步行。若身体拘束紧张,动作必僵滞而不协调,影响肌肉和关节的活动,则达不到锻炼的目的。在步行时,步履宜轻松,状如闲庭信步,周身气血方可调达平和、百脉流通。步行时宜从容和缓,百事不思,不要匆忙。悠

闲的情绪和愉快的心情不仅能提高步行的兴趣,也是步行养生的一个重要方面。步行须注意循序渐进,量力而为,做到形劳而不倦,否则过劳易耗气伤形,达不到散步的目的。

第二,要掌握步行的速度。快步:每分钟行 120 步左右。久而行之,能兴奋大脑,振奋情绪,使下肢矫健有力。但快步并不等于疾走,只是比缓步的步履速度稍快点。快步可使人稳定情绪,消除疲劳,亦有健脾胃、助消化之作用。缓步:每分钟行 70 步左右。这种方式的步行对于年老体弱者尤为适用。逍遥步:是一种走走停停、快慢相间的步行,因其自由随便,故称之为逍遥步,对于病后需要康复者非常有益。

第三,要掌握步行的时间。食后步行、清晨步行、睡前步行对糖尿病患者最为适宜。古人说:"饭后食物停胃,必缓行数百步,散其气以输于脾,则磨胃而易腐化。"说明饭后步行能健脾消食,延年益寿。早晨起床后,或在庭院之中,或在林荫大道等空气清新、四周宁静之地步行,有利于糖尿病患者调摄情绪,但糖尿病患者要注意气候变化,适当增减衣服。睡前步行亦有利于糖尿病康复,古人云:"每夜欲睡时,绕室行千步,始就枕。"这是因为"善行则身劳,劳则思息"。

十九、糖尿病患者走路时腿痛怎么办

走路时腿痛可能是因为肌肉受伤,也可能因为下肢循环不好。如果你有糖尿病或其他心血管危险因素,如高血压,就应好好检查疼痛的原因。你也许有间歇性跛行或血流不畅,间歇性跛行感觉就像抽筋或疼痛。这种疼痛产生的原因是下肢的血管变狭窄,肌肉得不到足够的血供,一般走了一段距离后疼痛才出现。医生也许会建议你感觉痛时休息一会儿再走,这样是逐渐增加走的距离,可改善腿部循环,减轻疼痛。

腿痛也可能是肌肉疼痛,如果感到健康状况不好,却仍然坚持快走,也许腿部就会感到不适。如果抻拉了过去不习惯抻拉的肌肉,也会引起肌肉疼痛。如果运动得过于剧烈,可能会引起胫骨骨膜或小腿肌腱炎症,这时最好走慢一点儿或做别的运动,直到疼痛消失。

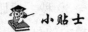 **小贴士**

计步器可以帮助你记录每天走的步数。大多数的运动商品店中都可以买到便宜的计步器,稍贵一点儿的还可以测量距离。你也可以根据步数来估计距离,走2 000步大约为1.61千米。知道自己走的步数会使你设法走得更多,你甚至可以买一个会发声的计步器来激励自己。

二十、慢跑是糖尿病患者的最好运动方式

慢跑是一项方便灵活的锻炼方法,老幼皆宜,已日益成为人们健身防病的手段之一。跑步能促进代谢,控制体重。

控制体重是保持健康的一条重要原则。由于跑步能促进新陈代谢,消耗大量血糖,减少脂肪存积,故坚持跑步是降血糖的一个有效"药方"。跑步能改善脂质代谢,预防动脉硬化。血清胆固醇、脂质过高者,经跑步锻炼后血脂可下降,从而有助于防治血管硬化。跑步能增强体质,延年益寿。生命在于运动,越是锻炼,身体对外界的适应能力就越强。需要指出的是,糖尿病患者慢跑应该严格掌握运动量。决定运动量的因素有距离、速度、间歇时间、每天运动次数、每周运动天数等。

糖尿病患者开始进行慢跑时可以从 50 米逐渐增至 100 米、150 米、200 米。速度一般为 100 米/40～30 秒。短距离慢跑和跑、走并用可每天或隔天 1 次;年龄稍大的可每隔2～3 日跑 1 次,每次 20～30 分钟。跑步最好能配合自己的呼吸,可向前跑二三步吸气,再跑二三步后呼气。跑步时,两臂以前后并稍向外摆动比较舒适,上半身稍向前倾,尽量放松全身肌肉,一般以脚尖着地为好。

二十一、经常练太极拳对稳定血糖有好处

太极拳运动的特点是举动轻灵,运作和缓,呼吸自然,用意不用力;是静中之动,虽动犹静,静可以养脑力,动可以活气血,内外兼顾,心身交修,也就是使意识、呼吸、动作三者密切结合,从而达到调整人体阴阳、疏通经络、和畅气血,使人的生命得以旺盛,使弱者强、病者康,达到增强体质、祛病延

年的目的。太极拳和一般的健身体操不同,不但活动全身各个肌肉群、关节,还要配合均匀的深呼吸运动,而更重要的是需要专注、心静、用意,这样就对中枢神经系统起了良好的调节作用,并给其他系统及器官的活动和改善打下了良好的基础。对于糖尿病患者而言,打太极拳还可增强心肺耐力及下肢肌力。糖尿病患者练3~6个月后,轻症糖尿病患者甚至可依靠饮食及这一运动措施来控制血糖,不必再吃药,中度糖尿病患者平均用药量也可减少20%,这显示太极拳运动也有降血糖效果。所以,糖尿病患者不可忽视太极拳的作用,以练简化太极拳为主,也可选择其中的某些动作反复练习,每次10~15分钟,每日1~2次。对于糖尿病患者而言,练习太极拳还要注意以下两个方面的问题。

1. 太极拳的练习要领

(1)虚颈顶劲:头颈似向上提升,并保持正直,要松而不僵可转动,颈正直了,身体的重心就能保持稳定。

(2)含胸拔背、沉肩垂肘:指胸、背、肩、肘的姿势,胸要含不能挺,肩不能耸而要沉,肘不能抬而要下垂,全身要自然放松。

(3)手眼相应,以腰为轴,移步似猫行,虚实分清:指打拳时必须上下呼应,融为一体,要求动作出于意,发于腰,动于手,眼随手转,两下肢弓步和虚步分清而交替,练到腿上有劲,轻移慢放没有声音。

(4)意体相随,用意不用力:切不可片面理解不用力。如果打拳时软绵绵的,打完一套拳身体不发热,不出汗,心率没

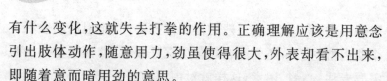

有什么变化,这就失去打拳的作用。正确理解应该是用意念引出肢体动作,随意用力,劲虽使得很大,外表却看不出来,即随着意而暗用劲的意思。

(5)意气相合,气沉丹田:就是用意与呼吸相配合,呼吸要用腹式呼吸,一吸一呼正好与动作一开一合相配。

(6)动中求静,动静结合:即肢体动而脑子静,思想要集中于打拳,所谓形动于外,心静于内。

(7)式式均匀,连绵不断:指每一指一式的动作快慢均匀,而各式之间又是连绵不断,全身各部位肌肉舒松协调而紧密衔接。

2. 练太极拳注意事项

(1)心要静而精神要振作,忌低眉垂目,萎靡不振,缺少生气。但也要忌怒目攒睛,挺胸露齿。周身要节节贯通,勿使有丝毫间断。

(2)重视前辈积累的经验,遵照典型的架势来认真锻炼。但要练得自然松静,使举动周身轻灵。必须"依规矩,熟规矩,化规矩,不离规矩"。本此精神,才能练得太极之精髓。

(3)习练太极拳应注意"以心领意,以意导气,以气运身",做到动作均匀和连绵不断,呼吸自然,上下一致(指手足),内外一致。气和形虚实分清,动静分明,刚柔相济,力求各器官协调,不仅有动作之形,更要有形成动作之意念,方能使气运于身,达到祛病保健之效果。

总之,太极拳每一招势都有它的精义,必须悉心揣摩,仔细领会。举手投足不可太拙,太拙则腰腿不随,全身易于僵硬。要步随身换,进退须有折叠。姿势必须先求开展,后求紧凑。随时留意,招招用功,式式须要清楚,不可含糊,而又要连贯,一气呵成,日积月累,功到自然成。练太极拳是一项细腻的武术修炼,且涉及多种学科的综合性运动。太极拳术不仅注重身体的修炼,更注重精神和心理素质的修养和思维的形象化训练。它的动作轻灵、活泼、矫健,表现出气宇轩昂而又安逸恬适。

二十二、练甩手有助于糖尿病患者的血糖稳定

甩手是一种十分简易的锻炼方法,对于糖尿病患者、体弱者特别适宜。它有利于活跃人体生理功能,行气活血,疏通经络,从而增强体质,提高机体抗病能力。甩手疗法还能够防病强身,治疗慢性疾病,如咳嗽、慢性胃肠病、眩晕、失眠、糖尿病等。甩手方法及注意点如下:

第一,站立姿势:双腿站直,全身肌肉尽量放松,两肩两臂自然下垂,双脚分开与肩同宽,双肩沉松,掌心向内,眼平视前方。

第二,摆臂动作:按上述姿势站立,全身松静 1～2 分钟后,双臂开始前摆(勿向上甩),以拇指不超过脐部为度(即与身体成 45°),反回来,以小指外缘不超过臀部为限。如此来回摆动。

甩手要根据自己的体力,掌握次数和速度,由少到多,循序渐进,使身体能适应,才能达到锻炼的目的。甩手要全身

放松,特别是肩、臂、手部,以利气血通畅。要使腰腿带动甩手,不能只甩两臂,腰动才能增强内脏器官。甩手要自然呼吸,逐渐改为腹式呼吸效果更好,唾液多时咽下。烦躁、生气、饥饿或饱食时禁锻炼。甩手后保持站立姿势1~2分钟,做些轻松活动即可。

二十三、糖尿病患者游泳好处多

游泳运动是一项全身性的运动项目,所有的肌肉群和内脏器官都参加有节奏的活动。运动量与运动强度可大可小,游泳的速度可快可慢,适合于糖尿病患者健身。糖尿病患者游泳有以下益处。

第一,对于糖尿病患者来说,游泳是一项非常好的运动项目,可以说是一种锻炼血管的体操。慢速度的游泳可以使人身心得到充分的放松。

第二,糖尿病患者夏季游泳可以接受充足的紫外线,增强皮肤的抵抗力,防治皮肤病和某些慢性疾病。

第三,糖尿病患者游泳可以促进全身运动,通过消耗脂质,达到减肥的效果。由于水的阻力比空气阻力大,从而使肌肉得到很好的锻炼。

第四,游泳时水对人的胸廓有一定的压力,水的密度又比空气大,因此呼吸肌要额外克服这些阻力才能进行正常呼吸,长期坚持,呼吸肌会得到很好的锻炼,从而改善呼吸功能。

第五,游泳时,身体的四肢都在运动,能促使人体新陈代谢,增强机体适应外界环境变化的能力,抵御寒冷,预防疾病。

二十四、糖尿病患者游泳要注意的事项

第一,糖尿病患者症状明显时禁忌游泳。糖尿病患者要注意运动量的控制,不宜过快,不宜过猛。

第二,夏天水温比气温低,游泳者入水前要做好准备活动。如果生理上准备不足,一时适应不了水中环境,易引起头晕、恶心等不适症状,严重者会抽筋或拉伤肌肉等。

第三,要注意游泳时间的选择,空腹时体内血糖较低,游泳会引起头晕、四肢乏力,甚至发生意外。

第四,由于运动后身体疲劳,肌肉收缩和反应能力减弱,此时再进行游泳会增加心肺负担而易发生意外,故不宜进行。

第五,糖尿病伴有较严重的心脑血管疾病、皮肤病、眼部疾病、中耳炎、外伤炎症等疾病,均不宜游泳。女性糖尿病患者在月经期亦不宜游泳。

第六,糖尿病患者游泳时间不宜过长,

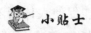 **小贴士**

游泳一定要随身携带糖尿病卡及糖块、饼干等,一旦发生低血糖能马上得到救治。为避免低血糖的发生,可在运动前后监测血糖,如血糖波动幅度较大,运动后血糖小于 6 毫摩/升(110 毫克/分升)可于运动前进食 20 克糖类。另外,为保证既达到运动效果又保证病人安全,要先行必要的医学检查以除外心脑血管疾病,如冠心病、高血压等其他严重并发症。不可盲目参加游泳锻炼,以免加重病情或出现危险。最好在医生的指导下确定游泳的强度、坚持时间和游泳的频度。

二十五、重度糖尿病患者跳绳应谨慎

彭女士患糖尿病已 7 年有余,医生告诫:如果不减肥和控制血糖,会引起好多麻烦。彭女士不得已开始运动减肥。她选择的是跳绳减肥,并且每天坚持,3 个月过后,体重明显下降,血糖也比以前平稳,效果很明显。但意想不到的是彭女士却发现自己视物模糊,视力开始下降,到医院检查后,结果让她大吃一惊:竟然出现了视网膜脱落,面临失明的危险。原来,因为糖尿病,她早已出现严重的眼底病变,而她又选择了跳绳作为运动方式,在不断的跳动、震荡中,病变的视网膜无法承受这些冲击,出现了脱落。后来医生告诫彭女士:中、

重度的糖尿病患者是禁忌跳绳运动的。

跳绳花样繁多,可简可繁,随时可做,特别适宜在气温较低的季节作为健身运动,而且对女性尤为适宜。从运动量来说,持续跳绳 10 分钟与慢跑 30 分钟或跳健身舞 20 分钟相差无几,可谓耗时少、耗能大的有氧运动。但需要指出的是,跳绳只适用于早期轻度的糖尿病患者,而且在跳绳时还必须掌握科学的方法,在运动前需咨询医生。

轻度糖尿病患者跳绳起跳和落地最好都用脚尖,同时脚尖和脚跟需用力协调,防止扭伤。切记不能用脚后跟着地,否则长时间跳跃会损伤脚踝和脊柱等。膝盖要微屈,这样可以缓和膝盖和脚踝与地面接触时的冲撞,防止受伤,最重要的是避免跳起后两脚往前伸。跳绳时不必跳得过高,以能让绳子通过为宜。当跃起时,不要过度弯曲身体,要做出自然弯曲的姿势。跳时,呼吸要自然有节奏。

二十六、常垂钓对稳定血糖有好处

垂钓对保健很有益处,我国历史上就出现过许多以垂钓保健的著名人物,如姜子牙、严子陵等。在西周时期被尊为"师尚父"的姜子牙活到 97 岁的高龄,他在任职时已是耄耋之年,但他身体健康,耳聪目明,思维敏捷,精力充沛,不仅是因为他有超人的天赋,还与他十年垂钓生涯有相当大的关系。从运动医学、运动心理等机制分析,垂钓对健身、对糖尿病患者血糖控制具有许多好处。钓鱼能兴奋大脑皮质,激活人体的神经分泌系统,增加胰岛素的分泌而降低血糖。

一是垂钓具有运动的特征。从垂钓姿势上说,时而站立,时而坐蹲,时而走动,时而又振臂投竿,这就是静中有动,动中有静。静时可以存养元气、松弛肌肉、聚积精力,动时可以舒筋活血、按摩内脏。如此动静结合,刚柔相济,就使人体内脏、筋骨及肢体都得到了锻炼,增强了体质。

二是垂钓能使人快乐。当一条活蹦乱跳的鱼儿被钓上来,会使人欣喜万分,心中的快乐难以言表。鱼儿进篓,又装饵抛钩,寄托新的希望。因此,每提一次竿,无论得鱼与否,都是一次快乐的享受。此种乐趣冲淡了人们情绪上的忧虑,患者处于这种情绪状态中,必然有利于疾病的医治和病情的好转。

三是垂钓使人放松身心。垂钓者从充满尘烟、噪声的城市来到环境幽静的郊外,与青山绿水、花草虫蝶为伴,与鸟语、青蛙、虫唱、流琴、鱼闹、林喧为伍,就有心情清爽、脑清目明、心旷神怡之感。而垂钓时全神贯注,直视鱼漂,又能诱使垂钓者迅速进入"放松入静、恬淡虚无、安闲清静"的状态,可以松弛身心,从而有利于血糖的控制。因此,很多糖尿病患者把钓鱼作为自己的健身、娱乐活动。

二十七、糖尿病患者野外垂钓注意事项

野外钓鱼出发时间较早,一般会钓到中午,温差很大。加之夏天天气易变,因此应适时调整衣服。可以多穿两件,

每件不要太厚,随着气温变化增减。衣服的口袋要多而深,这样钓鱼的小鱼具、必要的药物、眼镜等可带在身上,便于随时取用。另外,野外蚊虫较多,宜穿长衣长裤,同时备好伞和太阳帽。备好午餐、饮用水和药物。夏季炎热,人体消耗大,需要补充水分,早餐一定要及时吃,并按时服药。

糖尿病患者最好不要去很远的地方,而要选择较近的地方垂钓。钓鱼的次数和每次钓鱼的时间要合理安排,不要过于疲劳,应做到劳逸结合,以享垂钓之乐。反之,则得不偿失。同时要选好站脚点,钓鱼站脚点的岸头以低为宜。另外,应在平坦处钓鱼,以防意外。老年人用的手竿一般宜轻、短,鱼竿轻使用时提竿不费力,时间长了也不觉太累。

垂钓时需闭目养神。糖尿病患者多数视力不太好,加上钓鱼又比较费眼力,要全神贯注,两眼盯着漂头的反应,这样时间久了会出现头晕眼花的现象。因此,糖尿病患者在钓鱼时要随时闭上眼睛稍加休息,这样既可避免头晕眼花的现象,又可以起到闭目养神的作用。抑制情绪:钓鱼前不要太兴奋、太疲劳,要保证睡眠。钓鱼中遇到大鱼,一定不要紧张,更不要勉强操作,要招呼同伴相助。即使跑了鱼,也不能过于沮丧。做好钓鱼的保健活动:钓鱼中,长时间站或坐,都会给身体某个部位带来疲劳。因此,钓鱼中间应经常做一些辅助保健活动,如走走步、活动腰身、按摩一下眼睛、连续几次下蹲等。要做到结伴而行,便于互相照顾。

二十八、舞蹈可使糖尿病患者情绪安定

舞蹈可使糖尿病患者情绪安定,心情舒畅,缓解工作和生活中的紧张、焦虑和激动,使大脑皮质、血管运动等神经中枢的功能失调得以缓解,促使糖尿病患者血糖降低。我国民间有秧歌舞、绸舞、剑舞、龙舞、狮子舞、高跷及腰鼓舞等。集体舞蹈除了用于各种节日庆祝活动外,还具有促进身心功能康复和健身作用。舞蹈适合早期糖尿病患者,可用来调理身心,控制血糖。需要指出的是,跳舞用于治疗糖尿病,须根据民族、地区及个人爱好等选择合适的舞蹈内容,以病者喜欢、易学易行并适合病情及个人体质状况等为原则,不必追求舞蹈的艺术性,仅以病愈为目的。凡心脏病患者及年迈体衰者,舞蹈活动时间不宜过长,更不能进行过于剧烈的、动作复杂且难度大的舞蹈活动。在一个疗程中,舞蹈活动或观赏舞蹈的内容可在同类范围内经常变换,以免单调乏味,但适合个人需要的原则不变。舞蹈活动宜在饭后半小时之后进行,过于剧烈的舞蹈则至少应在1小时之后进行。糖尿病患者进行舞蹈的时间要有所控制,宜每日1次,每次30～60分钟。

二十九、糖尿病患者爬山运动的注意事项

爬山是一种健身运动,对于糖尿病患者可根据病情和身

体状况而选之。这里要强调的是科学的爬山,要遵照医嘱行事。爬山时间最好控制在 1 小时以内,一般爬山者往往有可能耗上 2～3 小时的时间,对于糖尿病患者则为不妥。因为糖尿病患者爬山忌出现疲劳发困现象,而长时间的疲劳会损害患者的身体健康。另外,注意要在身体允许的情况下攀登,不可和人较劲,做好充分的准备,如最好携带巧克力、糖果、饼干等小零食。巧克力是较好的应急食物,因其溶化快、吸收好,能及时补充热能,可防止低血糖,另外不要忘记科学补水。如果感到双脚疼痛、胸闷气短、出冷汗等低血糖症状,则应停止爬山,就地调理。

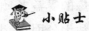 **小贴士**

糖尿病患者外出爬山旅游,对增强心肺功能,改善糖脂代谢,防治并发症大有益处。但糖尿病患者外出旅游必须事先到医院进行相关检查(包括进行空腹血糖、餐后 2 小时血糖检查和心电图检查),以便了解自身血糖控制情况及心脏功能。

三十、不宜"登高"的糖尿病患者

糖尿病患者进入高原旅行前应做体检,经医生确认可进入高原旅行时方可前往。凡有糖尿病伴有下列疾患之一者,不宜进入海拔 3 000 米以上地区旅行,即患有各种器质性心脏病,高血压 2 期以上,各种血液病,脑血管疾病;患有慢性呼吸系统疾病,如支气管哮喘、支气管扩张、肺气肿、活动性肺结核、尘肺病;患有癔症、癫痫,情绪分裂症;现患重症感冒、上呼吸道感染,体温在 38℃以上,或体温在 38℃以下,但全身及呼吸道症状明显者,应暂缓进入高原;曾患高原肺水肿、高原脑水肿、高原高血压症、高原心脏病及高原红细胞增多症者;高危孕妇。

三十一、爬行锻炼有益于血糖稳定

我的单位同事小刘的母亲就是爬行锻炼的受益者,她的母亲今年 70 岁,其母在青壮年时期家里生活十分困难,生育了 5 个子女,劳碌地操持着家务,特别是在"文革"中,由于受到迫害,身体留下了很多后遗症。到了老年,尽管生活条件好多了,可各种旧疾新患,如糖尿病、风湿病、胃病、心脏病等已染上了身,尤其是到了冬天,更是腰膝酸痛、四肢麻木、胸闷气促、行走艰难,痛苦不堪。每年其母亲都要因此住几次医院。3 年前,她的母亲住院治疗后准备出院时,一位医生要她在家加强锻炼,并推荐了一种锻炼方法——爬行疗法。医生说爬行能促进血液循环,而且爬行时,身体重量分散到四肢,可大大减轻腰椎的垂直负重,对腰肌劳损、坐骨神经痛、关节炎、糖尿病等疾病均有疗效。小刘的母亲抱着试试看的态度开始了这一锻炼。事实证明,这确实是一种很好的保健运动。3 年中小刘的母亲体质不断增强,胃病、风湿病

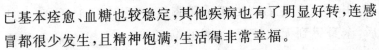

已基本痊愈、血糖也较稳定,其他疾病也有了明显好转,连感冒都很少发生,且精神饱满,生活得非常幸福。

我还认识一位小学老师,总共坚持进行了 4 年多的爬行疗法,效果很好。这是他自己写的一篇疗法体会,他说:"我一直体弱多病。年轻时患过肺结核,中年时高血压、糖尿病缠身,贫血、神经衰弱、肝大、肾炎我都尝过滋味。由于抵抗力差,秋风一起,常常为偏头痛而苦恼——这是我患感冒的主要症状。可是如今我年过半百,诸恙痊愈,老当益壮,精力充沛,至今仍旧奋战在教学第一线,而且还在不断进行教改实践。"

这位老师的身体怎么会从弱到强的呢?靠进补吗?不是,人参、大补膏之类他从不问津。靠改善伙食增加营养吗?也不是。他的健身之道就是早起锻炼,特别是坚持天天爬行。40 岁之前,他也习惯晚睡晚起。得了高血压病后,他认识到"生命在于运动",于是下定决心,每天早起锻炼,跑步、倒走、甩手……收到了一些效果,健康状况基本稳定。后来,报上介绍了爬行运动。为了健身,他不顾动作的难看,每天早晨在家里木地板上爬行。开始,他以为爬行是很轻微的运动,真正一尝试却不得了,才爬了十几步,就气喘吁吁,身体开始冒汗了。这样的运动怎么吃得消呢?但他想,爬行是标准的全身运动,所以才会这样吃力,收到的效果当然应该是最好的。于是他天天坚持,运动量一点点增加。如今他已坚持将近 4 年。每天清晨 5 时 30 分起床,洗漱完毕,他就开始爬行,直到身上感到热烘烘将要出汗为止。每次爬行 300

米,用 15 分钟左右。由于手爬脚蹬,四肢全用上了,爬行过后,全身感到无比舒服,血糖也较前平稳。4 年的爬行使他的精神更加饱满,工作效率也提高了,秋冬季节的感冒也被赶跑了。冬天,在室内没有任何保暖设备的条件下洗澡,他也不会感冒。

三十二、小小空竹抖出血糖的稳定

空竹是一种简单的竹制玩具,俗称风葫芦。60 多岁的崔老先生靠的是一手抖空竹的绝活,不仅增进了健康,而且起到了防病治病的作用。如今的崔老先生看起来精神矍铄,很难想象他曾是一位心脏病、糖尿病患者。20 世纪 50 年代的时候,他曾玩过空竹,那时候只是偶尔玩玩,后来就撂下了。1999 年,崔老先生患了糖尿病,术后为了尽快恢复身体素质,他采纳了别人的建议,开始练习空竹。一开始纯粹是为了锻炼身体,每天要练习 2 个小时以上。随着锻炼时间的不断增加,崔老先生病后的身体很快恢复了健康。由于他每天抖空竹,平时吃饭、睡觉完全没问题,血糖也较为稳定。

实际上,抖空竹是中医养生保健方法之一,有着悠久的历史。抖空竹的运动量可随意控制,可视自己的体能来确定,且不受场地大小限制,男女老少都可参加。抖空竹的花样技巧很多,据不完全统计就有近百种。我们见到一些抖空竹的高手表演,玩起来空竹忽左忽右、忽高忽低,时而身前,时而身后。舒缓时如行云流水,连绵不断,胜似闲庭信步;急骤时似流星闪电，瞬息万变，酷若舞枪使棒，令观者眼花缭乱、目不暇接，不失为一种艺术享受。另外，抖空竹是一个有氧运动，有以下四点好处：首先，抖空竹是全身运动，它可以使人的肌肉协调发展；第二，抖空竹的时候要求人的眼睛跟着空竹来回转动，这样有利于提高人的注意力和精神的集中；第三，抖空竹可以促进身体的血液循环，促进心血管系统的发展；第四，抖空竹的时候，腰、腹要跟着一起做收缩运动，可以刺激人的全身各个系统。

三十三、稳定血糖不妨练练金鸡独立

有一位姓刘的女士经常练习金鸡独立，她说：金鸡独立真的很受用，最早的时候，我的血糖不太正常，手脚冰凉。练了半个多月后手脚冰凉的感觉就没有了。

练习金鸡独立的方法是：将两眼微闭，两手自然放在身体两侧，任意抬起一只脚，试试能站立几分钟。注意，关键是不能睁开眼睛，这样保持平衡就不是靠双眼和参照物之间的协调，而是通过调动大脑神经来对身体各个器官的平衡进行调节。在脚上有 6 条重要的经络通过，通过脚的调节，虚弱的经络就会感到酸痛，同时得到了锻炼，这与经络对应的脏腑和它循行的部位也就相应得到了调节。

这种方法可以使意念集中，将人体的气血引向足底，对于高血压、糖尿病、颈腰椎病等诸多疑难病都有立竿见影的疗效，还可以治疗小脑萎缩，并可预防梅尼埃病、痛风等许多病症。对于足寒症更是效果奇佳。这是治本的方法,可以迅速地增强人体的免疫力。

三十四、练习呼吸操治疗糖尿病

呼吸操是一种疗效显著的医疗保健运动体操,简单易行。其特点是全身运动与呼吸相结合。一方面可强身健体,另一方面对稳定血糖、提高胰腺功能及内脏整体功能,促进身体健康起到很好的作用。

第一节 腹式呼吸法

(1)预备:坐凳子边沿,全身放松,收心定意。

(2)横摩脏腑:自然呼吸,以腰为轴,俯身慢慢左右旋转36圈。

(3)直坐腹式呼吸:呼气时缩腹,同时上半身慢慢向前弯曲,从头、肩、胸、腹由上到下放松,鼻发出"呼"声;吸气时鼓动腹,慢慢抬起上半身。做20分钟。

(4)俯身腹式呼吸:俯身抱拳顶于印堂穴,呼气时缩腹,吸气时鼓腹。做半小时。

第二节 反腹式呼吸法

(1)预备:平坐式或侧卧式。全身放松,收心定意。

(2)反腹式呼吸法:吸气时从关元穴吸到膻中穴,腹部收缩;呼气时膻中穴呼到关元穴,腹部鼓起。

第三节 强化胰岛法

(1)坐于床上,两腿放平伸直,双手垂放在小腹,呼气时缩腹,同时上半身向前弯曲;吸气鼓腹,上半身伸直。

(2)站立,两脚平行宽于肩,双手贴于小腹下部,呼气缩腹,同时上半身慢慢向前弯曲,直到不能再倾为止。吸气鼓腹,上半身伸直。此节各做30次。

全套操法要点:动作、呼吸一定要慢、匀;呼吸要深长;缩腹要用力紧贴于背部,鼓腹要鼓到不能再鼓为止;重点是呼气,要呼出声来。

三十五、养生功对降低血糖和尿糖有一定作用

养生功是中华瑰宝之一,练法甚多,且功法各异。养生功是通过有意识地自我调节心身活动,达到防病祛疾的锻炼方法。具有调和气血,平衡阴阳,疏通经络,延年益寿的功效,对胃、十二指肠溃疡,高血压,糖尿病,神经衰弱等慢性疾病都有较好的疗效。近年来,国内外不少报道采用养生功治疗糖尿病取得较满意的疗效,尤其对老年糖尿病效果更好。临床观察与实验研究都表明,养生功对内分泌系统有直接或间接的影响,对改善临床症状、降低血糖和尿糖均有一定作用。综合来看,糖尿病患者比较适合的是"内养功"。内养功能练气保健,练精化气,调整脏腑,平衡阴阳,益气养精。该功法简便易行,无不良反应,通过调整呼吸,可改善内外呼吸的交换能力,调整自主神经功能,增强周围神经功能,改善微循环,提高免疫能力等,在实际应用中对中后期糖尿病患者可起到明显的改善症状、减少痛苦的功效,对糖尿病已康复

者也有很好的保健养生效果，建议广大糖尿病患者多多习之。具体功法有卧位和坐位两种。

1. 卧位

（1）以正卧位为好，双上肢自然放开，排除杂念，静养几分钟。

（2）开始功法呼吸，采用腹式呼吸法，从鼻呼吸或口鼻兼用，先行吸气，随之徐徐呼出。

（3）每一次呼吸间隔时，默念字句，如"我要静""个人静坐""静坐身体好""静坐我病痊愈"等。

（4）长期锻炼可出现止息现象，呼吸似有似无，达到"吸气绵绵，出气微微"的高境界，此为动静之互养也，可使意守丹田，气血充盈。

2. 坐位　体姿自然舒适，以易于全身放松为准。

练法同卧位。内养功除止息外，还有练功中的静休：练功 20 分钟左右，由腹式呼吸变为自然式呼吸，意守丹田静养 3～5 分钟。每次练功中休息几次。息功时用升降开合之法，使全身放松后息功。每日练 2～4 次，每次 10～30 分钟。

初学练功时需注意以下几点：一是松静自然。做到心情稳定、体位舒适、全身放松后再调整呼吸。二是意气相合。指练功时用意念活动去影响呼吸，逐渐使意念的活动与气息的运行相互配合，使呼吸随着意念活动缓慢进行。在松静自然的前提下，逐步地把呼吸锻炼得柔细匀长，如"春蚕吐丝"绵绵不断。三是动静结合。养生功偏静，还应配合其他体育疗法如太极拳、健身操等。只有动静相结合，才能相得益彰，

从而真正达到平衡阴阳、调和气血、疏通经络的作用。四是循序渐进。练功要靠自己努力，只有坚持不懈，持之以恒，才能逐渐达到纯熟的地步。开始练功时间可短些，以后逐渐加长，一般可加到30～40分钟，每日1～2次。

三十六、糖尿病患者养生可练八段锦

八段锦适宜于一般人练习。锦字从金，形容贵重。锦帛是古代颜色鲜美之物。因为这种功法可以强身益寿，有如展示给人们一幅绚丽多彩的锦缎，故称为"锦"。八段锦就是古人创编的八节不同动作组成的一套医疗、康复体操。八段锦功能柔筋健骨、养气壮力，可以行气活血、协调五脏六腑功能，男女老幼皆可运动。现代研究也已证实，这套功法能改善神经、体液调节功能和加强血液循环，对腹腔脏器有柔和的按摩作用，对神经系统、心血管系统、消化系统、呼吸系统及运动器官都有良好的调节作用。

有科研人员研究八段锦锻炼结合糖尿病健康教育和饮食控制等综合措施对糖尿病亚健康状态血糖的干预作用，方法：将175例研究对象按年龄分2层，每层分为对照、健康教育、八段锦3组，3组分别采取不同的干预措施，分别于试验开始、3个月、6个月进行相关指标的检测。结果：糖尿病总发生率为6.29%。对照组、健康教育组、八段锦组空腹血糖恢复正常率分别为11.86%、65.00%、69.64%；OGTT餐后2小时血糖转化为正常率分别为6.78%、15.00%、48.21%。

八段锦在我国民间流传十分广泛,一般认为是南宋初年无名氏创编。由于八段锦动作简单,易学易练,并在实践中不断加以修改、创新,又演变出许多种类,如岳飞八段锦、十二段锦、自摩八段锦、床功八段锦、坐势八段锦等,各有特长。具体练习方法如下:

1. 双手托天理三焦 立正,两臂自然下垂,眼看前方。两臂慢慢自左右侧向上高举过头,十指交叉翻掌,掌心向上,两足跟提起,离地1寸。两肘用力挺直,两掌用力上托,两足跟尽量上提,维持这种姿势片刻。两手十指分开,两臂从左右两侧慢慢降下,两足跟仍提起。两足跟轻轻落地,还原到预备姿势(图1)。

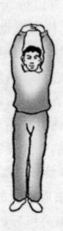

图1 双托天理三焦

2. 左右开弓似射雕 立正,两脚脚尖并拢。左脚向左踏出一步,两腿弯曲成骑马势,上身挺直,两臂于胸前十字交叉,右臂在外,左臂在内,手指张开,头向左转,眼看右手。左手张开,食指向上翘起,拇指伸直与食指成八字撑开,左手慢慢向左推出,左臂伸直,同时右手握拳,屈臂用力向右平拉,做拉弓状,肘尖向侧挺,两眼注视左手食指。左拳五指张开,从左侧收回到胸前,同时右拳五指张开,从右侧收回到胸前,两臂十字交叉,左臂在外,右臂在内,头向右转,眼看右手,恢复立正姿势(图2)。

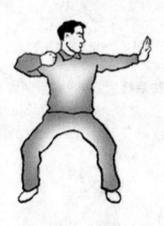

图 2　左右开弓似射雕

3. 调理脾胃举单手　站直,双臂屈于胸前,掌心向上,指尖相对。先举左手翻掌上托,而右手翻掌向下压,上托下压吸气而还原时则呼气。左右上下换做 8 次(图 3)。

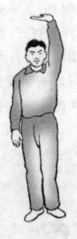

图3 调理脾胃举单手

4. 五劳七伤往后瞧 自然站立,两臂自然下垂。慢慢向右转头,眼看后方,复原,成直立姿势,再慢慢向左转头,眼看后方,复原(图4)。

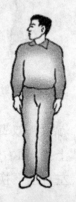

图4 五劳七伤往后瞧

5. 摇头摆尾去心火 两腿开立,比肩略宽,屈膝成马步,双手扶膝上,虎口对着身体,上体正直,头及上体前俯、深屈,随即向左侧做弧形摆动,同时臀向右摆,再复原成预备姿势,头及上体前俯,深屈,随即向右侧做弧形摆动,同时臀向左摆,复原成预备姿势(图5)。

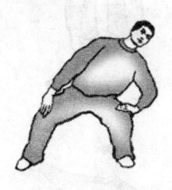

图5 摇头摆尾去心火

6. 两手攀足固肾腰 两足平行并立与肩宽,双臂平屈于上腹部,掌心向上。然后向前弯腰,翻掌下按,掌心向下,手指翘起,逐渐以掌触及足背,前俯呼气,还原吸气(图6)。

7. 攒拳怒目增气力 两腿开立,屈膝成骑马势,两手握拳放在腰旁,拳心向上。右拳向右前方缓缓用力击出,臂随之伸直,同时左拳用力紧握,左肘向后挺,两眼睁大,向前虎视(图7)。

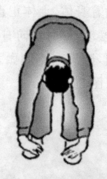

图 6　两手攀足固肾腰

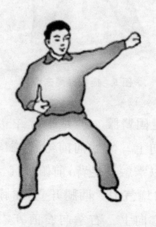

图 7　攒拳怒目增气力

8. 背后七颠百病消　两腿并拢，立正站好。两足跟提起，前脚掌支撑身体，依然保持直立姿势，头用力上顶。足跟

着地,复原为立正姿势(图8)。

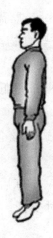

图8 背后七颠百病消

八段锦除有强身益寿作用外,对于头痛、眩晕、肩周炎、腰腿痛、消化不良、神经衰弱诸症也有防治功效。练八段锦可根据自己的体力条件,选用坐位或站位。八节动作近似现代徒手体操,易学易练。做动作时也要结合意念活动,想着动作的要求而自然引出动作来,并注意配合呼吸。

三十七、糖尿病患者运动锻炼要注意的事项

如果应用胰岛素、磺脲类降糖药或瑞格列奈等,需要警惕运动时或运动后几个小时出现低血糖。运动前注射胰岛素最好在腹部等肌肉运动少的部位,若注射在四肢,由于运

动多会加快胰岛素的吸收,造成低血糖。当锻炼方式改变,强度较大或者持续时间较长时,就需要在锻炼过程中或之后检测血糖水平,并且准备一些食物。一般来讲,以下情况需引起重视。

1. 注意血糖变化　血糖浓度低于 100 毫克/分升时,需要进食 15～30 克糖类。

2. 备些含糖食物　身边应该备上一点儿含糖食物,如糖块、饼干或果汁等。

3. 随时调整治疗方案　锻炼后,可能会惊奇地发现,当晚和次日的血糖浓度比平时要低。所以要相应调整治疗方案。

4. 血糖过高时不宜运动　如果血糖浓度高于 240 毫克/分升,同时尿中出现酮体时应停止锻炼;若血糖高于 300 毫克/分升,无论尿中有无酮体均不宜锻炼。因为在这些情况下,锻炼很可能会加重血糖升高。

5. 首选运动量小的项目开始　可以从散步、瑜伽或者太极拳等活动慢慢开始,但做任何锻炼之前,先热身 10～15 分钟,活动开骨骼、关节、肌肉等,如伸腰、踢腿、慢走等。

6. 运动前先做热身　热身后,做 10～15 分钟低强度的运动。不要拉抻没活动开的肌肉,不要进行弹跳锻炼。

7. 运动结束要做放松动作　锻炼结束后,放松 5～10 分钟。试着做一些瑜伽的伸展动作。

8. 注意保护好脚　运动鞋要合脚,垫鞋垫,袜子也要舒适透气。定期检查脚部有无水疱或受伤。

9. 随时补充水分　运动时注意补充水分。

10. 做点负重训练　哪怕是举起 0.5 千克的罐头也能帮你锻炼肌肉,而休息时肌肉也会消耗热量能。但走路时不要拎重物,否则可能损伤腕、肘、肩等关节。

11. 保护好关节　保持膝关节轻微弯曲,别太僵硬。

12. 合理安排运动时间　为防止运动中出现低血糖反应,运动时间应该相对固定,最好在饭后 1～2 小时运动较为适宜;为有利于血糖控制,避免出现血糖忽高忽低,运动强度也应该相对固定,切忌运动量忽大忽小。

13. 随身携带糖尿病卡　卡上包括姓名、年龄、地址、电话号码,现在使用的胰岛素或口服降糖药的剂量等,以及如果出现意外其他人如何处理。随身携带零钱及糖果等,若感到不舒服或需要帮助时能打电话求助,并及时吃糖果等以避免低血糖发生。

14. 每天检查双脚　运动时选择合脚及通气的鞋和袜,糖尿病患者的双脚是最易受伤害的部位,每天坚持洗脚并细心检查以便发现感染、红肿、青紫、水疱等。

15. 尽量避免恶劣天气时锻炼　不要在酷暑及炎热的阳光或严冬凛冽的寒风中运动。

16. 注意运动中的异常情况　运动中如果出现腿痛、胸痛或胸闷应立即停止运动,原地休息,并尽快到附近医院就诊。

第四章 不可忽视日常起居对糖尿病的影响

一、生活无规律会加重糖尿病

有规律的生活对长期稳定控制血糖及防治并发症有很重要的意义。反之生活无规律，不注意饮食控制、适当活动及控制体重，将会产生以下可怕的后果：①使血糖不能很好地控制，并发症不知不觉地进展。②由于白内障使视力减退，由于视网膜病变可导致失明。③由于神经病变可致肢体麻木、疼痛。④由于肾脏损害可致尿毒症。⑤可出现严重的肢端坏疽，需手术截肢。⑥由于动脉硬化可致冠心病、心肌梗死、脑梗死、脑血栓、脑出血，严重者可导致死亡。

糖尿病的预后决定于并发症，为预防糖尿病的并发症，应首先建立起有规律的生活。每天的吃饭时间、每次进食量及进餐次数大体相同；每天工作和学习的时间及工作量大体相同；每天体育活动和练养生功时间及活动量应大体相同；保证充足的睡眠，每天的作息时间应大体相同；保持标准或接近标准的体重,肥胖者应有计划地减肥;若特殊情况如外出开会、旅游等难以做到生活规律时,应对药物、饮食、活动三方面灵活调整。

二、糖尿病患者用温水刷牙有益

糖尿病患者刷牙用水最适合的是温水,特别是患有牙齿过敏、龋齿、牙周炎、口腔溃疡、舌炎、咽炎的患者,冷热刺激都会诱发或加重病情。温水是一种良性保护剂,不论口腔、牙齿、咽喉,有病无病都很适用。用温水含漱,会感到清爽、舒服,使口腔内的细菌、食物残渣更易清除。医学专家对牙齿生态的调研显示,刷牙的水温在35℃~36℃最为适宜,水温过热或过冷都会刺激牙齿和牙龈,引起牙髓出血和血管痉挛,甚至会导致牙周炎、口腔溃疡等病症。

糖尿病患者应每天多次用软毛牙刷刷牙,尤其在餐后。每6个月至少请牙科医生检查一次,检查前告诉牙科医生你有糖尿病。

三、糖尿病患者洗桑拿浴要谨慎

糖尿病患者不宜洗桑拿。首先,一般的桑拿室通风不好,室内二氧化碳浓度比一般居室要高2~5倍,过高的二氧化碳浓度对糖尿病患者显然不利。其次,桑拿室内温度过高,人大量出汗会引起脱水,以及使血液浓缩,易引起血栓形成;加之皮肤血管扩张,心跳加快,体力消耗过大,易引发低血糖而晕倒。但温水沐浴不仅可洁身除垢,而且可疏通气血,促进机体新陈代谢,防病祛疾。一般沐浴时间以30分钟左右为宜,水温在39℃~50℃。温水沐浴对中老年人确实是很好的保健方法,有许多患有慢性疾病的中老年人就是由于经常用温水沐浴,最终摆脱了疾病的困扰。

四、糖尿病患者不宜洗冷水浴

俗话说:"要想身体好,每天冷水澡。"很多人洗过冷水澡之后都觉得神清气爽,甚至一年四季坚持洗。那么,洗冷水澡到底对糖尿病患者好不好呢?对于大部分健康人来说,如果洗冷水澡的方法正确是有利于健康的。首先,刚开始洗的1~2分钟,会使皮肤血管收缩,血液流向内脏,但2~3分钟后,身体适应了这种温度,血液会重新分配,回流到皮肤,整个过程就像给血管做"体操"一样,不仅可以增强抵抗力,还会增强血管弹性,预防动脉硬化。其次,用冷水洗澡,神经系统明显受到刺激,导致心跳加快、呼吸加深、血流加速,既能促进新陈代谢,还会使皮肤变得柔软、有弹性。此外,洗冷水澡还有助于增强消化功能,对慢性胃炎、胃下垂、便秘等病症有一定的辅助治疗作用。早期和较轻的糖尿病患者,可在医生指导下冷水浴;较为严重的糖尿病患者则不宜进行冷水浴锻炼,不适当地进行冷水浴常可导致严重的不良后果。

五、糖尿病患者洗温泉浴的注意事项

温泉中富含多种有益于人体健康的微量元素,对消除疲劳、养颜美容等具有一定的功效。但泡温泉虽好,也不是人人适宜,糖尿病患者就应该谨慎些。因为温泉温度高,泡温泉时血管舒张,容易出汗,易引起血糖变化。如果糖尿病患者血糖控制得不好就去泡温泉,很容易出现意外。而注射胰岛素的糖尿病患者如果泡温泉,会使胰岛素吸收加快,出现低血糖反应。同时,皮肤长时间浸泡在很热且酸性高的温泉水中,受泉水中硫黄或矿物质刺激,能使皮肤变得干燥及发痒,有人将其称为"温泉皮肤炎"。

糖尿病患者在血糖稳定的情况下可短时间地泡泡温泉,泉水温度不宜超过 40℃,最好每 15 分钟起来休息一下,及时补充水分。泡完温泉后,要尽快擦干身上的水,因为温泉中可能含有硫黄或碱,留在身上会刺激皮肤,引发皮肤炎症。最好能用清水淋浴,不要用香皂或沐浴露,不要用力搓擦,尤其是腋下、胯部、肚脐周围、四肢皮肤的皱褶处,因为泡过温泉后,这些部位的皮肤更加脆弱。

六、睡眠不好影响血糖稳定

长期的睡眠缺乏,可能会导致人体应激系统激活或影响糖类代谢,这两点都是导致糖尿病的重要因素,因此长期睡眠不好或太少的人都容易患糖尿病。人在睡眠不好或睡眠太少的时候,体内的皮质醇和肾上腺素将变得更加活跃,从多方面影响人体对糖分的吸收,进而带来患糖尿病的后果。而一些已经罹患了糖尿病的患者,由于血糖高、口渴饮水多,导致夜间小便次数多,且心理负担过重,常常忧虑、心烦,这些都会导致慢性失眠症(长期性失眠),糖尿病患者往往失眠越重,血糖越居高不下。

七、糖尿病患者睡眠需要注意什么

人有 1/3 时间是在睡眠中度过的,充足良好的睡眠是保证身心健康的重要因素,但睡眠时间存在着明显的个体差异。糖尿病患者要以醒来全身舒适、疲劳消除、精力恢复为准,并根据季节进行有规律的调节:春夏迟睡早起,秋时早睡早起,冬日早睡迟起。糖尿病患者还要制定合理的作息方案,无论中年人或老年人,每天睡眠都不应少于 8 小时,另加 1 小时午睡。饭后不应立即就寝,因为此时迷走神经活动增强,而迷走神经的兴奋会抑制心跳,甚至会出现心搏骤停现象,这对糖尿病患者有潜在危险,可在饭后 1~2 小时午睡。睡觉时要注意体位,因为心脏在胸腔偏左侧,仰卧或左侧卧位时对心脏搏动不利,适宜的睡姿应是右侧卧位,双腿稍微屈曲。

八、糖尿病患者要慎防"黎明现象"

"黎明现象"是指糖尿病患者在清晨出现的高血糖,一般在凌晨 3 时左右血糖开始升高,持续到上午 8~9 时。"黎明现象"多发生于 1 型糖尿病。"黎明现象"的发生与体内多种内分泌激素有关,如生长激素、糖皮质激素和胰高血糖素等,这些激素与胰岛素有相互对抗作用,可使血糖稳定在一定水平,从而保证人体的正常需要,但糖尿病患者的胰岛 B 细胞已受损害,当生长激素和糖皮质激素的分泌在午夜逐渐升高时,糖尿病患者不能分泌足量胰岛素来抵抗,因而就会出现黎明时血糖异常升高。糖尿病患者一旦确诊出现"黎明现象",要在医生指导下进行降糖药物的调整。如果注射胰岛素,则应将早餐前的胰岛素注射提前到清晨 6 时,或将晚餐主食分 1/3 量到睡前吃,并在进餐前注射胰岛素。

九、糖尿病患者要注意防"苏木杰现象"

"苏木杰现象"是指糖尿病患者低血糖后又出现高血糖的现象,可持续数天至十余天,多见于 1 型糖尿病的患者。其发生的主要原因,多由于胰岛素过量后诱发低血糖,机体自身的负反馈调节,促使体内胰升糖素、生长激素、肾上腺皮质激素及肾上腺素均显著分泌增加,从而使血糖回升,以致出现高血糖。

糖尿病患者出现"苏木杰现象"大多见于胰岛素用量不当,或没有按时加餐,或病情控制较好时体力活动增加。临床上,有的糖尿病患者胰岛素用量很大,常有低血糖反应,但尿糖很多;有的患者夜间尿糖很少,次日早晨血、尿糖显著增加且尿酮体阳性;有的患者夜间发生不自觉的低血糖,而次日早晨尿糖阴性,仅表现为尿酮体阳性;还有的糖尿病患者在家里发生低血糖时,不能立即到医院查血糖,等到医院检查时血糖总是很高。对以上种种情况,若不认真分析产生血糖增高、尿糖增多的原因,而只盲目加大胰岛素的用量,结果则使病情更为恶化。

十、糖尿病患者如何防便秘

便秘对普通人来说,大多只是一个一般的毛病,但对于糖尿病患者而言,却是一个应予以重视的症状。这是因为糖尿病引起的自主神经病变可导致顽固性便秘,而成为糖尿病的一个并发症。排便是机体"清理垃圾"的过程,长期便秘可使"垃圾道"堵塞,导致人体对毒素的过量吸收。另外,人在用力排便时,血压水平较平时可明显增加,而糖尿病患者多有眼底视网膜病变或脑动脉硬化,瞬间腹部用力有可能造成眼底血管破裂,引起视网膜出血,甚至导致失明,或引起脑卒中。对中老年人的顽固性便秘,要去医院在医生的指导下服药治疗。保持排便通畅的办法有以下几种。

1. 饮水跑步排便法 中老年人每天早晨起床后,在跑步前先饮一杯白开水，再去跑步。每天慢跑30分钟，有利于中老年人防治便秘，治疗疾病，强身健体。中老年人最少每周需做1次出汗运动，如跑步、体操等。

2. 按摩排泄通便法　按摩是防治中老年人便秘的有效方法之一，中老年人要坚持每晚用热水洗脚，因为脚是体内毒素的最大沉积处。洗脚之后，可自我按摩足心，或每天睡觉前自我按摩腹部，可达到防治便秘之目的。

3. 饮食调养通便法　常吃富含纤维素的食物，如粗杂粮、薯类、芝麻、梨、蔬菜及水果等，纤维素是最佳的清肠通便剂，它在肠道内吸收水分，吸收毒素，促进通便。常吃排毒食物，如黑木耳、绿豆汤、猪血、海藻类（对放射性物质有特殊亲和力）、绿茶、蔬菜及水果等。

4. 服用药物通便法　长期饮服大黄，常饮大黄液者比不饮者寿命长10～30年。大黄的泻下作用足以消除肠道内的有毒物质。大黄可"荡涤肠胃、推陈出新，通利水谷，调中化食，安和五脏"。

十一、什么是糖尿病足

糖尿病足的主要症状是下肢疼痛及皮肤溃烂，从轻到重可表现为间歇性跛行、下肢休息痛和脚部坏疽。病变早期，体检可发现下肢供血不足的表现，如抬高下肢时脚部皮肤苍白，下肢下垂时又呈紫红色。脚部发凉，脚背动脉搏动减弱甚至消失。所谓间歇性跛行就是患者有时走着走着突然感到下肢疼痛难忍,以致不得不一瘸一跛地走路,或者不能行走,这是下肢缺血的早期表现。休息痛则是下肢血管病进一步发展的结果,行走时下肢供血不足,而休息时下肢也因缺血而疼痛,严重时患者可彻夜难眠。病情进一步发展,下肢特别是脚上可出现坏疽,创口久久不愈,按坏疽表现的不同,坏疽可分为湿性、干性和混合性3种。坏疽严重者不得不接受截肢而致残。

十二、切不可"脚痛只医脚"

严大哥是一位性格开朗、热情健谈的人,但有一件事却让他闷闷不乐。前段日子,他不小心把脚弄破了,原以为这点儿小毛病到医院换换药、打消炎针就会好的。可是,事与愿违,他到一家医院治疗后伤口不但不见好,反而越烂越大,深至骨膜肌腱,脓水夹着血水不停地从伤口里流出,散发着一股臭味。再一查,血糖竟高达 21 毫摩/升,原来是糖尿病引起的并发症——糖尿病足。病因找到了,可病情却耽误了。

提醒:糖尿病足是由于长期高血糖引起的血管和神经病变。在初期仅表现为麻木、发凉、感觉减低、易受伤、浅表伤口不易愈合等情况,而后期则日趋严重。据统计,有 15% 的糖尿病患者会出现糖尿病足,其中有相当一部分人是因为对足部的破溃不重视,失治、误治而造成截肢。积极的预防会大大减少糖尿病足的危害。

切记:控制血糖是预防感染的关键。做好足部护理,每天洗脚换袜子,但不要烫脚,袜子要宽松透气,不要穿硬质或高跟鞋,避免修脚。可适当应用营养神经药物。

十三、糖尿病患者护脚的宜忌

糖尿病患者每次穿鞋前一定要注意仔细检查鞋子内有无坚硬的异物,以免磨损脚部皮肤导致受伤;勿赤脚穿凉鞋,应穿软帮、软底、大小合适的鞋,不要穿窄小挤脚、硬底硬帮的皮鞋,以免挤压脚部,使血液循环不良。

糖尿病患者应穿吸水性好、透气性好的棉织品袜子,袜口不能太紧,应每天换洗。

糖尿病患者剪趾甲不可剪得太深,以免损伤皮肤,造成甲沟感染。

糖尿病患者需要经常检查脚部是否有水疱、红肿、变色、摩擦伤、抓伤;勿使用硬膏、鸡眼膏或有腐蚀性的外用药物,以免发生皮肤损伤;对于小的伤口,避免使用碘酒等强刺激性消毒剂,不要用甲紫、红汞,以免遮盖伤口感染的征兆。

糖尿病患者护足歌

糖尿病足不可怕,四季护航战胜它。

清洁卫生常有规,宽松鞋选鞋垫加。

穴位脏器在脚心,增强免疫多摩擦。

远离心脏血供差,寒冷暖鞋厚袜穿。

运动常规持以恒,神经末梢可改善。

气温干燥时间长,皲裂冻疮防感染。

十四、糖尿病患者洗脚忌冷宜温

1. 忌冷水洗脚 脚是血管分支的最末梢部位,脂肪层薄,保温性差,脚底皮肤温度是全身温度最低的部位。如常用冷水洗脚,会使脚部进一步受凉遇寒,再通过神经的传导而引起全身一系列的复杂生理反应,最终可能导致各种疾病缠身。还有一个原因是:脚底的汗腺较为发达,如果突然用冷水洗脚,会使正常运转的血管组织剧烈收缩,有可能导致血管收缩舒张功能失调,诱发肢端动脉痉挛,引发疾病,如红斑性肢痛、关节炎和风湿病等。所以,糖尿病患者不宜用冷水洗脚。

2. 宜温水泡脚 糖尿病患者每天晚上睡前可用40℃～45℃的温水泡脚15～20分钟,洗脚后用干燥的纯棉毛巾擦干,包括脚趾间的皮肤,以保持脚部的清洁和血液流通,清洗时切忌水温过热,以免烫伤皮肤。若在泡脚的同时,再对足心穴位进行自我按摩、热敷,还有消除疲劳、有助睡眠、祛病强身之功效。温水泡脚对中老年人的便秘也有一定的辅助治疗作用。

十五、糖尿病患者一定要注意脚部保暖

俗话说"寒从脚下起",尤其是中老年糖尿病患者气血功能衰退,脚部对温度比较敏感,如果不小心受凉,会反射性地

引起鼻黏膜血管收缩,引起感冒。从现代医学观点来看,人的脚掌有丰富的血管和神经,与神经中枢和人体各部分脏器相关联,但由于离心脏最远,很容易出现血液循环方面的障碍,如果受凉更会影响人体血液循环。加之脚部表面脂肪层薄,保温性能差,所以容易受寒冷的侵扰。因此,糖尿病患者平时应注意脚部保暖,以防感冒发生。

十六、走卵石路走出麻烦

李师傅患糖尿病 20 年了,在医生的指导下,他的病情控制得不错。现在退休了,经常和孙子们爬山、踢毽子,过得挺好。不久前和孙子们去公园玩,看晚辈们和其他的老人兴致勃勃地踏石子路,心一痒,也跟着赤脚踏石子路。没过几天,李师傅洗脚时发现脚轻微溃烂,心中一惊,赶紧去了医院。医生一看就怪李师傅不注意保护双脚。医生说,糖尿病患者的双足是最需要保护的,由于它们对外界刺激不敏感,万不可故意去踩卵石路。如果不加注意,很多时候损伤了也不知道,又由于愈合能力降低,造成伤口继续发展,感染溃烂,不少人甚至发展到要截肢的地步。

十七、糖尿病患者不能用按摩鞋垫

鞋垫如今花样繁多,不但有化纤、纯棉、真皮、亚麻等,还出现了按摩保健鞋垫。一只脚上就有几十个反射区,人体的主要器官,如心、肝、肾等,在脚上都有相应的反射区,但鞋垫上的按摩点是"撒网式"的,缺乏针对性,对脚的按摩可能有一点儿作用,但是保健作用不大。鞋垫上的按摩点如果硬了,垫在脚下会硌脚,时间长了会对脚造成伤害;如果太软,按摩的效果又不突出。另外,如果穿着不当还会使脚部皮肤增厚,有时甚至会起不良反应。况且,按摩鞋垫也不是人人皆宜的,糖尿病患者由于容易并发血管、神经病变而易引发糖尿病足,脚部皮肤非常容易破损,且破损后不易愈合。因此,糖尿病患者应避免使用按摩鞋垫,以舒适的纯棉鞋垫为首选,以免按摩鞋垫摩擦引起脚底皮肤破损、感染。

十八、糖尿病患者要会呵护皮肤

糖尿病患者由于血糖较高,导致微血管壁受损、组织营养不良,使皮肤的抵抗力下降,容易出现皮肤的感染,包括细菌、真菌的感染,而感染后又不易愈合,给患者及其家庭带来经济负担,也带来痛苦。因此,糖尿病患者必须做好日常的皮肤护理。

1. 应防皮肤病 糖尿病患者易患皮肤病,是因为细菌活跃且繁殖能力强,而高血糖不仅会使血中中性粒细胞活动缓慢、吞噬力差、杀菌能力降低,还会降低机体形成抗体的能力,尤其是在天气炎热时,容易发生皮肤瘙痒和感染,并使感染迅速扩散和蔓延,引起高热、寒战和四肢无力,甚至危及生命。所以,专家提醒糖尿病患者,每天应检查和清洁皮肤,尤其警惕新近出现的溃疡、红斑和皮肤破损并认真处理。要保持皮肤的清洁,勤洗澡,勤更换内衣。内衣要以棉质为好,要宽松、透气性好。要勤剪指甲,以免长指甲伤到皮肤,剪指甲时不要剪得太深,避免剪伤皮肤。

糖尿病患者如果皮肤出现真菌感染,要在医生的指导下给予抗真菌的药物。如果出现皮肤的化脓性感染,如疖、痈等,不能自己挤压,要去医院就诊,进行换药,以免感染扩散。皮肤如果出现水疱,面积较小,可以用无菌纱布加压包扎;面积较大的,可以到医院在无菌技术操作下,穿刺水疱减压后再包扎。

2. 忌抓挠皮肤 中老年糖尿病患者由于皮肤末梢神经营养不良,油脂分泌随年龄的增长而逐渐减少,因此皮肤常会因干燥而出现瘙痒,若不正确处理,一味搔抓,非但不能解决问题,反而可能因皮肤被抓破造成细菌感染,进而导致组织坏死等严重后果。所以,专家提醒糖尿病患者,一旦患了皮肤瘙痒,切忌搔抓,而应每天用温水冲洗,擦干后外涂止痒剂和相应的消炎药物;发现有脓疱、疖肿等,应及早就医。再者,被蚊虫叮咬后也不可随意搔抓,可使用花露水等止痒。

十九、糖尿病患者穿衣要宽大

糖尿病患者适合穿宽大舒松的衣服,切忌穿着瘦小的紧身衣服,尤其禁忌领口紧、腰口紧、袜口紧的"三紧",以免影响身体健康。

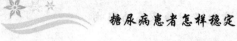

1. 领口紧　有些糖尿病患者爱穿高领衣服或领口较紧的羊毛衫、毛衣等,还有些人把领带扎得紧紧的。这不仅影响心脏向头颈部运送血液,而且容易发生颈动脉窦综合征。糖尿病患者随着年龄的增长,心脏跳动的力量逐渐减弱,血管硬化失去弹性,心脏向脑部供血本来就很费力。如果再加上领口的束缚,心脏的负担就更加重了。另外,过紧的领口压迫了颈部的颈动脉窦压力感受器,通过神经反射,引起血压下降和心跳减慢,使脑部发生供血不足,出现头痛、头晕、恶心、眼冒金花等现象,尤其是患有高血压、动脉硬化、冠心病的糖尿病患者,很容易发生晕倒和休克。

2. 腰口紧　现在市场上卖的许多裤子为了减少系腰带的麻烦,多是用松紧带做成松紧口裤子,穿上后把腰部勒得很紧而没有放松的时候。这样紧紧束着腰部,年轻人还可承受,糖尿病患者就不同了,他们比较肥胖,腰围较粗。再加上有些糖尿病患者有腰肌劳损和腰椎间盘突出及骨质增生的毛病,腰部本来就经常疼痛和不舒服,如果再穿上腰口过紧的裤子,对身体健康的影响就更大了。腰部是身体的支柱,过紧的腰口束缚着腰部的骨骼和肌肉,不仅影响那里的血液流通和营养供应,而且往往使腰痛加重。另外,还把腹腔里的肠子束得紧紧的,使肠子不能通过蠕动来消化食物。尤其是腰部有病和肠胃有病的人,长期穿腰口紧的裤子往往使症状加重。

3. 袜口紧　近年来,袜厂出产的袜子多是紧口袜,以免向下滑脱。其实,过紧的袜口对脚部的保健是非常不利的。

大家都知道,脚是人的"第二心脏",又是"人的根本",俗话说"养树护根,养人护脚"就是这个道理。脚是全身重要的运动器官,全身共有206块骨头,双脚就占了52块,双脚还有66个关节,40条肌肉,200多条韧带,支撑着身体的整个重量。过紧的袜口常把脚踝部勒得紧紧的,好像打上了一道箍使心脏有营养的动脉血液不能顺利往脚上流,也不能使脚上含代谢产物的静脉血液往回流,时间长了便会引起脚胀、腿肿、脚凉、脚痛、腿脚麻木无力,使人从腿脚衰老到生命衰老的过程增快。

糖尿病患者穿衣忌"三紧",虽然是日常生活中的细节,但对康复保健来说也是非常重要的。

二十、糖尿病患者春季宜注意什么

1. 春季宜养其肝 "春夏养阳,秋冬养阴",是我国古代医学家根据自然界四季变化对人体脏腑气血功能的影响而提出的养生原则。春日养阳重在养肝。五行学说中,肝属木,与春相应,主升发,喜畅达疏泄而恶抑郁。所以,养肝首要一条是调理情志,春天应注意情志养生,保持乐观开朗的情绪,以使肝气顺达,起到防病保健的作用。另外,春天人体肝气相对旺盛。这时,"性气不定,性如小儿"的老年糖尿病患者更应注意心理调养,要常嬉游于万花之隅,沐浴明媚春光,或者借助春天宜人的气候,旅游踏青,可预防独坐孤眠所生的抑郁困倦,激发对生命的珍惜和对大自然的热爱。

2. 春季应防过敏 春天风大,空气干燥,百花盛开,花粉、花絮、灰尘、煤烟、真菌等随风飘荡而布满人们生存的空间。过敏体质者因吸入致敏物后易发生过敏性哮喘、荨麻疹及花粉症等病,所以应保持环境卫生,避免接触过敏源。对花粉过敏者,应加强个人防护措施,避免与花粉接触,防止吸入致敏花粉。当患者在户外或人群集中的地方活动时,应戴上口罩,也能起到预防传染性疾病的作用。

二十一、糖尿病患者夏季宜注意什么

1. 夏季宜养其心 夏季炎热难耐,中医学认为糖尿病以阴虚燥热为本,许多患者多表现为五心烦热(即手足心热,胸中烦热),夏季更觉周身热甚,因此糖尿病患者夏季的养生重点是调息静心,劳而不倦,慎防中暑感邪。有条件的糖尿病患者可到风光秀丽的山林海滨消暑避暑,或垂钓于树下水边,或到清静凉爽的地方散步做操,练功打拳,或品茶、弈棋、书画于书堂静室,以调节心气,陶冶情操,防止心火内生。早晨,曙光初照,空气清新,可到草木繁茂的园林散步锻炼,吐故纳新。傍晚,若漫步徜徉于江边湖畔,那习习的凉风会使人心静如水,神怡如梦,涤尽心头的烦闷,暑热顿消。

2. 夏季居室环境宜忌 针对盛夏暑热湿盛的外界环境,糖尿病患者的居室应通风凉爽,安静清洁,室内温度保持在 20℃～25℃,相对湿度在 40%～60%。午睡或夜卧都不可贪凉睡于露天、屋檐下、走廊及窗前等风口处,更不可迎风

而卧或久吹电风扇,以避免外邪侵袭,引起头痛头晕、腹痛腹泻、关节酸痛和面神经麻痹等症。

3. 夏季外出宜忌 糖尿病患者夏天应尽量减少外出,尤其是在中午 12 时至下午 2 时烈日高照时。若必须外出,最好采取防护措施,如打遮阳伞,戴凉帽、太阳镜,皮肤外露处涂防晒霜,尽量减少炎热对机体的威胁。外出还需带点风油精、清凉油、十滴水、藿香正气水、人丹、金银花露水等,以备中暑时急用。

4. 夏季慎喝绿豆汤 有的人认为糖尿病患者应该多吃豆制品,实际上这种认识不完全正确。豆制品会使血尿酸增高,随后发展为痛风。所以,糖尿病患者如果在夏天里非常想喝绿豆汤,那应该喝熬得比较淡的绿豆汤,最好只喝汤水,不吃绿豆。

二十二、糖尿病患者秋季宜注意什么

秋季宜防"秋愁":"愁"字是由"秋"和"心"组成的。秋天凉爽宜人,但气候干燥,气温变化不定,冷暖交替,常会给糖尿病患者带来心理、生理上的不适。尤其是身临草枯叶落的深秋,对大多糖尿病患者来说,心中常会有凄凉、苦闷之感,易产生消沉的心绪。所以,糖尿病患者此期要慎防受秋风落叶景象所染的悲戚之情。尤其是对于那些伤年华流逝、痛亲朋千古、叹此生碌碌者,常会发生腹胀气滞及情绪低落。因此,糖尿病患者秋季讲究情绪调养至关重要。因为不良情绪波动能使血糖上升。

二十三、糖尿病患者冬季要注意保暖

一般来说,四季当中冬季血糖水平最高,夏季血糖水平最低。冬天是糖尿病病情最易加重和并发症多发时节,所以在冬天来临之际,尤其要防受寒冷。寒冷会刺激交感神经,使血糖升高、血小板聚集而形成血栓,使血压升高、冠状动脉痉挛,诱发心肌梗死、脑出血等。如果气温缓慢下降,人体能逐渐适应这种变化;如果天气骤然变冷,人们往往不能适应这种天气变化,糖尿病患者尤其是老年糖尿病患者便会发生不良生理反应,如血糖、血压升高,从而使得心脑血管疾病的发生率明显升高。因此,糖尿病患者应注意御寒保暖,及时添加衣服。

二十四、如何警惕夜间发生低血糖反应

低血糖反应在任何时候都可能发生,但特别危险的是发生在夜间,也就是人们常说的夜间低血糖,且多同时伴有噩梦。夜间低血糖可能与以下几个原因有关。

1. 胰岛素剂量过大 胰岛素用量计算不准确或注射方法不对,均可导致剂量过大。

2. 进食过少 这种情况有必要在睡前加餐。

3. 运动量过大 运动的降糖作用可持续 24 小时,这主

要取决于运动时间的长短和强度。如果想增加运动量，可以适当减少胰岛素用量，或在运动后加餐。

4. 自主神经病变　糖尿病患者并发自主神经病变的概率高。发生消化功能紊乱时，就会出现食物在通过胃肠道时速度无规律可循，或快或慢，这种现象称胃轻瘫。患者受到一点点因素影响，就会导致血糖变化莫测，像蹦极跳似的波动很大。这种患者可使用针对此病的特效药物，可以考虑使用胰岛素泵等方法。

5. 未察觉的低血糖　患者虽发生了低血糖，但无低血糖早期症状，而未能采取有效措施，血糖进一步降低就有可能导致低血糖昏迷。这时可以暂时把血糖抑制目标放宽，有助于低血糖的恢复。

二十五、糖尿病是否要住院治疗

孙先生说，自己 1 周前被查出糖尿病。当时是单位体检，我发现血糖不对就又去医院复查，最后确诊为糖尿病。医生让我住院，但我工作很忙走不开，我想问一下，糖尿病能自己在家吃药吗？一定得住院吗？糖尿病患者是否要住院，主要是从几个方面考虑。

首先是病情本身，一般来说，糖尿病急性并发症（除轻度低血糖外）、慢性并发症的加重、恶化或急性发作，都需要住院治疗，而其他情况就不一定需要住院。这可以说是大前提。

　　然后看患者面对的现实问题。比如,像孙先生这样,第一次被诊断为糖尿病的患者,如果需要胰岛素治疗,通常就会建议住院治疗。因为这段时间要根据患者的具体情况进行分析,往往需要住院接受其他检查;为了检验治疗方案效果如何,往往需要一天多次监测血糖,并根据结果调整治疗方案;患者刚发现糖尿病,往往所知不多,需要接受各方面的糖尿病教育,涉及内分泌、营养、运动等各科室,所以在医院更方便;最后,也是很重要的,初期强化治疗效果理想,患者就可以在很长一段时间内受益。在这种情况下,患者还是住院更好。

　　如果患者的确工作、学习繁忙,同时有足够的保健知识,懂得最基本的血糖监测和胰岛素注射操作,也能够按医嘱服药,定时复诊,就不一定要住院了。但是,对于大多数患者来说,由于没有这样的条件,就要以如何能得到最好的治疗效果为优先考虑了。

二十六、女性患者要防止经期血糖升高

　　对糖尿病妇女的调查中发现,部分病人经期胰岛素抵抗性增加,约 60% 的患者血糖升高,需增加降糖药,注射胰岛素的糖尿病妇女,这几天则要增加胰岛素 2~4 单位/日,以使血糖平稳。月经过后,血糖又回到原有水平,降血糖药和胰岛素的用量会随之减少。这是什么原因呢?

　　这与女性体内激素水平的变化密切相关。雌激素能增加胰岛素的敏感性,也就是说,它在血中浓度升高时,能增加身体对胰岛素的利用。反之,当雌激素浓度下降时,身体对胰岛素的利用率减少,出现胰岛素抵抗。雌激素、黄体酮在经前降低,月经来潮后逐渐升高,以促使子宫内膜增生,为孕育胚胎做好准备。如果没有受孕,它们在月经来潮前1～2日迅速下降。体内雌激素水平迅速下降,也使得胰岛素敏感性下降。因此,月经来潮时导致女性经期血糖轻度升高。

这种改变可见于1型及2型糖尿病女患者,其中1型更明显。另外,经期妇女体质较差,抵抗力下降,容易生病,且情绪波动大,都会使血糖波动。但不必紧张,只要经期前后注意监测血糖,调整生活与心情,酌情增减药物,就能把血糖控制好。

二十七、糖尿病患者要强调症状监测

人生活在社会中确实是万事难料,如果一旦患上了糖尿病,不要惊慌,一定要注意观察病情变化,每天做好记录,长期坚持下去,就能掌握糖尿病控制规律。

一是要注意观察、记录自觉症状的变化,如口渴的程度、饮水量;尿量及排尿次数的变化;体力情况,是感到有力量还是乏力易疲劳。上述3项提示糖尿病控制的程度。异常饥饿感、乏力状态,这两点提示低血糖。视力变化、神经症状及皮肤瘙痒、发热、各种感染、疼痛、水肿等,这些都是提示发生并发症的可能。

二是要经常测体重,并记录下来。应晨起排尿后测体重。记录饮食量,要求糖尿病患者定时定量进餐。

　　三是要自我监测尿糖、尿量、血糖并记录。应于三餐前、餐后2小时及睡前测血糖。测尿糖可与测血糖同时进行,亦可餐前观察之。其留尿方法为:晚餐后至次日早餐前,早餐后至午餐前,午餐后至晚餐前各段的混合尿液。从每段混合尿中取少许置瓶内做检查,余尿弃掉。了解糖尿病的控制程度,要根据临床症状和血糖、尿糖情况进行综合判断。

第五章　心理健康有益于血糖的稳定

一、糖尿病与心理因素相关

糖尿病是由遗传和环境共同作用而导致的全身性代谢疾病,然而近年来发现,糖尿病的发生发展与人的性格、应对问题的方式、承受压力的能力等心理因素也有一定关系,已是公认的心身疾病。

现在,越来越多的人加入到糖尿病的行列中来,这与过大的心理压力及生活不规律等都有一定的关系。而一些糖尿病患者由于生活事件的突然打击,病情可在一夜之间恶化。研究表明,糖尿病患者的性格倾向于内向的人群,如遇到事情时不愿求助或找人倾诉,而是一味压抑自己,从而产生焦虑、抑郁的情绪,而不良情绪通过"免疫-内分泌"环节又成为糖尿病的诱因。所以,糖尿病患者在积极地进行药物治疗的同时,还要注意自己情绪和压力的调整,周围的人也应该多给予他们心理上的支持。如果一段时间压力比较大或

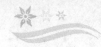

有应激事件出现时,应注意检测血糖。糖尿病治疗是一个长期的过程,而其中健康的心态对治疗也非常关键。

二、糖尿病患者常见的几种不良心态

糖尿病患者常见的几种心理状态:愤怒、悲观和失望的心态、内疚混乱的不良情绪、厌世抗拒治疗的心理。

1. 愤怒、悲观和失望的心态　患者如为青少年,有可能将终身依赖外源胰岛素治疗,而他们又正处于求学、创业、恋爱的大好时光,常有一种愤怒的情感,加之必须终身控制饮食,更加重了愤怒的心理。针对患者的心理情况,应以宣泄法使患者发泄愤怒的情绪,以升华法转移其矛盾心理。这类患者情绪稳定后均很主动地配合治疗护理,取得良好的治疗效果。

2. 内疚混乱的不良情绪　此类患者以中年人居多,常因患病不能照顾家庭,长年治疗又需要大量金钱,造成家庭经济拮据而感到自责内疚。有的患者确诊后,需要改变多年来形成的饮食习惯,食物选择受到限制而出现愤怒、拒绝和忽略。对于此种人,要在尽可能的条件下协调社会各方面的关系,帮助解决他们的实际困难,以减轻其心理负担,同时取得家属的配合,使患者调适自己的不良心态,增强自我保护意识。

3. 厌世抗拒治疗的心理　有此心态的患者均为患病时间长,并发症多且重,治疗效果不佳者。他们对治疗用药产生对立态度,认为无药可医,迟早都是死,自暴自弃,不配合治疗。对于这类患者,要合理提供治疗信息,对病情变化、检查结果主动向其做科学的、保护性的解释,帮助患者重新树立治疗的信心。

三、糖尿病初期要克服否认心理

患病早期,患者往往不能接受这一事实,持否认或怀疑的态度,怀疑医生诊断有误,否认自己患病,拒绝接受治疗,不注意饮食,或自认为患了糖尿病无非就是血糖高点儿,对身体不会有大影响,对疾病采取满不在乎的态度,导致病情进一步发展。这一阶段心理调整十分关键,患者要改变错误的认知,接受现实,建立战胜疾病的信心和希望,耐心细致地了解有关糖尿病的知识、高血糖的危害性和不及时治疗可能发生的并发症,认识疾病的发生发展过程,加强他们对饮食、运动及科学用药的重视程度,改变对疾病的看法。

四、正确对待糖尿病

首先,要认识到目前糖尿病还不能根治,只能做到有效控制。因此,糖尿病的治疗是长期的甚至是终身的,应树立起长期与疾病做斗争的决心。

其次,要用乐观主义情绪与疾病做斗争,既不要对糖尿病无所谓,不控制饮食,不重视体育锻炼和药物治疗,也不要对疾病过分担心，终日焦虑不安，或在治疗过程中一遇病情波动就失去治疗信心，这些都可能加重病情。

在治疗过程中，糖尿病患者要善于学习，主动掌握有关糖尿病的知识，寻找病情变化及规律。定期复查血糖、尿糖、血脂等检验指标及心血管、眼底、神经及肾脏情况，做到尽量地控制好病情，防止或延缓各种糖尿病并发症的发生和发展。

有的人对糖尿病满不在乎，是因为这种人根本不了解糖尿病及其危害的严重性，对糖尿病采取不承认、不检查、不治疗、听之任之的做法，这样的人如不改变态度势必会为这种满不在乎付出生命的代价。

五、过于关注病情无益于健康

有的患者在确诊患有糖尿病之后，便把注意力集中在疾病上，身体稍有不适便情绪紧张，猜疑血糖是否上升了，是否发生并发症了，终日忧心忡忡；有的患者看了一些有关糖尿病的科普读物，或报纸杂志上的科普文章，便把自己的个别症状及身体不适进行"对号入座"，怀疑出现了并发症，自己病情加重，却不知疑虑越多，血糖会越高，病情加重，终日心烦意乱，无所适从；有的患者因为猜疑过多，对治疗失去信心，往往借酒消愁，借烟解闷，使原来不太高的血糖骤然升高，使原本不太重的病情日趋加重。糖尿病患者应正确看待出现的异常表现，多与病友交换看法，吸取有益的信息，消除紧张情绪。还可采用分散对疾病注意力的方法,使思想焦点从疾病转移于他处,或改变周围环境,不与不良刺激因素接触,这就是"移情易性"的自我治疗调节方法。

移情易性的具体方法很多,应用时当根据糖尿病患者的不同心理、环境和条件等,采取不同的措施,进行灵活运用。有的糖尿病患者如果不能控制自己思想,在病情缓解的情况下,可以让患者家属配合,转移患者对疾病的注意力,以培养情趣、陶冶性情,调神除病。可以让患者参与舞蹈、旅游、书画、养花、垂钓等活动,起到调整逆乱之气体的作用,使情绪安定,疗效巩固,还能够让患者远离烦恼,忘却疾病,减轻身心痛苦。

六、情绪影响血糖的高低

一个人情绪的好坏,同疾病的发生、发展和转归有着十分密切的关系。一般来讲,人在愉悦的时候,不论做什么事情,都觉得称心如意,即使患病也易于康复。相反,人在悲哀的时候,总是伤心流泪,感到心灰意冷,悲观绝望,看世界的一切都是晦暗色,此种心境容易患病,而患病后也难于复原,甚至使病情加重。临床观察发现,大多数糖尿病患者除了有多饮、多食、多尿、消瘦及血糖增高这些大家都熟悉的症状外,还不同程度地存在着情绪、情感、性格等方面的障碍和情志活动的异常,如忧思过度、心烦不安、紧张恐惧、急躁易怒、悲伤易泣等,这些都对疾病的发展过程十分有害。因此,调节好心理是糖尿病患者的必然之举。

糖尿病患者应乐观爽快,思想上既不麻痹大意,掉以轻心,也不过分紧张,要对疾病抱有正确的态度,对治疗疾病有充分的信心,情绪安定平稳,不悲伤、不消极,积极配合医护人员进行治疗,病情才容易好转,或趋于稳定,不再发展。而无乐观向上心态的糖尿病患者在患病后,特别是当出现多种并发症时,如糖尿病肾病尿毒症,往往对治疗疾病丧失信心,终日愁眉苦脸,垂头丧气,暗自饮泣,甚至出现厌世观念,认为生不如死,绝望而轻生自杀。因此,只有怡悦开怀,心情舒畅,情思如意,然后配合服药,方能取得良好的疗效。否则,服药再多也收效甚微。

有的糖尿病患者易动肝火,对周围环境感到烦躁,常会因生活中一点小事而发火,遇有不顺心或工作学习稍不如意就缺乏自制力和耐心。这种患者在临床上常常不能按医嘱进行计划治疗,一旦病情反复,不是责怪医者无能,就是埋怨家属照顾不周,所以病情总是反复无常,甚至加重。所以,心理医生告诫糖尿病患者:遇到不满意的人和事要进行"冷处理",避免正面冲突,遇事要想得开,切忌生闷气或发脾气。

七、控制情绪紧张的方法

许多糖尿病患者在得知自己患上糖尿病的初期,思想压力非常大,造成情绪过分紧张,这对病情控制是没有好处的。以下方法有助于缓解情绪紧张,可在日常生活中试试。

第五章　心理健康有益于血糖的稳定

1. 避免情绪紧张　当你发怒或沮丧时,会消耗体内能量,分散精力,当然,你无法控制身边发生的事情,但可以控制自己的反应。比如,遇到交通堵塞时,不妨忍耐一点儿,便可避免不必要的情绪紧张。

2. 定下生活目标　有些人生活没有目标,每逢遇到突变时便会感到情绪紧张。只要确立了生活目标,便可以控制自己的生活。你可定下小目标和大目标,开始时应根据实际情况计划生活的小目标,当达到小目标时,你会满怀信心地向大的目标迈进,同时要不断地检查你的目标是否可行,如有需要,还应按生活的转变而重定新的目标。

3. 确定工作次序　你是否常因"时间不够"而感到匆忙?不妨尝试调节生活节奏。做事之前应预先有周密的计划,按事情的重要性列出工作先后次序表,集中精力处理重要的事情,不要浪费精力做无关紧要的事情。

4. 忙里偷闲　在日常工作中,忙里偷闲几分钟有助于松弛神经,使你对四周发生的事情有更清醒的见解。每周安排一定的娱乐、消遣或运动的时间。经常运动是缓和情绪紧张的良方。身体健康使你精神焕发,影响你对周围事情的观感。

5. 情绪意志　很多人认为宗教信仰令人健康愉快,生活正常。除此之外,瑜伽功、养生功都能教你舒展筋骨、调节呼吸,有助于松弛神经和加强意志力,可试试练练这些功法。

6. 思想积极　思想积极有助于加强自信,控制情绪。如果不断批评自己或订立不切实际的目标,便会浪费精力。

消极的想法通常只会带来不良后果,不要说"我无法做到",反之,应该说"我能做到"。这样久而久之,你就会惊讶自己的办事能力大大提高了。

7. 培养幽默感 笑容是消除情绪紧张的最佳良方。当你能培养点幽默感时,你身边的人都会消除紧张,而你自己也可以松弛神经。

8. 与人沟通 默默忍受只会加重自己情绪紧张的程度。向家人、朋友、辅导员或健康专家说出自己的感受和忧虑,如此地"细说心中事"不但可以缓和紧张,还可对困难引发新的解决方法。

9. 处事果断 一般人都不知道,固执会引起多少情绪紧张,他们不断等待,期待事情恢复本来状况。当你面对多项选择可以做出决定时,不要犹豫不决再花时间等待,应处事果断,做出最佳选择,创造更好的新生活。

10. 别人的支持 你是否有时候遇到一些私人问题难于启齿,或者感到自己的问题会拖累别人?请记住你不是孤立无援的,试试在附近的地区访寻糖尿病患者互助团体组织。记着一点,患上糖尿病的不只你一个人,其他糖尿病患者也会了解你的感受,你无须多费口舌解释,他们也会分担你的忧虑,也希望知道如何应付情绪紧张。

八、"笑"能改善糖尿病患者的症状

人在高兴、愉快、喜悦的时候,不论做什么事情都觉得称心如意。人在悲哀的时候,总是伤心流泪,感到心灰意冷,悲观绝望,看世界的一切都是死灰色。一个人的心情、情绪的好坏,同疾病的发生、发展和转归变化有着十分密切的关系。所以,现代心理学将笑视作一种愉快心境或轻松情绪的体现,认为笑对改善抑郁、焦虑、恐惧等情绪状态十分有益。因此,笑会带来心身的放松和快慰。近年来,国外的笑俱乐部生意红火,说明"笑疗"越来越被现代人所青睐。

临床上以笑治病的案例不胜枚举。现代科学也证实,当糖尿病患者的身心处于愉悦状态时,其体内各个系统都能以良好的秩序,出色地行使机体各部分的功能。如果情绪忧郁苦闷,会使肠蠕动变慢,就会减少药物的吸收而影响治疗效果,故糖尿病患者必须保持乐观向上的意境,使机体各系统处于正常的功能状态,以达到药物最佳疗效。如果糖尿病患者不能做到怡悦开怀,久之就会导致身体各部分的功能紊乱,严重妨碍了糖尿病的治疗甚至可引起其他多种疾病。心情愉快,气血通顺,就能疏肝理气,健脾和胃,增强免疫功能,有利于身体的健康。因此,糖尿病患者要学会善于控制调节自己的情绪,自寻乐趣,不妨将笑作为调节糖尿病患者症状的一种方法。

九、轻松快乐的音乐有益于糖尿病的缓解

轻松悠扬的乐曲可以使人心境趋于平静,消除烦恼,这样的心理环境有利于克服胰岛素抵抗,增加受体的敏感性。

因为胰岛素的抵抗因子 5-羟色胺、肾上腺素、儿茶酚胺等，都是在应激状态或情绪紧张的情况下产生的，轻松愉快的心境是摆脱这些不良心态的最好办法。欢快的音乐令人情绪焕发，可以调动机体各部位的活力，使之处于优良状态，改善全身代谢，降低血糖。需要指出的是，音乐虽然有助于糖尿病患者降低血糖，但音乐疗法在应用时应注意以下原则：糖尿病患者音乐的选择应根据个人的情况有所不同，神情忧郁者应选欢快舒畅的；情绪低迷者应经常听一些振奋激昂的；心烦急躁者，应选择轻松悠扬的乐曲。欣赏音乐，陶冶情趣，可以起到修身养性的作用，对心理治疗可以起到很好的作用。

十、园艺劳作易于控制血糖水平

糖尿病患者可以从事园艺活动，即对蔬菜、果树、花卉和观赏树木等植物进行栽培管理。从中可获得的好处甚多：辛勤的劳动可获得果实，并经常吃到新鲜而有营养的东西，饱尝亲手栽培的乐趣；园艺劳作时，肌肉可得到锻炼；人在充足的阳光和清新的空气中会感到生气勃勃、精神焕发；迷人的绿色和花香，会给人带来心情的喜悦和情绪的升华，能从绿色的环抱中得到情绪的安抚和愉悦，令人在清新、馥郁的芳香之中，得到性情的陶冶和唤起美好的回忆，可促进患者增强信心，使疾病好转。国外曾有人对园艺劳作对降低血糖的作用进行过研究，发现经常进行园艺适度劳作的糖尿病患者,他们的血糖水平易于得到控制。

十一、练书画有益于糖尿病的治疗

书画疗法是指通过练习书法、绘画来达到治病养生目的的一种疗法。从生理活动方面来看,习书法、作画时头部端正,两肩平齐,胸张背直,两脚平放。此时精力集中,荣辱皆忘,心平气和,灵活自如地运用手、腕、肘、臂,调动全身的气和力,使全身气血融通,体内各部分功能得到调整,大脑神经兴奋和抑制得到平衡,促进血液循环和新陈代谢,并能使全身肌肉保持舒适状态。

书画疗法的降血糖作用主要与书画疗法可以调节情绪、疏肝理气、平肝潜阳密切相关。当人们挥毫之时或潜心欣赏书画时,杂念逐渐排除,因而可以使郁结的肝气得以疏解,上升的血糖得以降低。有人将经常练习书画者与初学书画者进行对照观察,结果两组血糖均有不同程度的下降,但经常练习书画者的降血糖程度明显优于初学书画者。

糖尿病患者进行书画练习没有严格的禁忌证,只需注意每次练习书画时间不宜过长,以 30～60 分钟为宜,不宜操之过急。绘画时要注意自己的心情,若情绪不良时不必勉强。劳累之时或病后体虚时不必强打精神,本已气虚,再耗气伤身,会加重身体负担,不易恢复。饭后不宜立即写字作画,饭后伏案会使食物壅滞胃肠,不利于食物的消化吸收。

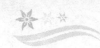

十二、糖尿病患者久坐打麻将坏处多

打麻将不利于糖尿病患者。糖尿病患者常伴有血糖、血脂等一系列代谢紊乱,良好的血糖控制需要良好的生活方式,如规律的饮食、运动及愉悦平和的心理状态。打麻将的人易上瘾,常常达到废寝忘食的地步,根本做不到糖尿病饮食所要求的"定时、定量、定餐"。另外,打麻将时多会赌钱,常伴情绪的剧烈波动,易致严重的高血糖、高血压,甚至引发脑卒中;输的人意志消沉,一心想把本钱捞回来,形成恶性循环。有些人"麻瘾"上来则欲罢不能,通宵达旦,严重影响了对血糖、血脂的控制。糖尿病患者多有便秘,打麻将时久坐不动会使肠蠕动减慢,更不利于便秘的解决;同时久坐不动使血流更趋缓慢,易引发脑梗死、心肌梗死等严重并发症。另外,可以使糖尿病患者骨质疏松症发病率增高。打麻将时长时间俯视,不注意颈椎和腰椎的活动,使得患颈椎病、腰椎病的概率大大增加。

十三、频繁聚会不利于血糖的控制

糖尿病患者在参加聚会、联欢时需要特别注意,因为相当多的糖尿病患者伴有高血压病、冠心病,如果聚会时情绪激动,有诱发心绞痛、心肌梗死之可能,有的由于血压骤升,可诱发脑血管意外。生活实践也证实,节假日里亲朋好友相聚,脑血管意外发病者明显增加。总之,糖尿病患者遇到各种聚会、联欢,先要分析对血糖、血压有无不利影响,再决定是否参与。如果活动可能对血压产生较大的影响,就要设法婉言谢绝或不予参加。

十四、不良娱乐环境能使血糖升高

卡拉 OK 等都是当今人们喜欢的娱乐活动,特别在节日期间,许多人通宵或长时间地唱卡拉 OK、跳舞,有的人就会出现头晕、头痛、眼花、记忆力减退、肢体麻木等症状。说明不良的娱乐环境会使人体免疫功能下降,平衡失调,乐极伤身。经常处在烟雾缭绕、空气污染的娱乐场所,还容易引起呼吸系统的疾病,平时有糖尿病、高血压病、动脉硬化等疾病的患者,在这样的环境中玩乐易促使血糖、血压升高,甚至发生猝死。对于出游的老年人,当面对景点惊险刺激的娱乐设施时,千万要慎重,切莫跟自己较劲,去做危险性的尝试。

十五、稳定血糖要学会宣泄感情

利用倾诉和交谈或其他方法进行感情宣泄,心理学上称为"发泄疗法"。古人曾说:"不如人意常八九,如人之意一二分。"一般来说,人的一生处于逆境的时间大大多于顺境的时间。即使是历史上的帝王将相及现代生活中的富豪、名人,都无法摆脱各自的忧伤和烦恼,更何况于常人,他们生活中的悲郁之情更是不胜其数。中医学认为："百病皆生于气。"如果郁结的不良情绪是暂时的，机体很快可以恢复正常，但如果不良情绪过分强烈或持久，就可能造成脏腑功能失调，而引起血糖的升高。现代研究也证实，持久的不良情绪，特别是表现为烦恼、忧郁、悲伤的情绪，如果长期得不到发泄，可通过神经、内分泌系统影响机体的免疫功能，引起血糖升高。所以，解除悲郁的最好方法是及时发泄，使人从苦恼郁结的消极心理中得以解脱，尽快恢复心理平衡。正如一位哲学家所说的："生命的潮汐因快乐而升，因痛苦而降。"

十六、糖尿病阳痿的心理五步治疗法

无论是精神性阳痿，还是器质性阳痿，在其发病过程中，心理因素均占有重要的地位，因此对任何一种阳痿均应进行心理行为治疗。训练前提是夫妻之间原有的分歧和积怨要彻底消除，患者如有酗酒、吸烟和药物依赖等情况，要坚决戒断。必要时可采用下述的"五步法"性感行为集中训练。

第一步：互做身体抚摸训练。除了生殖器和乳房，身体其他部位都可以抚摸，根据被抚摸的感受随时调整抚摸的部位和方式，每天至少训练 20 分钟，环境要保持温暖、安静和不受干扰。经过 1 周训练，如患者接触配偶的身体已无任何焦虑反应即可进行下一步，否则继续训练 1 周。

第二步：进行包括生殖器和乳房的全方位身体抚摸训练。在训练过程中，患者的阴茎勃起功能会逐渐有所恢复，值得提醒的是,勃起是阴茎对各种刺激作用所产生的非随意性反应,不受主观意愿控制。

第三步:刺激和抑制勃起的训练。患者保持被动和无性欲状态。配偶用手刺激阴茎勃起,再用手指施力挤压阴茎冠状沟部抑制勃起,如此反复训练直至阴茎能充分勃起。

第四步:阴道训练。刺激勃起后,配偶取骑跨位,将阴茎纳入阴道内,间断给予刺激,以尽可能维持勃起状态。如有想射精的感觉,立即用挤压方式终止勃起,反复训练直至勃起能维持适当时间。

第五步:可过渡到正常的性生活。

 糖尿病患者怎样稳定血糖

第六章 糖尿病的中西医基本用药

一、糖尿病治疗应因人而异

糖尿病患者治疗的主要目的是将血糖控制到一个适当的水平,最大限度地防止出现并发症或降低其严重程度,保证患者的生活质量。糖尿病患者的年龄、病变性质、病变严重程度各不相同,有的患者甚至还有其他严重并发症,所以治疗方案必然也不尽相同。也就是说,治疗糖尿病不会有一个固定的模式,应遵循因人而异的原则。

糖尿病的病因复杂,发病原因有所不同,患者的具体情况也有所不同,所以糖尿病患者治疗原则的一个重要方面是要强调原则性与个体化相结合,不同的患者应当采取不同的方法,要因人而异,治疗方案应切实可行。糖尿病是一种慢性疾病,在这样一个漫长的过程中,如何保证不同患者正常生活,维护健康,是糖尿病治疗的一个非常重要的问题,只有根据每个人的具体情况具体分析,治疗才会取得满意的效果。同时,每位患者应在养病过程中认识并把握好自身防治疾病的规律,懂得如何自我保健,这是使治疗个性化的最好保证。

二、糖尿病患者血糖过低同样危险

正常人的血糖水平较稳定,可波动于一个较小的范围。当人体血液中葡萄糖水平过低,静脉血浆葡萄糖低于2.8毫摩/升(50毫克/分升)而引起一系列的症状时称为低血糖症。

大脑是"吃糖"大户,因为葡萄糖是脑组织活动的主要能源。脑组织活动须依赖源源不断的血糖供应,因此反复发作低血糖或低血糖持续时间较久均会引起大脑功能障碍。低血糖反应轻者有头晕、出汗、心跳加速、心慌、面色苍白、虚弱、手足震颤、饥饿感。重者说话含糊、语无伦次、昏昏欲睡、行为怪异、情绪失常,甚至全身抽搐状似癫痫发作,终致昏迷死亡。中老年糖尿病患者低血糖时易诱发心律失常、心绞痛、心肌梗死、脑血管意外等严重后果。

小贴士

血糖升高是糖尿病的重要诊断指标,但在糖尿病的治疗上绝不是仅仅降血糖就可以了。糖尿病患者在血糖升高的同时往往伴随着血压的升高和血脂代谢紊乱。由于高血压、血脂异常可引起动脉硬化、冠心病、卒中等

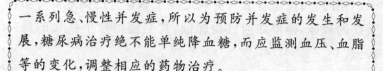

一系列急、慢性并发症，所以为预防并发症的发生和发展，糖尿病治疗绝不能单纯降血糖，而应监测血压、血脂等的变化，调整相应的药物治疗。

三、什么是胰岛素抵抗

　　当没有患糖尿病时，人体对糖的耐受是正常的，少量的胰岛素就能够把血糖降得很好。但糖尿病患者发病前期，由于血糖波动和贪食（或偏食），血糖迅速升高，刺激胰岛素大量分泌，又使血糖很快下降。当胰岛素分泌重复过多时，机体细胞对胰岛素的反应敏感度下降，血糖被送到细胞（燃烧产生能量）的效率下降，更多的血糖转化为脂肪储存起来，人会变得肥胖（显性肥胖）或体脂增加（隐性肥胖）。脂肪细胞变大 2 倍以上，单位面积的胰岛素受体就会减少，因此细胞对胰岛素的敏感度继续下降，使胰岛素在加速葡萄糖的利用和抑制糖原分解及减少糖原异生方面发生障碍，这时就出现胰岛素抵抗。出现胰岛素抵抗后，为了恢复正常血糖水平，胰腺需要分泌成倍的胰岛素。当胰岛素长期大量分泌时，胰岛素的质量和作用就会下降，于是需要分泌更大量的胰岛素进入血液来降低血糖，从而形成高胰岛素血症。当胰岛素的作用全面下降，血糖无法降低，就会出现持续高血糖，进入糖尿病早期。

四、糖尿病治疗重在克服胰岛素抵抗

糖尿病的基本病理变化是胰岛素绝对或相对分泌不足所引起的代谢紊乱,因而纠正代谢紊乱,促进胰岛 B 细胞功能恢复,消除胰岛素抵抗是治疗糖尿病的基本策略。糖尿病的持续高血糖等代谢紊乱,可导致心、脑、肾、血管、视网膜、神经系统等组织器官出现严重的并发症。糖尿病并发症所导致的死亡已成为糖尿病的主要致命原因。因此,如何减少并发症的发生,并对已出现的糖尿病并发症进行适宜的治疗,就成为糖尿病治疗领域的重要内容。

五、糖化血红蛋白是糖尿病治疗的"金标准"

在去医院就诊时,您听说过糖化血红蛋白(HbA1c)检查这个词吗？您也许听说过这项检测,或者还接受过这项检查,但是可能对它的真正含义并不十分理解。人体血液中的红细胞含有血红蛋白,即我们常说的血色素。当血液中的葡萄糖与血红蛋白发生接触时,两者就会交联在一起,从而形成了我们现在所说的糖化血红蛋白,故有人将糖化血红蛋白又称为糖基化血红蛋白。为什么糖尿病患者需要周期性地测定糖化血红蛋白呢？

糖化血红蛋白实际上指的是被葡萄糖糖化了的血红蛋白(即血色素),通过测定血液中糖化血红蛋白的含量,可以反映糖尿病患者在以往 2～3 个月的时间内糖尿病控制状况的好坏。糖尿病患者每天所进行的血糖测定仅仅反映了检测当时的血糖变化,而糖化血红蛋白的测定可以让人看到在过去 2～3 个月的时间患者整体的血糖控制情况。

　　糖尿病患者血糖监测必须要以糖化血红蛋白为准。糖尿病的科学治疗中,患者最难把控的是血糖监测和正确合理用药。在血糖监测方面,糖化血红蛋白是评估血糖控制的"金标准",这是因为它能够反映过去 2～3 个月的血糖控制水平,不受偶尔一次血糖升高或降低的影响。在我国,如果糖尿病患者的糖化血红蛋白水平≤7%时,一般被认为血糖控制比较理想;如果≥8%意味着需要加强血糖控制。如果＞9%,则意味着控制很差,是慢性并发症发生发展的危险因素,如糖尿病性肾病、糖尿病视网膜病变,并有可能出现酮症酸中毒等急性并发症。

六、口服降血糖药的分类与选用

1. 双胍类 　主要有苯乙双胍(降糖灵)、二甲双胍(降糖片)。双胍类的作用机制是促进肌肉等外周组织摄取葡萄糖,延缓糖在肠道内的吸收,有减轻体重的作用,对胰岛素分泌无刺激作用,对正常人无降血糖作用,故单独应用不会引起低血糖反应,临床上主要用于肥胖的 2 型糖尿病患者,常用制剂为二甲双胍、格华止等。此类药物对正常人几乎无降血糖作用,但可诱发乳酸性酸中毒,故肝肾功能不全的老年

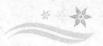

人、慢性心肺功能不全者慎用或禁用。

2. α-葡萄糖苷酶抑制药　有阿卡波糖（拜糖平）、米格列醇等，前者目前应用较多。α-葡萄糖苷酶抑制药的作用原理是抑制肠黏膜上的 α-葡萄糖苷酶的活性，从而减少葡萄糖的吸收速度，对餐后高血糖型的糖尿病患者适用，常用制剂有拜糖平。糖尿病患者选用何种药物治疗，用量多少，要根据糖尿病分型及病情程度来决定，应在专业医生指导下用药。

3. 磺脲类　此类药物临床应用较多。第一代有甲苯磺丁脲（D860）、氯磺丙脲，第二代有格列本脲（优降糖）、格列吡嗪（美吡达）、克利波脲（克糖利）、格列喹酮（糖适平）和格列齐特（达美康），第三代产品有列美脲等。此类药物主要作用是刺激胰岛素分泌达到降低血糖的效果。

4. Repaglinide(REP)　是一种新的非磺脲类促胰岛素分泌降糖药。通过肝脏代谢后由胆汁排泄，故三餐前给药能使整个进食期间均有降血糖作用，可有效地控制三餐高血糖的出现，适用于老年及有肾功能障碍的糖尿病患者。

5. 噻唑烷二酮类　常用的有曲格列酮、塞格列酮等。此类药物是近年来新开发的胰岛素增敏药，其不良反应少，可较长时间使用。

七、口服降血糖药的注意点

1. 什么时候开始口服降血糖药物为好　糖尿病患者一

且被确诊后,如果血糖只有轻度增高,且无临床症状,则不一定立即开始服药,可以单纯采取饮食疗法和运动疗法,待观察1～3个月,再根据血糖变化考虑口服降血糖药。只有当饮食治疗、运动治疗不能满意控制血糖时,才考虑口服降糖药治疗。对症状明显、血糖很高的患者,口服降糖药应及早应用。

2. 如何掌握口服降血糖药物的剂量 糖尿病的特点是血糖高,而血糖的高低又受到饮食、运动及药物因素的影响。一般来说,选用药物应从降血糖作用轻的药物开始,从小剂量开始,定期复查血糖,及时调整剂量。要防止两个极端,一是长期服用小剂量但不定期复查血糖,致使血糖控制不好;二是一开始就服用降血糖作用强的药物,且剂量较大,致使发生严重低血糖昏迷。因此,一定要按医嘱服药。

3. 什么情况要停服口服降血糖药 2型糖尿病患者遇严重的应激疾病,如酮症酸中毒、非酮症性高渗性糖尿病昏迷、严重急性感染时,应停用磺脲类药。因为此时体内对抗胰岛素的因素太多,致使胰岛素严重不足,应改用胰岛素治疗。当发生严重呕吐、腹泻不止、急性胃肠炎且不能进食时,应停用口服降糖药,要补充水、葡萄糖、电解质,同时加用适量胰岛素;如病情不严重不必停服,但可酌情减量,并按时进食。

4. 口服降血糖药必须遵医嘱 因为口服降糖药必须同饮食治疗相结合,口服降糖药剂量、种类的选择必须经医生指导,否则极易出现各种不良反应并且影响疗效,其中最常见的不良反应就是低血糖。双胍类降糖药还可引起乳酸性酸中毒,严重的不良反应甚至可以危及患者生命。因此,口服降糖药必须在医生指导下进行。

八、糖尿病患者用药期间要监测血糖

治疗糖尿病并不是只要按时服用降糖药就没问题了。人们都清楚,在服用降压药的同时,需要定期监测血压,以调整用药的剂量或时间,糖尿病的治疗也是如此。血糖有时会因某些情况而出现波动,尤其是在某些特殊的情况时(如较严重的感染、情绪压力及运动过量、进食减少等),血糖可能会出现过高或过低的现象,因此要求我们在按时服药的同时,还须定期监测血糖的变化,在医生的指导下注意生活方式及用药规律,长期稳定地控制好血糖。

九、口服降血糖药的合理应用

一般情况下,胰岛素分泌差的应选择促胰岛素分泌药,如磺脲类;肥胖伴胰岛素抵抗或高胰岛素血症者选用胰岛素增敏药,如双胍类。但用药时需注意,即使是同类品种,也要考虑作用强度不同、代谢及排泄途径和不良反应不同等诸多因素,以便正确地选择药物,如格列本脲使用广泛,作用较强,但老年患者不适宜用此药。在配合用药时,同类品种不能同时重复使用,合用相当于增加剂量,同时又增加了产生不良反应的概率。

在口服药物中,服用时间和次数会直接影响药物能否发挥最佳疗效。例如,格列吡嗪(美吡达)服用1小时达到血浓度高峰,在餐前半小时空腹产生较好的降血糖作用。同样,磺脲类也应选择在餐前服用。双胍类在进餐时或餐后服用,可避免胃肠道不良反应。拜糖平最佳服用时间在开始进食时从小剂量开始,根据血糖控制情况来调整剂量及用药次数。需要提醒的是,患者常因慢性疾病而服用其他治疗药物,可能会与口服降血糖药发生相互作用,影响药物的疗效或发生不良反应,在此提醒糖尿病患者注意。

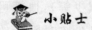 小贴士

> 患糖尿病的孕妇不宜口服降血糖药,这是因为磺脲类药物可通过胎盘进入胎儿体内,引起胎儿胰腺增生,分泌过多胰岛素而导致胎死宫内或畸胎。因此,应以胰岛素治疗为好。具体用法须因人而异,从小剂量开始,逐渐增加,以控制空腹血糖值为6.2~8.4毫摩/升,尿糖维持一个(+)号。

十、降血糖药是否损害人体的肝肾

部分降血糖药确实可以引起肝脏转氨酶的升高及胆汁淤积性黄疸。但总体来说,口服降血糖药对肝、肾功能的影

响不大,况且人的肝脏和肾脏有着强大的解毒、排毒功能,所以担心因降血糖药损肝、损肾,而不敢用药实在没有必要。糖尿病患者在初次就诊时,医生往往会对病人的肝肾功能进行系统的检查,再根据每位患者的具体情况选择合适的药物,并建议患者进行定期的肝、肾功能检查。因此,临床上真正因降血糖药物出现严重肝、肾功能损害的病例,可以说是极其少见的。

十一、升高的血糖并非降得越快越好

许多糖尿病患者以为自己的血糖是一下子升高的。一般情况下,血糖升高是逐渐发生的,只是由于人体有一定的耐受力,在病症发展的初期阶段往往不被觉察,所以当病症被觉察时,血糖的变化实际上已经持续了很长的一段时间。如果此时要把血糖迅速恢复正常,就像本已绷紧的弹簧突然予以巨大的外力进行压缩而产生强烈的反弹一样,人体内环境对血糖突然下降是无法马上适应的。所以,最好是促使血糖稳步下降。此外,就目前治疗水平来看,糖尿病尚无法根治。某些病情较轻的糖尿病患者经过一段正规治疗,特别是配合适宜的饮食控制,血糖降至正常,临床症状也暂时消失了,甚至不用药也可将血糖维持在正常范围,患者往往以为自己的糖尿病已被治愈,而轻易中断治疗,这种做法是完全错误的。有类似经历的患者会发现,用不了多久,血糖的水平又会高高在上。所以,在治疗时一定要遵照医嘱,不要相信那些所谓快速降糖、根治糖尿病的广告,应做好打持久战的思想准备,也只有如此,糖尿病患者才能够得到真正的健康。

十二、同时服用同类降血糖药物害处大

59岁的吴先生患有糖尿病。为了让糖尿病快点好转,1个月前,他在社区门诊开了两种降糖药:"消渴丸"和"格列喹酮",并将这两种药同时服用。近日,他出现肝区疼痛,经医院内分泌科检查发现,因两种降糖药都属于磺脲类,同时服用导致不良反应增加,引起肝脏受损。在糖尿病治疗中,常有像吴先生这样因同类药物联用而产生不良反应的病例。消渴丸为中成药,其中含有西药格列本脲成分。而格列本脲及格列喹酮均属于磺脲类降糖药,两种机制相同的药物合用,会使其不良反应增加。要切记,联合用药的原则很明确,就是作用机制不同的药物才能联合应用。糖尿病治疗药物均为处方药,一定要在医生指导下服用。

十三、磺脲类药物的选择及常见的不良反应

1. 磺脲类药物的选择 糖尿病患者在选用药物时,应从自身病情出发,结合各种磺脲类药物的作用特点及价格合理使用。例如,有轻度肾功能不全的糖尿病患者宜选用主要经胆道排泄的药物——格列喹酮;老年人宜选用作用温和的

降糖药如格列喹酮、格列齐特,而不宜服用降糖作用强大而且持久的格列本脲,以免引起严重低血糖;对合并血管并发症的糖尿病患者,最好选用格列齐特,因为该药除降血糖外,还具有减少血小板聚集,降低血脂及血黏度,改善血液循环的作用;对于年龄轻、血糖较高、经济不富裕的 2 型糖尿病患者,可以选用降血糖效果好、价格便宜的格列本脲;对一般磺脲类药物无效的糖尿病患者,可换用最新第三代磺脲类的格列本脲,它具有独特的胰外降血糖作用,对继发性磺脲类药物无效的 2 型糖尿病患者可能仍然有效。

2. 磺脲类降糖药常见的不良反应

(1)引起低血糖症,以氯磺丙脲和格列本脲为多见。老年患者更多发生低血糖。

(2)可出现食欲减退、恶心、呕吐、腹痛、腹泻等消化道反应,减量或停药后症状可缓解。

(3)引起皮肤瘙痒、红斑、荨麻疹、麻疹样皮疹及斑丘疹等皮损,这些皮肤反应可于停药或减量后逐渐消退,如出现严重的剥脱性皮炎时应立即停药。

(4)发生暂时白细胞和血小板下降、**溶血贫血**、全血细胞减少等血液系统反应。因此,服药期间要**注意检查血常规**。

(5)出现胆红素滞留性**黄疸**,丙氨酸氨基转移酶及碱性磷酸酶升高以致**损害肝功能**,甚至可引起中毒性糖尿病。

(6)**可出现低血糖、偏瘫**、癫痫、嗜睡、眩晕、四肢震颤、共**济失调等神经系统症状**,以格列本脲为多见。

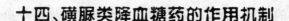

十四、磺脲类降血糖药的作用机制

磺脲类药物是一个成员众多的大家族。近年来,不断有新的品种(如格列本脲)和剂型(格列吡嗪控释片、格列齐特缓释片)面世。目前,临床应用较多的是第二代和第三代磺脲类药物,第一代已基本被淘汰。由于磺脲类药物品种众多,各种磺脲类药物的药动学、药效学、不良反应等诸多方面均存在差异,因此必须充分了解各种药物的不同特点,结合患者年龄、病程、肝肾功能状况、胰岛功能、服药依从性等具体情况选择合适的药物。

十五、格列本脲用药指导

格列本脲(优降糖):这是最早应用于临床的第二代磺脲类药物,是目前降糖效果最强、作用持续时间最长的一种磺脲类降糖药。一般口服后 20~30 分钟起效,高峰在 2~6 小时,其半衰期为 10~16 小时,作用持续时间长达 24 小时。格列本脲主要在肝脏中代谢,其代谢产物的 50% 经胆道排出,50% 经肾脏排出。格列本脲最常见、最严重的不良反应是低血糖,严重时足以致死。

用药指导:格列本脲每片 2.5 毫克,一般每次 1.25~2.5 毫克,每日 1~3 次,餐前半小时口服。最大用量为每次 5 毫克,每日 3 次,再加大剂量不但不会增加降血糖效果,反而会加大不良反应。

特别提示：①本品在所有磺脲类药物中降糖作用最强，导致低血糖的风险最大、最严重，因此服用本药一定要从小剂量开始，逐渐加量，根据空腹及餐后 2 小时血糖情况调整用药剂量。②格列本脲所致的低血糖经过处理以后，要继续留观 2～3 日，这是因为本药的半衰期长，有可能再次引起低血糖。③年龄在 70 岁以上或有肝肾功能不全的患者不宜服用，以防因药物蓄积而引起严重低血糖。④该药价格比较便宜，适用于血糖较高（尤其是空腹血糖高）的中青年 2 型糖尿病患者。

十六、格列齐特用药指导

格列齐特（达美康）：格列齐特属于第二代磺脲类药物，口服后 30 分钟起效，2～6 小时达高峰，半衰期 10～12 小时，作用持续时间为 12～24 小时，属于中效制剂。该药主要在肝脏代谢，60%～70% 从肾脏排泄。格列齐特降糖作用比较温和，药效持续时间比较长。除了刺激胰岛素分泌以外，格列齐特还有降低血液黏稠度，减少血小板凝聚性，预防和治疗糖尿病血管并发症的作用。

用药指导：适用于有心血管并发症、高黏滞血症，以及老年糖尿病患者，是目前应用较多的磺脲类降糖药物之一。格列齐特每片 80 毫克，餐前半小时口服。开始每日 40～80 毫克，每日 1～2 次，每日最大剂量为 320 毫克（4 片），分 2～3

次服用,血糖稳定后可改用维持量。

十七、格列吡嗪用药指导

格列吡嗪(美吡达):本药吸收完全且迅速,服药 30 分钟起效,在 1～3 小时达血药浓度高峰,半衰期仅 2～4 小时,药效可维持 6～12 小时。本品主要由肝脏代谢,在 24 小时内经肾脏排出 97%。格列吡嗪降血糖效果仅次于格列本脲,是一种短效磺脲类降糖药,最适合餐后血糖居高不下的糖尿病患者。又由于其药效持续时间短,故引起低血糖的风险也很小,所以对老年人比较适宜。国外有人主张不用长效降糖药,以免因药物蓄积导致低血糖,或引起对身体有不良影响的高胰岛素血症。

用药指导:格列吡嗪片剂有 2.5 毫克(如迪沙片)和 5 毫克两种规格。该药每次 2.5～5 毫克,每日 3 次,餐前半小时服用,每日最大剂量为 30 毫克。老年糖尿病患者每日剂量以不超过 20 毫克为宜。格列吡嗪是一种疗效较强且较安全的降血糖药,大多数 2 型糖尿病患者(包括老年人)均可服用,尤其对餐后高血糖控制效果较好。

十八、格列喹酮用药指导

格列喹酮(糖适平):其经口服后吸收快而且完全,半衰期短,仅为 1～2 小时,8 小时后血液中已无法测出,而且它

的分解产物也没有降血糖作用。格列喹酮最大的特点是95％可通过胆汁排出，自肾脏排出的比例不足5％，而且作用温和，很少引起低血糖。这些特点使其具有广泛的使用范围，特别适合老年人，以及有轻、中度糖尿病肾病的患者使用。

　　用药指导：格列喹酮每次 30.毫克，每日 3 次，餐前半小时服用，每日最大剂量为 180 毫克。该药对肾脏影响较小，控制餐后血糖效果好而且比较安全，适合于老年糖尿病、糖尿病伴轻度肾功能不全患者，以及服用其他磺脲类药物后有反复低血糖发作者，但严重肾功能不全者（肾小球滤过率＜30 毫升/分钟）需停用，改用胰岛素治疗。

十九、格列美脲用药指导

　　格列美脲（亚美利）：格列美脲属于第三代磺脲类药物，口服吸收快速，服用后血药浓度 2～3 小时达峰值，降血糖作用持续 24 小时以上，属于长效制剂，每天服用 1 次即可。本品 60％经肾排泄，40％经胆道排泄，由于本药是通过双通道排泄，故可用于轻度肾功能不全的糖尿病患者。与第一、二代磺脲类降糖药相比，相同剂量的格列美脲降血糖活性最高，由于其较低的有效血药浓度和葡萄糖依赖的降血糖作用，故低血糖发生率低而且程度较轻。不仅如此，与其他磺脲类药物相比，格列美脲增加体重的作用不明显，对心血管系统的影响很小。据研究，由于格列美脲独特的化学结构——分子内侧链上的两个—SH基团,使其对服用其他磺脲类药物失效者也可能发挥良好的降血糖作用。此外,该药还具有胰外降血糖作用,不会导致高胰岛素血症,在与胰岛素合用时,可减少胰岛素用量。总之,格列美脲具有降糖作用迅速、持久、高效、安全、患者用药依从性高等优点。

用药指导:格列美脲有每片1毫克、2毫克两种片剂,初始剂量为1～2毫克,每日1次,以后可以根据血糖监测结果逐渐增加剂量,一般患者每日剂量为1～4毫克,最大剂量每日不超过6～8毫克。一般每日1次顿服,建议早餐前服用,如因某些原因未进早餐,也可于第一次正餐之前服用。服用时不能嚼碎。

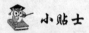 **小贴士**

格列本脲、格列吡嗪、格列齐特及格列喹酮等,应在餐前30分钟服用。这样药效最强的时间恰恰是进食后血糖升高的时间,从而起到有效的降血糖作用。格列吡嗪控释片、格列齐特(达美康)缓释片及格列美脲,一天一次服药可稳定控制24小时血糖,服药时间与进餐时间无关,但要求服药时间相对固定。

二十、双胍类降血糖药的适应证、禁忌证及不良反应

1. 适应证

(1)中年以上起病的 2 型糖尿病患者,特别是偏肥胖而不能通过饮食控制及运动治疗控制的高血糖患者。

(2)已用磺脲类药物或经运动治疗失效者。

(3)对 1 型糖尿病波动较大者,可试用双胍类而减少胰岛素剂量,减少血糖波动。

(4)对采用较小剂量胰岛素(每日 20 单位以下)治疗的病人,可采用口服药治疗,而对磺脲类有过敏反应或失效时可试用。

(5)对胰岛素有抗药性的病人,用双胍类可减少剂量或防止高血糖及酮症。

(6)对 2 型糖尿病肥胖者可与磺脲类降血糖药联合应用,以减轻体重。

2. 双胍类降糖药的禁忌证

(1)酮症倾向、高渗性昏迷、乳酸性酸中毒、失血失水、重症感染、高热,以及妊娠手术分娩者。

(2)肝肾功能损害、慢性胃肠病、消瘦、黄疸。

(3)严重心血管病,如心肌梗死、心力衰竭。

(4)明显的晚期并发症,如视网膜病变、糖尿病肾病。

(5)服药后严重恶心、呕吐、腹痛、腹泻或严重营养不良者。

3. 双胍类药的不良反应与其剂量有关

（1）消化道不良反应：如苯乙双胍可在 65％ 的患者中发生。主要表现为口内有金属味、恶心、呕吐、食欲缺乏、腹部不适、腹泻。二甲双胍在 20％ 的患者中有轻度暂时性胃肠道反应。如应用小剂量并在进餐时服用，缓慢增加剂量可避免发生。

（2）乳酸酸中毒：苯乙双胍＞100 毫克/日，在老年，或有肝、心、肺疾病，贫血，肾功能不全者中，易发生乳酸酸中毒。二甲双胍引起乳酸酸中毒少见，仅为苯乙双胍的 1/50。

二十一、服用二甲双胍能减轻体重

二甲双胍可改善胰岛素抵抗，同时还有调脂和减轻体重的作用，因而目前将二甲双胍类作为 2 型糖尿病患者的首选药。但是，消瘦的糖尿病患者则不宜服用二甲双胍，因为二甲双胍抑制食欲，减轻体重，会越吃越瘦。应当清楚的是，不是所有的糖尿病患者都需要节制饮食，瘦的糖尿病患者甚至还要增加饮食的量，瘦导致的营养不良、免疫力低下，有时比胖还可怕。在临床上常常见到这样的病人，原来是个肥胖的糖尿病患者，服用二甲双胍使体重减得很明显，已经变成消瘦了，还在服用，这就需要调整药物了。

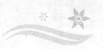

二十二、胖人首选双胍类，瘦人先用促泌药

1型糖尿病患者无论胖瘦都用胰岛素治疗，而 2 型糖尿病患者应根据体型的"胖""瘦"不同，治疗方法也有所区别。胖病人的治疗，首当其冲应是控制饮食和增加运动。其中，控制饮食比运动更重要一些。

血糖并不是很高的胖病人，用药首选二甲双胍。这类患者往往胰岛素水平并不是特别低，但存在胰岛素抵抗，胰岛素不能"物尽其用"。二甲双胍可以增加胰岛素敏感性，改善血糖水平，同时使体重减轻，其中主要可使内脏脂肪减少。除了能增加糖代谢外，二甲双胍还有控制食欲和促进肠胃蠕动的作用，对大部分肥胖患者都有不错的减重效果。服用二甲双胍，加上控制热能摄入（饮食）增加热能支出（运动），就能取得不错的治疗效果。如患者肥胖且血糖值较高，则应考虑加用 α-葡萄糖苷酶抑制药、胰岛素增敏药等口服药物。

对于偏瘦的病人来说，如果血糖不是很高，则首选磺脲类或格列奈类药物。这两类药物都属于胰岛素促泌药，可以促进胰岛素分泌，缓解患者的胰岛素相对不足，从而达到降低血糖的作用。磺脲类药物降糖作用快，能降低正常血糖，但可能引发低血糖。格列奈类降糖药是一种新型的降糖药物，其调节餐后血糖的效果更好，因此也被称为"餐后血糖调节剂"。这类药物有助于控制餐后高血糖，而不会引起两餐之间低血糖，便于患者就餐时服用。磺脲类药物可使体重增加,因此适用于体重正常或偏低的患者,格列奈类药物也有增加体重的作用,但效果不如磺脲类药物明显。此外,瘦病人还可以考虑使用格列酮类药物,也能促进体重增加。

不论胖瘦,如果血糖值较高,在联合使用 2 种或 3 种口服降糖药控制血糖仍不满意的时候,就可考虑在口服药物的基础上联合使用胰岛素或换用胰岛素。

二十三、α-葡萄糖苷酶抑制药的使用方法

α-葡萄糖苷酶抑制药是通过抑制小肠黏膜上皮细胞表面的 α-葡萄糖苷酶(如麦芽糖、淀粉酶、蔗糖酶)而影响糖类的吸收,降低餐后高血糖,单用不引起低血糖。尤适用于空腹血糖正常而餐后血糖明显升高者。该类药只有与进食第一口饭时同时嚼服,才能起到较好的治疗作用。常用药物为阿卡波糖(拜糖平,Acarbose)。

α-葡萄糖苷酶抑制药单独服用不会引起低血糖反应,特别适用于老年患者,也可以与磺脲类药物、双胍类药物和胰岛素合用,更好地控制餐后血糖。此外,α-葡萄糖苷酶抑制药还可使糖耐量减低恢复正常,延迟向糖尿病的进展。

服用方法:阿卡波糖每片 50 毫克或 100 毫克,开始剂量为每次 25~50 毫克,每日 3 次,必须与第一口饭同时嚼碎服下。根据餐后血糖逐渐增加用药剂量,一般最大剂量为每日300 毫克;培欣(Voglibose):每餐即时服用0.2~0.4毫克。

二十四、α-葡萄糖苷酶抑制药的注意事项与禁忌证

1. α-葡萄糖苷酶抑制药的注意事项

(1)可有消化道反应,如腹部不适,胀气,排气甚至腹泻;应从小剂量用起,逐步增加剂量。

(2)α-葡萄糖苷酶抑制药不会发生低血糖。但在与磺脲类降糖药或胰岛素合用时可增加低血糖发生概率,如出现低血糖,应口服葡萄糖或静脉注射葡萄糖。

(3)偶有肝损伤发生。

(4)18岁以下、妊娠及哺乳者禁用。

2. α-葡萄糖苷酶抑制药的禁忌证 肠道炎症、慢性肠道疾病或消化不良、肠梗阻、腹水、肝肾功能异常者、急性感染发热者、孕妇、儿童及酗酒者禁用。

二十五、噻唑烷二酮类药物的合理应用

噻唑烷二酮类药物如罗格列酮、匹格列酮,可减轻2型糖尿病患者、糖耐量减低(IGT)患者和无糖尿病但有胰岛素抵抗者的胰岛素抵抗。在2型糖尿病和肥胖患者,它们能促进胰岛素刺激的葡萄糖利用,通过改善细胞对胰岛素的反应而使机体对自身所产生胰岛素的敏感性增加。然而,它们不促进胰岛素的产生。

噻唑烷二酮类药物单独应用时无导致低血糖的作用。

在非糖尿病个体也不引起低血糖。单独服用或与其他降糖药物合用时,噻唑烷二酮类药物能改善 2 型糖尿病患者的血糖控制。噻唑烷二酮类药物单独使用时可以使糖化血红蛋白下降 1.5%。

因罗格列酮还具有明显改善心血管疾病危险因子的作用,提示该药物可能具有远期的益处。目前,证明该药物具有良好结局的临床试验正在进行中。

因发现曲格列酮治疗的病人中发生了肝功能异常,该药物已在全世界被停止使用。目前尚未有罗格列酮、匹格列酮导致肝功能异常的报道。但是,目前仍建议在使用上述药物的患者定期监测肝功能。噻唑烷二酮类药物在有转氨酶增高的患者中应禁用。此外,噻唑烷二酮类药物治疗可能导致体重增加液体潴留。

盐酸吡格列酮片(艾汀):本品单独治疗,起始剂量,每日 15～30 毫克,饭前或饭后服用。每日最大推荐剂量为 45 毫克。

马来酸罗格列酮片(文迪雅):本品的起始用量为每日 4 毫克,每日 1 次或分 2 次(早、晚各 1 次)服用,经 12 周的治疗后,若空腹血糖控制不理想,可加量至每日 8 毫克。本品可于空腹或进餐时服用。

与磺脲类药物或二甲双胍合用时,无须改变原二甲双胍或磺脲类药物的治疗剂量。

二十六、漏服降血糖药的补救方法

定时、定量、规律用药是保证血糖良好控制的基本要求。即使是偶尔一次漏服药物，都有可能引起血糖的显著波动或短期内居高不下；若是经常忘记按时服药，后果就更严重了。在长期的糖尿病治疗过程中，几乎所有患者都有偶尔忘记服药的经历。许多患者要问，如果忘了服药事后想起来，是应该立即补服呢，还是就算了呢？补服药物需要注意哪些问题呢？一般来说，如果耽误的时间不太长，最好是及时补服，以尽可能减少漏服药物带来的不良影响；若耽误的时间太久，处理就不一样了。

如果偶尔忘记服药，及时补救是最明智的选择，也是最安全的办法。例如，本应餐前口服的磺脲类药物，饭吃完了才想起来药还没吃，此时可以抓紧补服，也可临时改服快速起效的降血糖药如诺和龙，以挽回因漏服药物对疾病的影响。但如果已到了快吃下顿饭的时间才想起来，这时肚子已空，如果补服或者与下顿饭前的药物一起服用，有可能由于药物作用太强而引起低血糖。正确的做法是，在服药前先查血糖，如果血糖较高，可以临时增加原来的用药剂量，并把服药后进餐的时间适当后延；若餐后血糖仍然比较高，对于年轻患者可以适当增加运动量。

二十七、各种降血糖药物的优缺点

要根据糖尿病的病因选择降血糖药。如果胰岛素缺乏，磺脲类和对乙基苯甲酸可能有用。磺脲类是使用历史最久并非常有效的一种降血糖药，但是它能引起低血糖症和体重减轻，另外对磺胺药物过敏或者有肾脏疾病患者不能服用。对乙基苯甲酸（瑞格列奈）应在餐前服用，因此未进食时就不用服药，非常方便。有肾脏疾病患者也可以服用对乙基苯甲酸，但是可能会引起体重减轻。

有两种药能促进细胞利用葡萄糖：噻唑类（格列酮类）和双胍类（二甲双胍）。格列酮类一天只需要服用 1 次，并能降低三酰甘油水平，但是会引起体重减轻。二甲双胍不会引起体重减轻或低血糖症，还能改善血脂，但是有恶心呕吐、腹泻的不良反应，有肾脏、心脏或肝脏疾病或过度饮酒者都不能服用。

葡萄糖苷酶抑制药能阻断肠道吸收糖类，降低餐后血糖水平。它没有减轻体重的不良反应，但是能引起胃肠胀气，排气增多和腹泻。可咨询医生决定哪种药物最适合你。

二十八、不同降血糖药起效时间各异

任何一种药物起效都需要一定时间。不同类型的降糖药需要的起效时间也不同。

刺激胰腺分泌胰岛素的药：包括磺脲类和对乙基苯甲酸，在1周内才会达到全效。

阻断肠道吸收糖类的药：起效迅速，适用于每餐。

增强胰岛素效能的药：即胰岛素增敏药，包括双胍类和噻唑类。二甲双胍（目前唯一被批准的双胍类）在1周内达到全效。噻唑类药物几乎3周内都不会起效，并可能在10～12周都不会达到全效。

在开始用新的治疗药物或考虑改变药物剂量时，把这些因素都应考虑在内，并且要监测药物对血糖的作用。

二十九、胰岛素治疗的目标是什么

对于1型糖尿病患者，使用胰岛素治疗是为了补充其胰岛素的分泌不足，是一种替代治疗，以对抗体内各种对抗胰岛素的激素，达到调整代谢紊乱，减少其对多种脏器的不利影响。

2型糖尿病尤其是肥胖型病人，体内胰岛素分泌量可以正常甚至过多，但由于周围靶组织受体不敏感而引起相对不足，因此胰岛素治疗的目的不在于补充其分泌不足，而是为了协助调整高血糖、高血脂代谢紊乱及控制临床症状。对于1型糖尿病患者长期使用胰岛素，必须从严掌握指征和使用方法，否则不仅常可引起高胰岛素血症，促使肥胖加重，进一步增加胰岛素抵抗性，还可通过促进脂肪合成而容易导致动脉粥样硬化的发生。

三十、使用胰岛素会不会成瘾

患者常常有疑问,胰岛素是不是"毒品",一旦使用会成瘾吗。通过检测,一旦确认缺乏胰岛素或口服降糖药不能控制好血糖的糖尿病患者,都应在医生指导下应用外源性胰岛素来控制血糖,其目的是防止高血糖的毒性作用及并发症的发生、发展。那种认为一旦用上胰岛素就会"成瘾"的想法是没有根据的。其实,胰岛素是人体内存在的正常激素,缺乏胰岛素的糖尿病患者需补充,血糖控制好后可以减量,甚至有的患者可改服口服药物。目前临床上使用的胰岛素分为两类:一类为从动物体内提取的胰岛素,纯度可达99%,由于动物的胰岛素结构与人类胰岛素有着一定的差异,这就使得动物胰岛素在使用后久而久之较易形成抗体,降血糖作用减弱,个别患者甚至可能出现过敏反应;另一类是用现代分子生物学技术合成的人胰岛素,纯度高,抗原性小,一般不产生抗体,且有着更高的作用效率。显然,单从治疗的角度来说,人胰岛素优于动物胰岛素,但是动物胰岛素却较人胰岛素更为经济,患者可以在医生的指导下,权衡了效价比之后,选择合适的类型。

三十一、糖尿病患者不宜拒绝胰岛素

许多糖尿病患者都不愿意打胰岛素,不光是怕打针麻烦,更多是怕一打胰岛素就撤不下来。其实,胰岛素治疗是一种很好的疗法,它能有效地控制血糖,保护胰岛功能,防止或延缓并发症的发生,而且不良反应少。目前,世界各地都在放宽胰岛素治疗的指征。胰岛素的应用更主要是病情的需要。有些患者胰岛功能破坏已比较严重,胰岛素分泌已严重不足,不注射胰岛素已不能控制血糖;有些患者存在某些并发症,不适合口服药物治疗,这时使用胰岛素治疗就是必需的。现在,多有主张发病早期就使用胰岛素的。但应在医生指导下有计划地监测胰岛素注入量与血糖水平的关系,不能自以为是的注入。

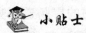 **小贴士**

妊娠期糖尿病不可使用口服降糖药,以免对胎儿构成不利影响。胰岛素是妊娠期糖尿病的主要用药。其用药原则是不宜使用长效胰岛素,以选择中、短效胰岛素在餐前使用为宜。可每日 1 次于清晨 8 时左右单次、联合使用中、短效胰岛素;也可于早、午餐各用 1 次短效,晚餐时用 1 次中效胰岛素,以控制餐后高血糖,因为妊娠糖尿病的特点是空腹血糖低但餐后血糖增高。

三十二、糖尿病用胰岛素治疗有哪些优点和不良反应

1. 胰岛素治疗的优点 很多糖尿病患者不愿意接受胰岛素治疗,因为每日注射十分麻烦,但胰岛素治疗有很多优点。

(1)可以使高血糖很快下降。

(2)接受胰岛素治疗后,在控制血糖的同时,血液中三酰甘油和低密度脂蛋白也可以降低。

(3)用胰岛素治疗没有口服降血糖药物的胃肠道刺激和肝肾功能损害,患者如果有慢性胃炎、消化道溃疡、肝肾功能损害时,只能用胰岛素治疗。

(4)胰岛素治疗可以预防和减轻糖尿病并发症的发生。

(5)胰岛素治疗可以消除高血糖毒性对胰岛功能的抑制,从临床上可以看到,患者使用胰岛素治疗后血糖控制较好,病情稳定,胰岛素的使用量逐渐减少。

(6)用胰岛素治疗可以增加血压的稳定性。

2. 胰岛素治疗的不良反应

(1)过敏反应:一般局部过敏多见,如注射部位红热、刺痛、肿胀甚至起疱。全身反应极少见。

(2)胰岛水肿:多见于面部,亦可发生在四肢。

(3)皮下脂肪萎缩:皮下注射胰岛素数周至数年,局部或其他部位可出现皮下脂肪硬化萎缩。

三十三、不同剂型胰岛素降血糖的规律有何不同

使用胰岛素的患者及药店药师都必须清楚所用胰岛素的剂型和作用时间,掌握所用胰岛素降血糖的规律,见下表。

不同剂型胰岛素作用时间表

作用时间	短效胰岛素(RI)	中效胰岛素(NPH)	长效胰岛素(PEI)
开始作用时间	2.5~5 小时	1.5 小时	3~4 小时
作用最强时间	1~3 小时	4~12 小时	8~20 小时
持续作用时间	6~8 小时	18~24 小时	24~36 小时

三十四、胰岛素治疗要掌握好使用方法

在一般情况下,胰岛素是用皮下注射,但由于胰岛素中含有不纯物质,尤其是动物胰岛素会使注射局部的脂肪萎缩,影响胰岛素吸收而降低效果。所以,胰岛素注射应该每次改变注射部位,2 周内不能在同一部位注射 2 次。注射部位可选择从前臂外侧到腹壁,再到股部,使注射的胰岛素得到全部的吸收,以提高疗效。如有条件者最好选择胰岛素泵。

每个糖尿病患者的血糖水平是不一样的,使用胰岛素的剂量也不一致,如果剂量过大会出现低血糖反应,如果剂量过小就不能有效控制血糖。所以,胰岛素在使用时要严格掌

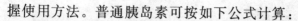

握使用方法。普通胰岛素可按如下公式计算：

（空腹血糖克数－0.1）×3×体重（千克）＝需用胰岛素单位数

一般将全量分成 3 次，于餐前半小时皮下注射，如果使用人胰岛素，剂量可按普通胰岛素乘以 0.9 计算。

三十五、糖尿病肾病用胰岛素需要减量

糖尿病肾病早期以肾小球毛细血管基底膜增厚和系膜内基质增生为特征，尤以系膜增生扩展程度与尿蛋白肾功能损害程度相关。晚期出现明显的结节型或弥漫型肾小球硬化改变，而发展为肾功能不全，最后导致尿毒症。由于肾脏降解胰岛素减慢，患者的基础胰岛素水平增高，内、外源胰岛素半衰期延长，使胰岛素需要量显著减少。氮质血症增加了肌肉对胰岛素摄取减少的危害。

三十六、胰岛素怎样保存才不会失效

各种胰岛素注射液在 55℃～60℃时会迅速失效。胰岛素注射液最好放在冰箱 2℃～8℃保存，切勿放在冰室内，若没有冰箱设备，可放在较阴凉避光之处。切忌冰冻，避免高温。短效胰岛素是清澈透明无色液体，中效和长效的因为里面有鱼精蛋白，呈乳白色沉淀状，轻轻摇动后呈均匀混悬液。胰岛素如果变混浊或出现不能混合均匀的沉淀物或絮状物

时,就不能再使用了。

胰岛素在30℃以上温度时会被破坏,所以不宜置于此类环境中。糖尿病患者乘坐飞机时,胰岛素应放在随身携带的手提袋中,不应放在被托运的行李中,因为航空货舱中的高温会使胰岛素发生变性。到气候炎热的地区去旅行应将胰岛素储存在冷水瓶中,到宾馆饭店后应及时存放于房间的冰箱中。

三十七、胰岛素泵的构造与原理

胰岛素泵由三个部分组成:胰岛素的泵容器、一个小型电池驱动泵、计算机芯片。胰岛素泵尺寸如传呼机大小,重量小于100克,可轻便地带在身上。胰岛素泵通过一个软、细的塑料管道与人体连接,多在腹部皮下处相连。在计算机芯片的精确调控之下,泵中的胰岛素经置入皮下的小针或软管进入人体内而发挥治疗效应。胰岛素泵有两种可调变的注射速度:一是基础速度,即24小时内均匀地注射,它的胰岛素输出量称基础剂量;二是脉冲速度,在餐前或餐时增加一次注射,它的胰岛素输出量称脉冲剂量。另有警报器可发出信号以示各种需要紧急处理的情况,如胰岛素液注完、电池耗尽、空针或脱落受阻等。因此,它像一个简单的"人工胰腺",又叫"持续皮下胰岛素注射(csii)"。

三十八、使用胰岛素泵应具备的条件及适用人群

1. 使用胰岛素应具备的条件

(1)能够经常进行血糖自我监测(每天至少4次)。

(2)要有良好的生活自理能力和控制血糖的主动性。

(3)有一定的文化知识和理解能力,能够听懂培训人员的讲解,在医生指导下学会胰岛素泵的基本操作,如更换电池及贮药器等,出一些小问题,能够自己处理。能够遵照医生的要求,按时就医,同时与医务人员随时保持联系。

(4)要有一定的经济能力,因为胰岛素泵价格比较贵,平均为2万~6万元人民币。

2. 胰岛素泵的适用人群

(1)主要适用于1型糖尿病患者,尤其是那些病情"难以控制""易变""脆性"的1型糖尿病患者。

(2)糖尿病酮症酸中毒、高渗性昏迷等患者。可根据血糖水平增加基础量,缩短"加速"时间(2~4小时1次),可替代小剂量胰岛素静脉法。

(3)微血管并发症。国外报道可使微量蛋白量减少甚至消失。可用于糖尿病肾病及视网膜病变的治疗。

(4)改善糖尿病性神经病变。

(5)缓解新发的糖尿病。

(6)适用于妊娠的糖尿病妇女或糖尿病妇女婚后希望能妊娠者。

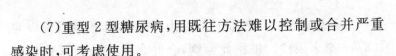

(7)重型 2 型糖尿病,用既往方法难以控制或合并严重感染时,可考虑使用。

(8)糖尿病患者必须接受较大外科手术时。

(9)因工作原因而生活不规律的病人,胰岛素注射治疗稳定控制血糖十分困难者。

三十九、口服降血糖药和使用胰岛素治疗的时机

这是一个颇具争议的问题,有人认为,如果糖尿病症状较明显,且内源性胰岛素水平较低,经葡萄糖刺激后反应也较差的患者,较早开始胰岛素治疗有利于血糖控制,甚至可能使胰岛得到休息,经过一段时间胰岛素治疗后,可以再使用口服降糖药。因使用胰岛素治疗的患者存在慢性高胰岛素血症的危险性,常伴有体重增加及胰岛素用量增加,而高胰岛素血症本身是动脉硬化症的独立危险因素。因此,2 型糖尿病最好在双胍类及磺脲类联合用药仍控制不良时,再考虑用胰岛素治疗。

四十、糖尿病伴高血压时如何选择降压药

大量研究表明,合并高血压的糖尿病患者在选择降压药时应注意以下两个原则。

一是所选的降压药除能有效降低血压外,还要避免降压药对血糖和神经系统的不良影响。

二是患者的血压控制目标更为严格,血压控制目标应为125/75毫米汞柱。根据此原则,合并高血压的糖尿病患者在选择降压药时,应首选血管紧张素转化酶抑制(ACEI)类药物,这是因为ACEI能改善胰岛素抵抗,所以对糖代谢及脂代谢没有不良影响,甚至能促进糖、脂肪代谢,而且能抑制心肌肥厚的发生,对肾脏也起保护作用。

四十一、糖尿病患者是否要经常服阿司匹林

不管有没有糖尿病,年龄越大,发生心血管意外、卒中及循环衰竭的风险都会越高,这是动脉硬化引起的。当血液中存在一种称为血栓素的化学物质时,情况就更为糟糕。阿司匹林能阻止血栓素的产生,因此阿司匹林可能对糖尿病患者更为有益,因为它可以降低糖尿病患者发生心血管意外或卒中的风险。

是否要服用阿司匹林,可根据以下原则予以确定:

第一,要服用低剂量的阿司匹林肠溶片,每日81～325毫克。这比治疗疼痛的剂量低,但有益健康而且不良反应少。

第二,对阿司匹林过敏、有出血倾向、最近胃肠道出血、使用抗凝治疗或有肝脏疾病者禁用。

第三,低剂量的阿司匹林不会引起糖尿病相关的视力问题。

四十二、控制高血压的药物对血糖有无影响

有 5 种降压药,它们的使用可以不分先后,并且当一种或多种无效时能与其他种类合用。每一种降压药都有各自的优缺点。

1. 噻嗪类利尿药 对控制体液潴留很有效。不良反应可能有血脂异常,血糖轻度升高,低血钾和血尿酸升高(引起痛风)等。

2. β受体阻滞药 能减少心脏病复发的危险。不良反应有脂类代谢异常,掩盖低血糖症状,四肢发冷和加重哮喘。

3. 血管紧张素转化酶抑制药 被证实能减轻或者防止糖尿病相关的肾脏疾病。不良反应有升高血钾,降低肾脏功能。咳嗽可能是不良反应之一(有一种新药很少能引起咳嗽)。

4. 钙拮抗药 不会影响血脂或血糖水平,但有体液潴留(引起脚水肿)和便秘的不良反应。

5. α_1-受体阻滞药 能调节血脂并增强胰岛素的敏感性。可能有发生直立性低血压并引起眩晕的严重不良反应。

四十三、糖尿病治疗应强调中西医结合

中医学将糖尿病分为上消、中消、下消 3 型。上消型以多饮为主,小便较多、色黄,咽干灼热,食量如常,舌红少津,

苔黄而干,多采用生津止渴、清热润肺的方法调整。中消型常以多食易饥为主,伴有口渴多饮,口苦,口臭,口干,小便频,大便干结,宜清胃泻火、养阴生津。下消型以小便频多为主,一般采用滋阴补肾、清热降火的方法调理。

　　中西医结合治疗糖尿病,可取长补短,使患者的胰岛素抵抗和代谢紊乱得到纠正,症状迅速得到改善,并抑制其并发症的发生和发展,可以说中西医结合是治疗糖尿病的最佳方案。在临床上,对轻、中型糖尿病患者在饮食疗法和运动疗法的基础上,尽可能用中药治疗(汤剂或丸、散剂),以发挥其长处;对病程较长、血糖较高的中、重型患者,则宜用中西医结合的治疗方法,以西药控制血糖,辅以中药,既可减少口服降血糖西药的不良反应或胰岛素的用量,又可改善机体代谢及微循环等状况,缓解症状,共同抑制或延缓并发症的发生和发展。

四十四、糖尿病治疗常用中成药介绍

　　中药治疗糖尿病的作用是缓慢的,就单一降血糖的作用而言不如西药。在治疗糖尿病时,西药加中药与单用西药相比,可使西药的用量下降,使西药的失效期向后推延。据统计,目前用于抗高血糖的中成药已有近 40 种,其中绝大多数是纯中药,少数几种是加了降血糖西药的,凡加西药者,其说明书中均有标示,如消渴丸。经济条件好者,特别是早期、轻型糖尿病患者应在控食、运动的基础上只服用中药,对于病

情较重单用中药不能控制时,再加服西药。值得指出,目前市场上多有推荐自称可以治愈或疗效佳的中成药制剂,患者对此应多方征询,不宜马上信奉,还是慎行为妥。现将用于糖尿病的部分中成药简介如下,仅供挑选参考。

六味地黄丸

【组成】　熟地黄、山茱萸(制)、牡丹皮、山药、茯苓、泽泻。

【功效】　滋阴补肾,兼益肝脾。

【主治】　用于肝肾阴虚所致的腰膝酸软,头晕目眩,耳聋耳鸣,骨蒸潮热,盗汗遗精,口干口渴,失眠健忘,小便频数,经少经闭,舌红少苔,脉虚细数。适用于糖尿病患者服用。

【用法】　口服,成人每次6~9克,每日2次。温开水或温淡盐水送服。

麦味地黄丸

【组成】　麦冬、五味子、熟地黄、山茱萸、山药等。

【功效】　滋肾养肺。

【主治】　用于肺肾阴亏,潮热盗汗,咽干咯血,眩晕耳鸣,腰膝酸软,消渴。

【用法】　口服,水蜜丸每次6克,小蜜丸每次9克,大蜜丸每次1丸,每日2次。

消渴丸

【组成】 北黄芪、生地黄、天花粉、格列本脲（优降糖）。

【功效】 滋肾养阴，益气生津。具有改善多饮、多尿、多食等临床症状及较好的降低血糖的作用。

【主治】 初发的 2 型糖尿病。对轻、中型及稳定型糖尿病也适宜。

【用法】 口服。每次 5 粒，每日 2～3 次，饭前 30 分钟服用。逐步递增至每次 10 粒，至出现疗效时，可逐渐减少至每日 2 次的维持量。

小贴士

消渴丸是目前应用较多的药物，而且疗效比较理想。但有的人误认为消渴丸是中药制剂，而随意加大剂量，以致引起低血糖。因为消渴丸是由黄芪、生地黄、天花粉及格列本脲（优降糖）组成。前 3 种中药成分在治疗糖尿病时起辅助作用，真正能把血糖降下来的是格列本脲（10 粒消渴丸就相当于 1 片格列本脲）。格列本脲有许多不良反应，过量会引起低血糖反应。肾功能不全的糖尿病患者不可用，此时使用消渴丸会加重原有病情。对于轻度 2 型糖尿病的老年人，消渴丸不做首选药。如果老年人一次多吃 5～10 粒消渴丸，就有可能导致低血糖昏迷。

降糖甲片

【组成】　生黄芪、黄精、太子参、生地黄、天花粉。

【功效】　益气养阴,生津止渴。

【主治】　2 型糖尿病。

【用法】　口服,每次 6 片,每日 3 次,无明显不良反应。

参芪降糖胶囊

【组成】　人参茎叶、皂苷、黄芪、地黄、枸杞子、茯苓、山药、天花粉、麦冬、五味子、覆盆子、泽泻。

【功效】　益气养阴,滋脾补肾。

【主治】　消渴症,用于 2 型糖尿病。

【用法】　口服,用量见说明书。有中医实热症者禁用,待实热症退后可服用。

糖尿乐胶囊

【组成】　天花粉、山药、红参、黄芪、地黄、枸杞子等。

【功效】　滋阴补肾,益气润肺,和胃生津,调节代谢功能。

【主治】　用于消渴症引起的多食,多饮,多尿,四肢无力等症,降低血糖、尿糖。

【用法】　口服,每次 3～4 粒,每日 3 次。

玉泉丸

【组成】 葛根、天花粉、麦冬、地黄、五味子、甘草等。

【功效】 养阴生津,止渴除烦,益气和中。

【主治】 用于治疗因胰岛功能减退而引起的物质代谢及糖类代谢紊乱,血糖升高者。

【用法】 口服,成人每次6克,每日4次。7岁以下儿童3克。

金芪降糖片

【组成】 黄连、黄芪、金银花等。

【功效】 清热益气。主治气虚内热消渴病,症见口渴喜饮,易饥多食,气短乏力等。

【主治】 用于轻、中型2型糖尿病。

【用法】 口服,每次7～10片,每日3次。

糖脂消胶囊

【组成】 枸杞子、侧柏叶、黄芪等。

【功效】 较强的降血糖、降血脂作用。

【主治】 防治糖尿病并发的心血管疾病。

【用法】 口服,每次4～5粒,每日2次。忌油腻、辛辣、烈酒,有胃病者可饭后服用。

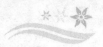

石斛夜光丸

【组成】　天冬、人参、茯苓、麦冬、熟地黄、生地黄、菟丝子、菊花、草决明、杏仁、干山药、枸杞子、牛膝、五味子、蒺藜、石斛、肉苁蓉、川芎、炙甘草、枳壳、青葙子、防风、乌犀角（代）、羚羊角、黄连。

【功效】　滋补肝肾，养肝平肝明目。

【主治】　对糖尿病视网膜病变及糖尿病性白内障早期有一定疗效。

【用法】　口服，每次 1 丸，每日 2 次。

四十五、糖尿病患者慎用针灸治疗

医学专家提醒：重度糖尿病患者要慎用针灸。这是因为糖代谢的紊乱，糖尿病患者皮肤表面的菌群平衡失调，使潜在的致病菌快速生长，针刺容易引发皮肤的感染性疾病。另一方面，代谢紊乱又使得糖尿病患者的免疫功能下降，在无创伤的情况下都容易出现疖、痈等感染性皮肤病，而针刺所带来的皮肤创伤会大大增加感染的概率。如果针刺时再消毒不严，感染就更容易发生。另外，一些糖尿病患者并发有周围神经病变，皮肤的感觉较为迟钝，这种情况下如果用灸法进行治疗，很容易引起烧烫伤。所以，重度糖尿病患者最好不要用针灸进行治疗。如果一定要采取这种方法，则要到消毒严格的正规医院的针灸科，找有经验的医生进行治疗。

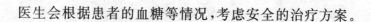

医生会根据患者的血糖等情况,考虑安全的治疗方案。

四十六、糖尿病患者降血糖常用按摩方法

患者可以用手按摩刺激体表一定的腧穴,通过经络传导调节胰岛素和肾上腺素的分泌功能,提高葡萄糖的利用率,从而降低血糖值,达到辅助治疗糖尿病的目的。糖尿病患者通过自我按摩,可起到增强心脏功能,扩张冠状动脉,增加血流量,促进血氧和营养物质的吸收,使心脏得到充分的营养,防止血管栓塞等作用;自我按摩还可调节神经功能,改善大脑皮质的兴奋和抑制过程,解除大脑的紧张和疲劳;自我按摩可加速血液循环,促使新陈代谢旺盛,改善肺活量,提高人体的自身免疫功能,从而减少糖尿病并发症的发生。按摩疗法容易掌握,便于操作,不受时间、地点的限制,安全、无不良反应,适宜于不同性别、年龄的糖尿病患者。

1. 按摩肾区　清晨起床后及临睡前,取坐位,两足下垂,宽衣松带,腰部挺直,以两手掌置于腰部肾俞穴(第二腰椎棘突下旁开 1 寸半),上下加压摩擦肾区各 40 次,再采用顺旋转、逆旋转摩擦各 40 次。以局部感到有温热感为佳。

2. 按摩腹部　摩腹可助消化,有开胃健脾之功,可随时随地来做。摩腹方法简单,好学易记,疗效显著。无病可以健身,有病可以治病,学习一些日常按摩养生法,对于糖尿病患者保健大有益处。

患者取仰卧位,双膝屈曲。清晨起床后及临睡前,双手

叠掌,将掌心置于中腹部,以脐为中心,手掌绕脐顺时针方向按摩 40 圈,再逆时针方向按摩 40 圈。按摩的范围由小到大,由内向外,可上至肋弓,下至耻骨联合。按摩的力量由轻到重,以患者能耐受、自我感觉舒适为宜。

3. 按摩上肢　按摩部位以大肠经、心经为主,手法以直线做上下或来回擦法为主,可在手三里(肘部横纹中点下 2寸处)、外关(腕背横纹上 2 寸,桡骨与尺骨之间)、内关(腕横纹上 2 寸,掌长肌腱与桡侧腕屈肌腱之间)、合谷(手背,第一、二掌骨之间,约平第二掌骨中点处)等穴位上各按压、揉动 3 分钟。

4. 按摩下肢　按摩部位以脾经、肾经为主,手法以直线做上下或来回擦法为主,可在足三里(外膝眼下 3 寸,胫骨前嵴外一横指处)、阳陵泉(腓骨小头前下方凹陷中)、阴陵泉(胫骨内侧髁下缘凹陷中)、三阴交(内踝高点上 3 寸,胫骨内侧面后缘)等穴位上各按压、揉动 3 分钟。

5. 按摩劳宫穴　该穴定位于第二、三掌骨之间,握拳,中指尖下。按摩手法采用按压、揉擦等方法,左右手交替进行,每穴各操作 10 分钟,每天 2~3 次,不受时间、地点限制。也可借助小木棒、笔套等钝性的物体进行按摩。

6. 按摩足心　搓足心,古人称为擦涌泉。涌泉是前足心的穴位(在脚底前 1/3 处)。中医学认为,常擦足心能固肾暖足,具有滋肾水、降虚火、镇静安神等作用,可防治眩晕、耳鸣、足部酸痛、麻木水肿及下肢挛痛等症。具体做法是:先泡洗双脚,再用右手握住右脚趾,用左手摩擦右脚的涌泉穴及附近的足心,直到足心发热为止。再将足趾略略转动,然后放开双脚向上、向后尽量翘起足趾,再收缩足趾,像这样反复按摩、翘数十次。右脚做过之后,换做左脚,方法如前。也可对涌泉穴采用按压、揉擦等方法,左右手交替进行,左右穴各操作 10 分钟,每天早晚各 1 次。

四十七、糖尿病患者常用敷脐降血糖处方

中医脐疗法是中医学外治法的重要组成部分。脐疗是根据中医学理论,选用适当药物,制成一定剂型填敷脐中,在脐部进行物理刺激以达到治疗疾病的一种方法。它是通过经络的联络作用,内达脏腑,调节人体的阴阳之平衡,以达到治疗疾病的目的。神阙穴位于脐中央,又称"脐中""气舍""下丹田""命蒂"。脐是胚胎发育时期腹壁的最晚闭合处,是腹前壁薄弱区。神阙穴具有温阳救逆、利水固脱的功用,临床常用于治疗糖尿病。

降糖脐疗方一

【药物】 石膏 5 克,知母 2 克,生地黄、党参各 0.6 克,炙甘草 1 克,玄参 5 克,天花粉 0.2 克,黄连 0.3 克,粳米少许。

【功效】 用于糖尿病降血糖有一定疗效。

【用法】 经提炼制成粉剂,放阴凉处保存备用。每次取药粉 250 毫克,加盐酸二甲双胍 40 毫克,混匀,敷脐,盖以药棉,胶布固定,每 5～7 日换药 1 次,每 6 次为 1 个疗程。

第六章　糖尿病的中西医基本用药

降糖脐疗方二

【药物】　为金匮肾气丸方剂，由肉桂、附子、熟地黄、山药、山茱萸、牡丹皮、茯苓、泽泻组成。

【功效】　温肾补阳，辨证用于肾阳虚证糖尿病患者有一定的降糖效果。药理实验表明，金匮肾气丸中的山茱萸具有降血糖作用。

【用法】　金匮肾气丸水调为膏贴敷于脐中。

降糖脐疗方三

【药物】　鲜苎麻根（捣烂）、经霜棕榈子（以陈者佳，研末）各 100 克，路边青（研末）50 克。

【功效】　降血糖。适用于各型糖尿病。

【用法】　上药混合，加温开水适量调和成软膏状，用时取药膏 5～10 克，敷于脐中，每日换药 1 次。

降糖脐疗方四

【药物】　生石膏 5 克，知母 2 克，生地黄、黄芪各 0.6 克，怀山药、葛根、苍术各 0.3 克，炙甘草 1 克，玄参 7 克，天花粉 0.2 克，黄连 0.5 克，粳米少许。

【功效】　降血糖。适用于各型糖尿病。

【用法】　上药研末混合，用时取 15～25 克，加盐酸二甲双胍 2.5～4 克，混匀，敷脐中。每 5～7 日换药 1 次。6 次为 1 个疗程。

四十八、糖尿病患者敷脐降血糖注意事项

采取仰卧位,充分暴露脐部,用药后外敷纱布或胶布固定。治疗前先用75%酒精棉球对脐及其周围皮肤进行常规消毒,以免发生感染。脐部皮肤娇嫩,如药物刺激性较强,或隔药灸脐次数较多时,宜在用药或治疗前在脐部涂一层凡士林,儿童尤应注意。凡用炒热、敷热之品敷脐,应放温后再敷。由于脐疗药物吸收较快,故用药开始几天个别患者(尤其用走窜或寒凉药时)会出现腹部不适,一般几天后可自行消失,不必紧张。

糖尿病患者用药后宜用消毒纱布、蜡纸、宽布带盖脐,外以胶布或伤湿止痛膏固封,个别患者会对胶布等过敏,可暂停用药,外涂氟轻松软膏,待脱敏后继用,或用绷带或宽布带束紧固定之。治疗中若出现不良反应,如疼痛、过敏反应、病情加重等,应立即去药。通常用药剂量不宜过大,更不应长期连续用药。

糖尿病患者一般1~2日换药1次。需用药3次以上者,每2次用药之间要间歇3~7小时,每个疗程完成后可休息3~5日。如发生皮肤水疱,用消毒针挑破,外搽甲紫。本法宜在室内进行,注意保暖,操作人员动作要快,以免患者受凉。用药量不宜过大,敷药时间不宜过长,最好在医生指导下用药。

四十九、糖尿病患者要谨慎应对感冒

糖尿病患者与普通人一样，得了感冒或其他疾病，机体就会处在一个紧张的状态，会分泌一些激素来升高血糖，这在医学上叫应激。这些激素有助于抵抗那些疾病，但同时可以抵消胰岛素的降血糖作用，导致血中的葡萄糖浓度升高。这种情况对普通人没事，但对糖尿病患者就比较危险，有时可导致糖尿病病情恶化。所以，在生病的时候对血糖的监测比平常更为重要。一旦生病必须及时去医院就诊，在医生的指导下进行治疗。当糖尿病患者因感冒等感到身体不适的时候，除了多补充水分以外，还应该注意下列事项。

第一，像往常一样注射胰岛素，哪怕病得吃不下饭。医生在开药方时甚至会加大胰岛素用量，用以抵消生病导致的血糖升高。应当从医生那里了解血糖达到什么水平时应当用多少剂量的胰岛素，做到心中有数。

第二，如果用的是口服药，也要坚持服药。是否要调整，要听主管医生的指导。

第三，每隔3～4小时监测一次血糖。如果血糖水平过高，或者又是孕妇，那么监测时间就要隔得更短一些。

第四，如果生病时对平时吃的食物有恶心呕吐等反应，可以变换一下饮食，尽量在平时就准备一些比较可口的食品。

第五，在主管医生指导下可以喝一些不含咖啡因的饮料。如果因为呕吐、高热或腹泻而丢失体液,应当喝一些含糖类的饮料,这可以有效地防止因为不想吃东西或使用了相对较多的胰岛素而引起的低血糖情况。如果呕吐或腹泻特别严重,那么每小时应饮用 100～200 毫升的饮料来保持血糖稳定。

第六,准备一支体温表及一些在保质期内的常用感冒药。这些药事先应征得医生认可,因为药店里出售的有些感冒药是不适用于糖尿病患者的。

五十、糖尿病患者感冒后要慎用药

王先生今年 62 岁,去年年底发现患有 2 型糖尿病,他一直坚持饮食、运动加药物来治疗糖尿病,迄今为止血糖控制比较平稳。一天,王先生因受凉感觉头痛,下午出现流鼻涕打喷嚏等感冒症状。他马上到药店买了盒"白加黑",吃了药后睡下,希望捂出汗就好了。没想到的是,由于大量出汗,再加上感冒后没有食欲吃得较少,晚上就感觉心慌气短、胸闷憋气、心跳加快,王先生被家属紧急送往医院,入院后测血糖14.8 毫摩/升,心电图发现有冠心病初期症状而收治入院。

我们知道糖尿病是最易也最多发生并发症的一种慢性疾病。由于糖和脂肪代谢的紊乱、血管内皮功能的障碍、氧化应激的增强等致病因素,使绝大多数的糖尿病患者存在不同程度的心脑血管病变。糖尿病患者有的虽未出现并发症的症状,但隐匿着的这些病变一有机会便会兴风作浪。

经研究发现,服用含有血管收缩作用成分的感冒药将增加中风的危险性。确实,对大多数正常人来说,服此类药物并无大碍,但对糖尿病患者,尤其对一些特别敏感的患者而言,即使抗充血药含量不多,也有可能诱发全身血管痉挛,造成血压升高、心绞痛、心肌梗死、卒中等严重后果。另外,感冒药如"白加黑"也有解热镇痛的效用。解热,即退热;退热,常会出汗;出汗,必丢失体液使血糖升高。倘若不补充水分,会使血流减慢,血液浓缩呈高凝状,这对已有血管病变的糖尿病患者,特别是老年人来说更是雪上加霜,容易造成血管内血栓形成,使重要组织器官梗死,其后果很严重。

小贴士

　　糖尿病患者预防感冒正确的方法是:一要做到膳食平衡,规律进食。二要积极有效地控制血糖,高血糖时病毒容易侵犯人体,尤其长期高血糖更容易引起呼吸系统疾病。三要保持情绪稳定,稳定的情绪是保持免疫平衡的屏障。四要多呼吸新鲜空气,户外清洁的流动空气对提高人体免疫功能,增强体质十分有利。糖尿病患者在流感病毒高发期更应注意起居规律,一旦发生高热、寒战、头痛乏力,或出现体温超过38℃等感冒症状时,一定要及时就医。

五十一、为什么说血糖稳定也不宜停药

各类中西药、保健品、食品及其他糖尿病防治手段都无法根治糖尿病,只能控制血糖,延缓糖尿病并发症的发生。如果已经用药的糖尿病患者任意停用药物,血糖将会很快回升。因此,多数中晚期的患者都必须长期服药或打针治疗。早期的患者没有服用过药物和用过胰岛素的,如果病情较轻,经专科医生诊断指导,可通过改变生活习惯、控制饮食、加强运动以达到控制血糖的目的。

五十二、为什么用药前和用药中应查肝肾功能

糖尿病患者用降糖药前应查肝、肾功能。因为糖尿病患者患病前有肾炎史的较多,有饮酒史的也较多。在肝功能异常时,不能用某些口服降糖药,如双胍类及胰岛素增敏药,否则有可能导致肝衰竭。许多降糖药在肝内代谢,经肾排出,如果肾功能不全,会使药物在体内蓄积,造成过量。因此肾功能不良时,许多从肾排出的磺脲类及双胍类降糖药不能用;此时应慎重选药。同时在用药的过程中,应每2～3个月后复查肝、肾功能,以了解它们的不良反应情况,防止出现功能障碍。

五十三、西洋参对糖尿病有益

西洋参又叫花旗参、洋参、美国人参等,原产自美国和加拿大,是名贵的保健药品,在我国临床应用最早,已有 300 多年的应用历史。早在清康熙三十三年(1694 年)《补图本草备要》和清乾隆三十年(1765 年)《本草纲要拾遗》中已有记载。《药性考》述记"洋参似辽参之白皮泡丁,味类人参,唯性寒,甘苦;补阴退热,姜制有益元扶正气"。归肺胃二经,功能为补肺阴,清火生津液。《医学衷中参西录》谓"西洋参性凉而补,凡用人参而不受人参之温补者,皆可以此代之"。清代医药学家汪昂著的《补图本草备要》增补项中收载了西洋参,称其"性凉、味苦、甘厚、气薄,补肺降火、生津液、除烦倦、虚而有火者相宜"。西洋参原为野生品,因稀缺价昂,当时与黄金等价甚至超过黄金价,被称为"绿色黄金"。中药学研究证明,对于现代社会多发的"文明病"——高血压等,西洋参有很好的疗效。

现代医学证明:西洋参具有提高体力和脑力劳动的能力,降低疲劳度和调节中枢神经系统等药理作用;对高血压、心肌营养性不良、冠心病、心绞痛等心脏病均有较好的疗效,尤其适用于改善心脏病引起的烦躁、闷热、口渴;可减轻癌症患者放射治疗和化学治疗引起的不良反应,如咽干、恶心、消瘦、白细胞减少、胃口不佳、唾液腺萎缩,并能改变机体应激状态,减轻胸腺、淋巴结萎缩等作用。中医临床方面:西洋参可治咳嗽肺萎、虚热烦倦、口渴少津、胃火牙痛等症,同时还应用在治疗神经衰弱和自主神经功能紊乱、胸膜炎、感染性多发性神经炎,以及乙脑和其他急性传染性疾病的恢复期,或与其他中药配伍,有较好的疗效。

西洋参还可以作为一种治疗糖尿病的药物。医生发现在饭前服用西洋参,既可以降低糖尿病患者的血糖,也可以降低正常人的血糖。研究人员说,这一发现对于预防和治疗糖尿病都有实用价值。在一项试验中,2 型糖尿病患者和没有患糖尿病的人,在饭前 40 分钟或在吃饭之中,服用了含 3 克西洋参的胶囊。结果,糖尿病患者的血糖降低了 20%,非糖尿病患者在饭前服用西洋参胶囊也产生了相同效果。

1. 洋参赤小豆茶

【配料】 赤小豆 500 克,西洋参 10 克。

【制法】 将西洋参洗净,晒干或烘干,研为极细末,一分为二,装入绵纸袋中,挂线封口,备用;赤小豆淘洗干净,放入砂锅,加足量水,先用大火煮沸,改用小火煨煮至赤小豆酥烂、汤呈浓稠状,晾凉,一分为二。将西洋参细末袋放入杯中,以赤小豆浓稠汤汁冲泡,加盖闷 15 分钟即成。

【用法】 每日 2 次,每次各取 1 份。

【功效】 清热和血,益气降糖。适用于胃燥津伤型糖尿病。

2. 西洋参粟米粥

【配料】 西洋参 5 克,天冬 15 克,粟米 100 克。

【制法】 将西洋参、天冬洗净,晒干或烘干,共研成细末,备用。粟米淘洗干净后,放入砂锅,加水适量,大火煮沸后,改用小火煨煮至粟米烂,粥呈稀黏状时调入西洋参天冬细末,拌匀,再煮至沸即成。

【用法】 早晚分食。

【功效】 滋阴降火,补气益血,降血糖。适用于各型糖尿病。凡用人参不受其温补的中老年糖尿病患者,均可以此方替代。

3. 西洋参核桃粥

【配料】 西洋参 5 克,核桃仁 10 克,茯苓 15 克,生姜 5 克,粳米 100 克。

【制法】 将西洋参、茯苓同煎取汁共 3 次,合并 3 次煎液。将核桃仁捣烂,与药汁、生姜、粳米(预先淘净)共煮为粥。亦可将药汁与核桃仁分为 2 份,早晚分别与粳米煮粥食用。

【用法】 早晚分食。

【功效】 双补阴阳,补脾益肺,宁神降糖。适用于阴阳两虚型糖尿病。

4. 西洋参银鱼羹

【配料】 银鱼 200 克,淮山药 100 克,黄芪 30 克,西洋参 5 克,黄酒、葱花、姜末、食盐、味精、香油各适量。

【制法】 将淮山药、黄芪分别洗净,切片后晒干或烘干,共研成细末;西洋参洗净,切片,晒干或烘干,研成极细末。将银鱼洗净,放入煮沸的汤锅中,用小火煨煮 5 分钟,烹入黄酒,加淮山药黄芪细末,拌和均匀,用小火继续煨煮 20 分钟,

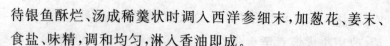

待银鱼酥烂、汤成稀羹状时调入西洋参细末,加葱花、姜末、食盐、味精,调和均匀,淋入香油即成。

【用法】 当菜佐餐,适量服食。

【功效】 清热解毒,补虚润燥,降血糖。适用于肾阴亏虚型糖尿病。

5. 西洋参鲫鱼汤

【配料】 西洋参 8 克,黄精 15 克,鲫鱼 300 克,大枣 6 枚,黄酒、植物油各适量。

【制法】 将鲫鱼宰杀,去鳃、鳞及内脏,洗净,入植物油锅煸炒片刻,加黄酒,烹饪出香,盛入大碗中,备用;西洋参、黄精、大枣分别洗净,西洋参切成片,黄精切成小段或切成薄片,大枣用温水泡发,备用。将炖锅置大火上,加清汤或清水 1 000 毫升,煮沸后放入煸透的鲫鱼,加入大枣,用小火炖煮 30 分钟,加入西洋参片、黄精段或片,拌匀即成。

【用法】 当汤佐餐,适量服食,吃鲫鱼,喝汤,嚼食西洋参、黄精、大枣。

【功效】 清热消肿,生津止渴,降血糖。适用于胃燥津伤型糖尿病。

6. 黑芝麻粟米糊

【配料】 黑芝麻、陈粟米各 300 克,薏苡仁、枸杞子、天花粉各 100 克,天冬、麦冬各 40 克,西洋参 15 克。

【制法】 将黑芝麻、陈粟米、薏苡仁、天花粉分别淘洗干净,晒干或烘干,用小火或微火炒熟,呈微黄者为优,共研成极细粉,备用。将枸杞子、天冬、麦冬、西洋参分别洗净干,晒干或烘干,共研为极细粉,与黑芝麻陈粟米薏苡仁天花粉细粉混合均匀,分成 20 份,用防潮纸包裹好,入罐,密封,待用。

【用法】　每日 2 次,每次 1 包,放入大碗中,用刚煮沸的沸水冲调成糊,温热服食。

【功效】　补益肝肾,生津止渴,降血糖。适用于各型糖尿病,对肾阴亏虚型糖尿病尤为适宜。

五十四、黄芪治疗糖尿病疗效显著

黄芪性微温,味甘,有补气固表、止汗脱毒、生肌、利尿、退肿之功效。用于治疗气虚乏力,中气下陷,久泻脱肛,便血崩漏,表虚自汗,痈疽难溃,久溃不敛,血虚萎黄,内热消渴,慢性肾炎,蛋白尿,糖尿病等。炙黄芪益气补中,生用固表托毒。黄芪和人参均属补气良药,但人参偏重于大补元气,回阳救逆,常用于虚脱、休克等急症效果较好;黄芪则以补虚为主,常用于体衰日久、言语低弱、脉细无力者。黄芪具有补而不腻的特点,若与人参、党参等补药配伍则效果更好。黄芪可单味使用,也可与其他药物配伍应用,与芍药、甘草、桂枝、高良姜、饴糖等药配伍,可以治疗脾胃虚寒、慢性肠炎、胃炎、腹泻等病症;与升麻、甘草、当归、人参、柴胡等药物配伍可治疗内脏下垂、脱肛、子宫下垂等病;与茯苓、菟丝子、白术、当归等配伍,是治疗妇科良药;与防风、麻黄根、浮小麦配伍,是治疗年老体弱者所患表虚感冒的良药。由于黄芪有补气利尿、消肿等功效,与茯苓、薏苡仁、防己等药配伍时又是治疗急、慢性胃炎的良药。又因黄芪具有托毒、生肌的功能,在治疗疗疮及慢性阑尾炎等疾病时也常常选用黄芪治疗。现代医学研究表明,黄芪内含有多种抗菌有效成分,而且能增强机体的免疫功能,因此还能用于预防某些传染病的发生。无论从中医治疗,还是现代医学观察,黄芪均是一味好药。所以,民间自古就有"冬令取黄芪配成滋补强身之食品"的习惯。

古今中医治疗糖尿病,大多以黄芪为主药。近年研究发现,黄芪可通过多种途径增加胰岛素敏感性、降低血糖。此外,黄芪还有提高免疫力、强心、利尿、降压、保肝、扩张血管、改善血液循环、降低蛋白尿的作用,这对于糖尿病及其并发症的治疗尤为适宜。使用黄芪时,可将 15～20 克黄芪加水煎服;或者服用黄芪山药粥。山药属于温和的滋补药物,同样具有健脾补气的作用,而且能够辅助降糖。具体做法:黄芪 30 克,山药(研粉)60 克,将黄芪煮汁 300 毫升,去渣,加入山药粉搅拌成粥,每天服食 1～2 次即可,适用于患糖尿病日久、脾肾虚弱的患者。

1. 黄芪南瓜粥

【配料】 黄芪粉 10 克,青嫩南瓜 2 000 克,莜麦片 100克。

【制法】 将南瓜洗净,剖开,去子,切成 1 厘米见方的小丁块,入锅,加水煮至半熟,撒入黄芪粉、莜麦片,搅拌均匀,以小火再煮至沸,继续煨煮 10 分钟即成。

【用法】 早晚分食,应注意严格限制并减少早晚餐主食

摄入量。

【功效】 补肾健脾,止渴降糖,降血脂。适用于肾阴亏虚型糖尿病。

2. 黄芪海参粥

【配料】 海参50克,黄芪30克,陈粟米100克,黄酒、葱花、姜末、食盐、味精、五香粉各适量。

【制法】 将海参洗净,放入锅中,加水煮烂,移入清水中浸泡6小时,捞出,细切后盛入碗中,备用。将黄芪洗净,切成薄片,放入砂锅,加水煎煮30分钟,过滤取汁,与淘洗的陈粟米同入砂锅,加适量水,大火煮沸后调入切细的海参,改用小火煨煮1小时,待粟米酥烂烹入黄酒,并加葱花、姜末、食盐、味精、五香粉调味,拌匀即成。

【用法】 早晚分食。

【功效】 养血润燥,益气止渴,降血糖。适用于阴阳两虚型糖尿病。

3. 黄芪枸杞醉虾

【配料】 黄芪、枸杞子各10克,草虾500克,黄酒500毫升,辣椒豉油2小碟。

【制法】 将草虾去泥肠,洗净,沥干水分,放入瓦锅内,加入300毫升黄酒,加盖,将虾灌醉,倒出多余黄酒,再加入枸杞子、黄芪与醉虾拌匀。将剩下的200毫升黄酒倒入另一锅内加热,当黄酒加热至出现熊熊火焰时,加入醉虾煮熟,去掉枸杞子、黄芪,蘸辣椒豉油食用即成。

【用法】 当菜佐餐,适量食用。

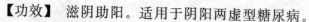
【功效】 滋阴助阳。适用于阴阳两虚型糖尿病。

4. 黄芪枸杞冬瓜汤

【配料】 黄芪 20 克,番薯叶 100 克,枸杞叶 20 克,冬瓜 250 克。

【制法】 将冬瓜洗净,去瓤子后,连皮切成小长方形块状,入植物油锅煸透,装入碗中备用。番薯叶洗净,纵剖后,横切成小片状,待用。黄芪洗净后,切成片,同放入纱布袋,扎口,与冬瓜块同放入砂锅,加清水 1 500 毫升,大火煮沸,改用小火煨煮 20 分钟,待冬瓜熟烂,取出药袋,加新鲜枸杞叶、番薯叶,拌匀,小火再煮至沸即成。

【用法】 早晚分服,喝汤,吃枸杞叶、番薯叶,嚼食冬瓜肉。

【功效】 清热解毒,利水消肿,降血糖。适用于各型糖尿病,对胃燥津伤型糖尿病及糖尿病患者兼有高血压病、单纯性肥胖症的尤为适宜。

5. 黄芪枸杞杜仲汤

【配料】 黄芪 15 克,枸杞子 30 克,杜仲 15 克,鹌鹑 1 只,料酒适量。

【制法】 将枸杞子、黄芪洗净,枸杞子用温水浸泡片刻;黄芪切成片,备用;杜仲洗净后,切成片状,放入砂锅,加水浓煎 2 次,每次 30 分钟,合并 2 次滤液,浓缩至 100 毫升,待用。将鹌鹑宰杀,去毛、爪及内脏,洗净后,与枸杞子、黄芪片同入砂锅,加清水适量,先用大火煮沸,烹入料酒,改用小火煨煮 1 小时,待鹌鹑肉熟烂,加入杜仲浓缩液,再煮至沸

即成。

【用法】　佐餐当汤，适量食用。吃鹌鹑，喝汤，嚼食枸杞子、黄芪。

【功效】　补益肝肾，止渴降糖。适用于肾阴亏虚型糖尿病。

6. 黄芪薏仁乌龟汤

【配料】　黄芪 30 克，薏苡仁 15 克，杜仲 10 克，乌龟 1 只（约 300 克），生姜 2 片，食盐、味精、香油各适量。

【制法】　将乌龟入热水锅内，将水慢慢烧沸，直到把乌龟烫死，去龟壳及内脏，洗净，斩块；薏苡仁入锅略炒，洗净；黄芪、杜仲、生姜分别洗净。将以上用料一同放入砂煲内，加清水适量，以大火煮沸后加入食盐、味精，再改用小火煲 2 小时，淋上香油即成。

【用法】　当汤佐餐，适量食用。

【功效】　健脾益肾，滋阴消肿。适用于阴虚阳浮型糖尿病。

五十五、葛根具有降低血糖的作用

葛根的药用价值极高，素有"亚洲人参"之美誉，葛粉称之为"长寿粉"，在日本被誉为"皇室特供食品"。常食葛粉能调节人体功能，增强体质，提高机体抗病能力，抗衰延年，永葆青春活力。据《本草纲目》《中药大辞典》《功能性食品》等权威资料著述，葛根及其制品有清火、排毒、降血脂、降血压、降血糖、减肥、通便、预防老年性痴呆、防止动脉硬化、防止脑

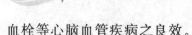

血栓等心脑血管疾病之良效。

有实验证实,葛根煎剂给家兔口服,开始 2 小时血糖上升,随即下降,第 3、4 小时下降最明显,对家兔肾上腺素性高血糖不仅无对抗作用,反而使之增高,但能促进血糖提早恢复正常。葛根水提取物也能使家兔血糖初上升后下降,对饥饿家兔升血糖作用更显著。

葛根素是从豆科多年生落叶藤木本植物干燥根中提取的单体,异黄酮化合物。现代药理研究表明其能降低血黏度,抑制血小板聚集,降低 TXA2 的水平,并能使明显升高的血浆内皮素、血管紧张素 Ⅱ 及肾素活性降低,扩张微动脉,改善循环,尚有轻微地降血糖作用。目前认为,持续高血糖能引起体内多种蛋白的非酶糖化,蛋白非酶糖化在糖尿病肾病发病中起重要作用,而动物实验证实葛根素对蛋白非酶糖化有较强的抑制作用。目前还发现高血糖能够激活一些组织醛糖还原酶的活性,使葡萄糖通过多元醇代谢道路转化为山梨醇而在组织中过度蓄积,这也是引起糖尿病肾病的重要原因。动物实验证实,葛根素可能还是一种醛糖还原酶抑制剂。将葛根素试用于糖尿病肾病的治疗中,发现能够减少尿蛋白,改善血液流变学,医学理论及本观察表明:葛根素治疗糖尿病肾病是安全有效的。

1. 葛根山药降糖糕

【配料】 葛根粉、黄精、黄芪、天花粉各 25 克,黑芝麻 250 克,山药 100 克,植物油 100 克,薏苡仁 50 克。

【制法】 将黑芝麻、薏苡仁、黄精、山药分别洗净,晒干或烘干,共研成细粉,与葛根粉充分拌和均匀成糕粉,备用。将黄芪、天花粉分别洗净,放入砂锅,加水浓煎 2 次,每次 30分钟,合并 2 次煎液,盛入碗中,待用。将糕粉倒在案板上,用煎汁调和均匀,若量不够可加适量清水揉捏,加植物油,使成糕泥状,搓匀成棍棒式长条,切割成 20 个剂子,用定型压模制成花色糕点,上笼,用大火蒸 20 分钟即成。

【用法】 当糕点,分数次服食。

【功效】 滋补肝肾,生津润燥,止渴降糖。适用于肾阴亏虚型糖尿病。

2. 葛根麦冬牛奶茶

【配料】 粉葛根 10 克,麦冬 10 克,牛奶 50 毫升。

【制法】 把葛根、麦冬洗净,用 100 毫升水煎煮 25 分钟,滤出汁液,再加入 50 毫升水煎煮 25 分钟,除去葛根和麦冬,然后把药液与牛奶搅匀,上中火烧沸即成。

【用法】 上下午分次饮服。

【功效】 滋阴益胃,生津止渴。适用于胃燥津伤型糖尿病,对伴有高血压病者尤为适宜。

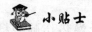 小贴士

在食疗运用中,若单味应用葛根时药量可稍大,日用量宜在 15～30 克。中医学认为,葛根"其性凉,易于动呕,胃寒者当慎用",且"夏日虚汗多尤忌"。对此,我们应该引起重视。

3. 葛粉花粉麦冬茶

【配料】 葛根30克,天花粉15克,麦冬15克,乌梅10克。

【制法】 先将乌梅砸碎,与洗净切碎的葛根、天花粉、麦冬同入砂锅,加足量清水,中火煎煮20分钟,过滤,去渣,取汁约2000毫升即成。

【用法】 当茶频饮,当日饮完。

【功效】 生津止渴,降血糖。适用于燥热伤肺、胃燥津伤型糖尿病,对糖尿病伴有高血压病者尤为适宜。

4. 葛麦五味子花粉消渴茶

【配料】 葛根20克,麦冬10克,五味子10克,天花粉10克。

【制法】 将葛根、麦冬、五味子、天花粉分别洗净,晒干或烘干,共研成粗末,一分为二,装入绵纸袋中,挂线封口,备用。

【用法】 冲茶饮,每日2次,每次1袋,放入杯中,用沸水冲泡,加盖闷15分钟,即可频频饮用。一般每袋可连续冲泡3~5次,当日饮完。

【功效】 生津止渴,降血糖。适用于燥热伤肺型糖尿病。

五十六、石斛对稳定血糖有帮助

石斛味甘、淡、微苦,性微寒。归胃、肺、心、肾经。石斛滋阴清热，养胃生津，润肺止咳，益肾明目。主治热病伤津，虚热不退，胃阴不足，口干咽燥、脘痛干呕、肺燥咳嗽，腰膝酸软，阴伤目暗。本品甘凉清润，主入胃肾，作用重在中下二焦，既清胃热生津止渴，又滋肾阴退热明目，为津伤口渴、阴虚目暗之良药。

从中医学的角度讲，石斛的功效是补阴虚。中医学认为，糖尿病的病因主要是阴虚燥热、气阴两虚、瘀血阻滞、脾气虚弱、肝瘀气滞等。一般的糖尿病都属于阴虚范畴。经临床验证，石斛对阴虚型糖尿病有较好的治疗作用，能改善和消除糖尿病患者多饮、多食、多尿、疲乏、消瘦等现象，并有控制血糖稳定的作用。

医学研究证实，对于健康人而言，往往是阳有余而阴不足，阴虚是导致疾病的主要原因。石斛既能强身又能治病。健康人服用能增强体质，提高抗病能力，并能抗疲劳，抗衰老。同时对阴虚引起的疾病，如心、肝、脾、肺、肾五脏疾病及肿瘤等都有较好的治疗作用。

1. 石斛苦瓜茶

【配料】　鲜苦瓜 1 条，石斛 10 克，绿茶 2 克。

【制法】　将苦瓜上端切开，去瓤，装入绿茶，把苦瓜挂于通风处。阴干后，将外部洗净，擦干，连同茶叶切碎，与石斛混匀即成。

【用法】　每日 1 次，每次 10 克，以沸水冲泡，盖严温浸半小时，频频饮用。

【功效】　养阴清胃，降低血糖。适用于各型糖尿病，对胃燥津伤型糖尿病尤为适宜。

2. 石斛生津茶

【配料】 石斛 6 克,青果 5 个,甘菊 6 克,荸荠 5 个,麦冬 10 克,鲜芦根 2 支,桑叶 10 克,黄梨 2 个。

【制法】 荸荠、黄梨去皮,石斛、芦根切碎,青果掰开去核,与桑叶、菊花、麦冬混合,入锅加水 2 000 毫升,小火煎煮 1 小时,静置片刻,将汁液滤出。

【用法】 代茶,频频饮用。

【功效】 滋阴润肺,生津止渴。适用于胃燥津伤型糖尿病。

3. 石斛萝卜汁

【配料】 鲜石斛 30 克,白萝卜 500 克,食盐 1 克。

【制法】 鲜石斛洗净,切碎备用。将白萝卜洗净,刨成丝,与石斛一同加少量温开水,用纱布包起来,挤压出汁。在汁中加食盐 2 克,搅匀,待食盐溶化即成。

【用法】 上下午分次饮服。

【功效】 顺气生津,止渴化痰。适用于各型糖尿病。

五十七、生地黄具有降血糖的作用

生地黄是中医医师常用的一味养阴清热药,具有非常好的临床效果,常简称为生地。生地黄始载于《神农本黄草经》,列为上品,味甘、苦,性寒,归心、肝、肾经,具有清热凉血、养阴生津的作用。常用剂量为 10～30 克。由于生地黄性寒而滞，脾虚湿滞、腹满便溏者不宜使用。现代药理认为，生地黄具有轻微的降血糖作用，可用于糖尿病患者；能增强机体的免疫力，特别是对免疫功能低下者作用更明显；保肝作用，煎剂对小鼠肝脏有保护作用、可防止肝糖原减少；强心作用，尤其是对衰弱的心脏，其作用主要在心肌；水提取液具有降压、镇静、抗炎、抗过敏作用。另外，临床上还有一味常使用的中药叫熟地黄，很多患者容易将这两个药混淆。生地黄和熟地黄都是玄参科多年生草本植物地黄的根，由于加工方式不同，性状和临床应用上也有所不同，不能一概而论。家庭常用的生地黄降糖药膳如下。

1. 生地黄粥

【配料】　鲜生地黄150克，粳米50克。

【制法】　鲜生地黄洗净，捣烂，纱布挤汁。粳米洗净，加水500毫升，煮成稠粥后，将生地黄汁冲入，小火再煮一沸即可。

【用法】　每日1～2次服食。

【功效】　清热凉血，养阴生津。生地黄具有加强心肌收缩、利尿和降低血糖等作用。主治阴虚热盛型糖尿病。

2. 生地麦冬粥

【配料】　麦冬30克，生地黄30克，大米150克。

【制法】　大米淘洗干净；生地黄洗净，切片；麦冬洗净，去心。把大米、生地黄、麦冬同放锅内，加水1 000毫升。然后将锅置大火上烧沸，小火炖煮50分钟即成。

【用法】　每日1次，早餐服用，每次吃粥50克，随意吃

生地黄、麦冬。

【功效】 滋阴凉血，生津止渴。主治肺阴虚消渴，口干口渴较明显者。

3. 地黄洋葱牛奶饮

【配料】 生地黄30克，洋葱200克，新鲜牛奶250毫升。

【制法】 将洋葱洗净，切碎，捣烂；生地黄洗净，切碎，捣烂，与捣烂的洋葱同放入家用绞汁机中，快速绞榨取汁，盛入大碗中。将锅置火上，加入新鲜牛奶，小火（或微火）煮至将沸时兑入洋葱生地黄汁液，充分混匀，再煮至沸即成。

【用法】 早晚分次饮服。

【功效】 清热生津，滋阴止渴，降血糖。适用于阴阳两虚型糖尿病，对伴发血脂异常、肥胖症、高血压病、动脉粥样硬化等病症者尤为适宜。

4. 地黄薏苡仁猪胰汤

【配料】 猪胰脏1～2个，生地黄15克，薏苡仁50克，怀山药20克，荸荠50克，黄芪10克。

【制法】 猪胰脏洗净，除去中间脂肪，切块；荸荠洗净，削去外皮，切成两半；薏苡仁用水洗净。将猪胰脏、荸荠、薏苡仁、怀山药、黄芪、生地黄一起放入锅中，加八分满的煮沸热水，煮熟食用。

【用法】 当菜佐餐，适量食用。

【功效】 养阴润燥，清热降火。适用于各型糖尿病，对胃燥津伤型糖尿病尤为适宜。

5. 生地核桃鸡肉汤

【配料】　生地黄 15 克，核桃肉 300 克，鲜鸡肉 600 克，葱、生姜、黄酒、鲜菜心、味精、食盐各适量。

【制法】　将鸡肉洗净，放入锅中，加清水、生姜、葱、烧沸后撇去浮沫，再加黄酒移小火上烧煮。待鸡肉熟透，加核桃肉（压成蓉状）、食盐再煮几分钟，取出鸡肉切成条状，菜心放碗内，鸡肉条放上面，地黄粉、味精入汤中烧几分钟，搅匀注入碗内即成。

【用法】　当菜佐餐，适量食用。

【功效】　双补阴阳，益精养血，温中益气。适用于阴阳两虚型糖尿病。

五十八、麦冬对糖尿病的治疗作用

麦冬味甘、微苦，入肺、心、胃经。具有强阴益精，生脉保神，生津调中，清心除烦，定喘宁嗽，悦肤美颜，延年益寿功效。用于老年心气不足，惊悸怔忡，恍惚健忘；肺热肺燥，短气虚喘，咳嗽咯血，大便虚秘；老年慢性支气管炎，慢性咽炎，肺结核，冠心病，糖尿病。

麦冬为补阴之品，因其味甘，膏脂浓郁，故擅长滋补胃阴，且能提曳胃家阴精以润泽心肺，活通血脉。《本草正义》誉为"甘药补益之上品"。苏东坡曾作诗赞曰："一枕清风直万钱，无人肯买北窗眠，开心暖胃门冬饮，知是东坡手自煎。"老年人常感阴不足，有肺燥胃热或火盛津少之象，麦冬为滋阴之品,有助于老年人的健康与增寿。心血管器官随年龄增长发生衰老性改变,如心肌褐色萎缩,心肌纤维化,心跳减少,心排血量下降,血管壁硬化,血压升高,冠脉硬化则导致心肌缺血缺氧,引起冠心病等心血管系统病。

麦冬有改善心肌代谢,保护心肌缺血时的心泵功能,可改善血液流变学,对防治老年冠心病有重要功效。麦冬可提高机体免疫力,抗菌,抗癌,对老年人尤为重要,因为老年人体弱易于感染,突变细胞积累增多。另外,老年人胰岛素合成和分泌下降,细胞胰岛素受体敏感性降低,以致糖的氧化利用受阻,进而血糖趋于升高,麦冬对胰岛细胞有刺激作用,使血糖下降,对治疗老年糖尿病有显著疗效。

有科学实验证实,给正常家兔口服麦冬的水、醇提取物0.2克/千克体重,有降糖作用;每天给四氧嘧啶性糖尿病家兔用0.5克/千克体重,连续4日,也有降糖作用,并能促使胰岛细胞恢复,肝糖原较对照组也有增加趋势。麦冬多糖是麦冬中提取的一种低热能多糖,正常小鼠口服麦冬多糖100毫克/千克体重有明显降低血糖作用,给药后第11小时血糖浓度降低54‰;口服200毫克/千克体重能明显降低四氧嘧啶糖尿病小鼠血糖水平,口服后4~11小时降血糖作用最明显,24小时仍有降血糖作用。口服麦冬多糖对正常小鼠血糖和实验性高血糖的降低作用不随剂量的增大而增强。

1. 麦冬芦笋茶

【配料】 芦笋罐头1听,麦冬18克。

【制法】 将麦冬洗净,切成薄片,晒干或烘干,备用。将

芦笋罐头开启后取出 30 克切成片,并倒出芦笋汁液,与麦冬片同入杯中,用沸水冲泡,加盖闷 15 分钟即成。

【用法】　当茶频饮,可连续冲泡若干次,待饮液淡化,可将芦笋、麦冬片一并嚼食咽下。

【功效】　清热解毒,生津止渴,降血糖。适用于各型糖尿病,对燥热伤肺、胃燥津伤型糖尿病也适宜。

2. 麦冬乌梅茶

【配料】　乌梅 5 枚,麦冬 15 克。

【制法】　将麦冬、乌梅分别洗净,麦冬切碎后与乌梅同入砂锅,加足量水,中火煎煮 20 分钟,过滤,取煎液约 2 000 毫升即成。

【用法】　当茶,频频饮服,当日饮完。

【功效】　生津止渴,养阴降糖。适用于燥热伤肺型糖尿病。

3. 麦冬四汁饮

【配料】　荸荠汁、鲜芦根汁、麦冬汁、藕汁各 30 毫升。

【制法】　将以上四汁混合均匀,瓶装备用。

【用法】　上下午分次饮服。

【功效】　养阴润燥,清热生津。适用于胃燥津伤型糖尿病。

五十九、玉竹对糖尿病的治疗作用

玉竹属百合科植物。《神农本草经》将其列为上品之药。

李时珍说:"其叶光莹像竹,其根长而多节,故有玉竹、地节诸名。"玉竹以根入药。性平,味甘。具有养阴清热,生津止咳等功效。医学上用作滋补药品,主治热病伤阴、虚热燥咳、心脏病、糖尿病、结核病等,并可作为高级滋补食品、佳肴和饮料。对于糖尿病患者而言,玉竹性味甘平,具有养阴、润燥、除烦、止渴的功效,治热病伤阴、咳嗽烦渴、虚劳发热、消谷易饥、小便频数等。《日华子本草》载,玉竹可"除烦闷、止渴、润心肺、补五劳七伤、虚损、腰脚疼痛、天行热狂"。

1. 玉竹番茄芹菜汁

【配料】 鲜玉竹 25 克,番茄 200 克,芹菜 200 克,柠檬汁、食盐各适量,小冰块 2 块。

【制法】 芹菜去根、黄叶后洗净,切碎,再用凉开水浸泡片刻;番茄剥去皮,切成小块。将洗净的鲜玉竹与番茄、芹菜一起投入榨汁机中打成汁,用洁净的纱布过滤后,把滤液倒入玻璃杯中,加入柠檬汁和食盐,用长柄匙调匀。饮服时加入小冰块。

【用法】 当饮料频饮,当日饮完。

【功效】 滋阴清热,生津止渴。适用于各型糖尿病,对阴虚阳浮型糖尿病尤为适宜。

2. 玉竹苦瓜粥

【配料】 苦瓜 150 克,玉竹 20 克,粳米 50 克。

【制法】 将苦瓜去蒂柄,洗净后切成片,去子保留瓜瓤,备用。将粳米淘净,与玉竹一同放入砂锅后加水煨煮成稠粥,粥将成时调入苦瓜片,用小火继续煨煮 10 分钟即成。

【用法】　早晚分次服食。

【功效】　清暑泄热,养阴降糖。适用于各型糖尿病,对青少年患者夏季并发痱、疖者,以及老年糖尿病患者并发视网膜病症者尤为适宜。

3. 玉竹炒藕片

【配料】　玉竹 15 克,莲藕 200 克,胡萝卜 50 克,植物油、姜汁、胡椒粉、食盐各适量。

【制法】　莲藕洗净,切薄片;胡萝卜削皮,切成丝;玉竹洗净,切成 3 厘米长的段。藕入沸水锅内,焯软,取出沥干水分。炒锅置大火上烧热,放入植物油,加入莲藕、玉竹、胡萝卜,炒至均匀,下入食盐、姜汁、胡椒粉即成。

【用法】　当菜佐餐,适量食用。

【功效】　养阴润肺,生津止渴。适用于燥热伤肺型糖尿病。

4. 玉竹沙参蒸龟肉

【配料】　玉竹 12 克,北沙参 20 克,龟肉 50 克,绍酒 10 毫升,葱 10 克,姜 5 克,食盐 2 克。

【制法】　把龟肉洗净,切成 4 厘米见方的大块;北沙参润透,切成片;玉竹洗净,切成 4 厘米长的段;姜拍松、葱切成段。把龟肉、玉竹、北沙参、姜、葱、食盐、绍酒同放蒸盆,拌匀,加鸡汤 100 毫升。然后蒸盆置于大火上蒸 30 分钟即成。

【用法】　当菜佐餐,适量食用。

【功效】　滋阴潜阳,补血润燥。适用于胃燥津伤型糖尿病。

5. 玉竹蒸鲈鱼

【配料】 鲈鱼 1 尾(500 克),玉竹 15 克,绍酒 10 毫升,食盐 2 克,葱 10 克,生姜 5 克,酱油 10 毫升,味精 1 克,大蒜 10 克。

【制法】 把玉竹洗净,切成 4 厘米长的段;鲈鱼洗净,去鳞、肠;大蒜去皮,切片;葱切段,姜切片。将鱼放入蒸盆内,入酱油、绍酒、味精、食盐、大蒜、葱、姜,腌渍 30 分钟,加入玉竹。然后把鲈鱼放入蒸笼内,用大火大气蒸 25 分钟即成。

【用法】 当菜佐餐,适量食用。

【功效】 滋阴润肺,生津止渴。适用于燥热伤肺型糖尿病。

六十、黄精的降血糖作用

现代研究发现,黄精主要成分为黏液质、多糖、烟酸、脂肪、蛋白质、氨基酸(天冬氨酸、丝氨酸)、洋地黄等。药理研究证明,黄精具有提高机体免疫力、降血糖、降血脂、抗菌、抗病毒、抗肿瘤等作用;还能够增加冠状动脉血流量、降低血脂、延缓动脉粥样硬化,以及增强免疫功能和抗病原微生物等作用。

研究表明,黄精能增强人体淋巴细胞的活力,增加免疫功能。据统计,常食黄精者高血压、冠心病、糖尿病的发病率明显低于普通饮食者。黄精还有很好的抗结核菌作用,因而又是极好的抗结核佳品。由于它能改善人体的营养状况,提高免疫水平和血管韧性、补中益气、强筋骨、润心肺,促进淋巴细胞转化，又具有良好的抗衰老作用。近年来，临床发现黄精有治疗白细胞减少、再生障碍性贫血、药物中毒性耳聋、足癣等功能。

目前对黄精的有关研究尚不深入，对于其降血糖作用和机制仍处于探索阶段。但是有一点可以肯定：黄精治疗糖尿病具有广阔的开发应用前景。更因为它是药食同源类食品，安全性强，无不良反应，这为黄精的推广应用提供了便利条件。几千年的临床用药经验为其奠定了坚实的基础，现代科学研究手段为其深入挖掘创造了条件，预计随着研究的日益深入，黄精将成为人类防治糖尿病的有效药物之一。

1. 黄精兔肉煲

【配料】　兔肉 150 克，火腿肉 50 克，香菇 15 克，黄精 20 克，麦冬 15 克，葱花、姜末、黄酒、食盐、味精、五香粉各适量。

【制法】　将黄精、麦冬分别洗净，切成片备用；兔肉洗净，切成小块；火腿肉洗净，切成薄片。香菇用温水发透，洗净，切成两半，与兔肉块、火腿肉片、黄精和麦冬片同放入煲锅内，加适量清汤（或鸡汤），再加清水、黄酒、葱花、姜末，先用大火煮沸，改用小火煨煲 1 小时，待兔肉酥烂，加食盐、味精、五香粉，再煮至沸即成。

【用法】　当菜佐餐，适量服食。

【功效】　润肺生津，除烦止渴，降血糖。适用于燥热伤肺型糖尿病。

2. 黄精煲乌鸡

【配料】　黄精 15 克，乌鸡 1 只（750 克），绍酒、葱、姜、

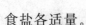

食盐各适量。

【制法】　把黄精洗净,切片;乌鸡宰杀,去毛及内脏;葱切段,姜拍松。将鸡放入炖锅内,把黄精、葱、姜放入鸡腹内,食盐和绍酒抹在鸡身上,加水 2 000 毫升;把炖锅置大火上烧沸,再用小火炖 40 分钟即成。

【用法】　当菜佐餐,适量食用。

【功效】　养阴润肺,生津止渴。适用于燥热伤肺型糖尿病。

3. 黄精枸杞猪腰汤

【配料】　黄精 15 克,枸杞子 20 克,猪肾 1 只,葱花、姜末、料酒、食盐、味精、五香粉各适量。

【制法】　先将猪肾洗净,剖开,去臊腺,用清水冲洗后,切成腰花片,放入碗中,用料酒、葱花、姜末、湿淀粉配成的汁液抓揉均匀,备用。再将枸杞子、黄精分别洗净,枸杞子用温开水浸泡片刻备用;黄精切成小片,盛入碗中备用。炒锅置火上,加植物油,中火烧至六成热时,放入葱花、姜末煸炒出香,加腰花片,急火熘炒,加料酒及清汤(或鸡汤)500 毫升,煮至沸时,加枸杞子、黄精片、食盐、味精、五香粉,小火再煮至沸即成。

【用法】　佐餐当汤,适量服食。

【功效】　滋阴补肾,止渴明目,降血糖。适用于肾阴亏虚型糖尿病。

4. 黄精莜麦面

【配料】　黄精 15 克,香干 50 克,莜麦面 200 克。

【制法】　将黄精、香干分别洗净,切成绿豆样的小颗粒,备用。炒锅置火上,加植物油大火烧至六成热,投入葱花、姜末,炒出香,加黄精、香干小颗粒,熘炒片刻,加鸡汤(或清汤)300～400毫升,并加适量酱油、大蒜末、食盐、味精拌和均匀,盛入大碗内,作汤料。烧锅置火上,加清水煮沸,下莜麦挂面,大火煨煮片刻,适时加些清水,拌和,待挂面煮至熟透,捞起,放入汤料碗内,搅和均匀即成。

【用法】　早晚分食。

【功效】　滋阴补血,止渴降糖。适用于胃燥津伤型糖尿病。

六十一、枸杞子能补肾益精稳定血糖

枸杞子为茄科植物宁夏枸杞的干燥成熟果实。枸杞全身是宝,根、叶、花、茎都有保健价值。正如人们所说:"根茎与花实,收拾无弃物。"枸杞果实中富含甜素碱、胡萝卜素、核黄素、维生素 B_1、维生素 C、烟酸、钙、铁、磷等多种营养成分,长期服用能抗癌保肝、生精益气、治虚安神、补肾养血、明目祛风、益寿延年,既是中药里的珍品,又是益身健体的食品。唐代著名诗人刘禹锡赋诗赞美说:"上品功能甘露味,还知一勺可延年。"在枸杞种植园,每当夏季来临,叶腋中生出淡紫色的小花,艳丽多姿。深秋时节,绿枝茂密,蔓条上缀满光闪闪、红彤彤,玲珑剔透,貌若樱桃、状似耳坠的果实,灿烂夺目,令人流连忘返。

枸杞子有补肾益精,养肝明目等功能。现代医学证明,枸杞子可提高机体的免疫功能,具有抗肿瘤活性、降低血清胆固醇及抗衰老和保肝等作用,临床上常用于慢性肝炎、肝硬化、中心性视网膜炎、视神经萎缩等疾病。枸杞子是我国特产的名贵中药,它富含多种营养成分和微量元素,是一种十分理想的"功能性食品"原料。采用枸杞子治疗 2 型糖尿病效果较好且无不良反应,至于其治疗糖尿病的机制和有效成分还有待于进一步研究。

从中医理论上讲,糖尿病属"消渴"范畴。消渴以多饮、多食、多尿、消瘦为特征,阴虚烦躁为主要病机,病变脏腑为肺、胃、肾,而以肾为关键,故在治疗上应立足于补肾,肾藏精气,肾阴虚,实质上都是肾中精气不足的表现形式,故采用枸杞子补肾益精,治疗中老年人糖尿病,符合中医学治病求本的原则。

1. 枸杞子山药饮

【配料】 淮山药 60 克,枸杞子 20 克。

【制法】 将枸杞子、淮山药洗净,晒干或烘干,研成粗末,放入砂锅,加入足量清水,大火煮沸后,改用小火煨煮 30 分钟,过滤取汁,合并 2 次滤汁,小火煮沸即成。

【用法】 上下午分次饮服。

【功效】 补阴生津,降血糖。适用于各型糖尿病。

2. 枸杞子玉米须茶

【配料】 枸杞子 10 克,玉米须 50 克。

【制法】 将采收的新鲜玉米须放入清水中漂洗干净,晒干或烘干,切碎,与洗净的枸杞子一同装入洁净纱布袋,放入大茶杯中,用沸水冲泡,加盖,闷 15 分钟后即成。

【用法】　代茶频饮,一般可冲泡 3～5 次。

【功效】　滋阴泄热,平肝降压,降血糖。适用于阴虚阳亢型糖尿病,对糖尿病并发高血压病者尤为适宜。

3. 枸杞子紫菜茶

【配料】　紫菜 6 克,枸杞子 20 克。

【制法】　将干品紫菜拣去杂质,一分为二,装入绵纸袋中,封口、挂线,备用。枸杞子洗净,晒干或烘干,分作 2 份待用。

【用法】　代茶频饮。

【功效】　补益肝肾,养血降糖。适用于各型糖尿病及伴存并发症者。

4. 枸杞子山药粥

【配料】　枸杞子 15 克,淮山药 15 克,大米 50 克。

【制法】　把枸杞子、淮山药洗净,切薄片;大米洗净。将大米、淮山药、枸杞子放入锅内,加水 500 毫升。然后把锅置大火上烧沸,再小火煮 35～40 分钟即成。

【用法】　早晚分食。

【功效】　补肝肾,益精血。适用于各型糖尿病,对肾阴亏虚型糖尿病尤为适宜。

5. 枸杞粟米粥

【配料】　枸杞子 20 克,粟米 150 克。

【制法】　将枸杞子用温水洗净,沥水备用。将粟米淘洗干净,放入砂锅,加适量水,大火煮沸后加枸杞子拌和均匀,改用小火煨煮至米烂、汤稠,离火即成。

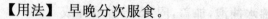

【用法】 早晚分次服食。

【功效】 补肾养血,滋阴明目,降血糖。适用于各型糖尿病,对肾阴亏虚、肝肾不足所致腰膝酸软、头晕目眩、视物昏暗等糖尿病并发症者尤为适宜。

六十二、地骨皮具有降低血糖的作用

地骨皮为枸杞的根皮,药用为干品,性味甘寒,入肺、肝、肾经。《圣济总录》记载,地骨皮饮,治消渴,日夜饮水不止,小便利。日本《医心方》中的枸杞汤,治消渴唇干口燥,以本品配石膏、小麦煮汤频服。现代药理研究,地骨皮含有胍的衍生物,具有降血糖作用。《中医药信息》报道,地骨皮对小鼠葡萄糖性及肾上腺素性高血糖有降低作用,对糖尿病模型鼠胰岛 B 细胞形态结构的损害有一定的减轻作用。此外,本品还具有降血脂、降血压作用,其降血压作用与中枢神经有关,可能为阻断交感神经末梢而直接舒张血管。

1. 地骨皮糊

【配料】 小麦面粉 100 克,地骨皮 30 克,桑白皮 15 克,麦冬 10 克。

【制法】 取地骨皮、桑白皮、麦冬放入砂锅中浸泡 20 分钟,煎 20 分钟,去渣取汁,面粉调成糊共煮熟即成。

【用法】 早晚分次服食。

【功效】 清肺凉血,生津止渴。适用于糖尿病、多饮、身体消瘦者。地骨皮能清虚热、凉血,药理实验证实其有解热、

降血糖、降压等作用；桑白皮能清热平喘、利水消肿，麦冬滋阴，相伍增效。

2. 地骨皮茶

【配料】 地骨皮 15 克（鲜品 30 克）。

【制法】 本品用清水适量煎沸 15 分钟后取汁（忌用铁锅煎煮）。

【用法】 代茶频服，每日 1 剂。

【功效】 清热凉血，退热，降糖降压。适用于糖尿病，高血压，呕血，衄血，血淋，虚劳咳喘，潮热盗汗。脾胃虚寒、食少、大便溏泄者忌服。

六十三、绞股蓝降血糖功能显著

绞股蓝又名七叶参、七叶胆属草本攀缘植物，生长在我国云南、广西等地，是纯天然野生植物，是茶不是药，但效果赛过药。绞股蓝是我国医学宝库中的一枝奇葩，明清的医学典籍中均有过记载，我国民间早有人应用绞股蓝益寿强身。经检测它含有 82 种皂苷，18 种氨基酸和多种人体所需要的蛋白质、维生素、微量元素等。据研究发现，绞股蓝所含的皂苷，其中有 4 种与人参皂苷的结构完全相同，此外，绞股蓝还含有黄酮、脂肪、蛋白质、糖类、胡萝卜素、维生素 B_1、维生素 B_2、维生素 C、维生素 E 及微量元素钾、钠、钙、铁、磷等。目前，绞股蓝已成为备受人们青睐的保健品。据报道，绞股蓝无毒，能降血脂、降血压、增加冠状动脉流量和脑血流量，对动脉硬化、高血压、冠心病、卒中、糖尿病、肥胖症等疾病有一定的帮助。还有报道,绞股蓝能抗 DNA 变异,能发挥细胞自我治愈的能力,促进癌细胞恢复正常,并能提高机体免疫功能,可应用于防癌、抗癌。其中,使用剂型较多的是将绞股蓝制成的茶泡饮,亦有制成绞股蓝药品,可用于肺癌、肝癌、胃癌、乳腺癌等多种癌症,以提高其免疫功能。近年来,日本科学家研究发现,绞股蓝中的 4 种皂苷含量超过了人参,具有明显的补气作用,降血糖功能显著,尤其有益于老年人的糖代谢、防止动脉硬化、保护心脏和增强机体免疫功能等。绞股蓝的特异作用在防治高脂血症、高血压、心脑血管疾病、糖尿病并发症等方面,已得到充分的验证。

1. 绞股蓝枸杞子茶

【配料】 绞股蓝 18 克,枸杞子 15 克。

【制法】 将绞股蓝、枸杞子分别拣杂后洗净,晒干,放入大号茶杯中,用沸水冲泡,加盖闷 15 分钟即可。

【用法】 当茶频饮,一般可连续冲泡 3～5 次。

【功效】 滋补肝肾,降血糖,降血压。适用于阴虚阳浮、肾阴亏虚型糖尿病,对 2 型糖尿病患者兼有血脂异常、高血压病的尤为适宜。

2. 绞股蓝降糖茶

【配料】 绞股蓝 15 克,绿茶 2 克。

【制法】 将绞股蓝烘焙去腥味,研为粗末,与茶叶一同放入茶杯中,用沸水冲泡,加盖闷 10 分钟。

【用法】 当茶,频频饮用。

【功效】　补肺益肝,降血糖。适用于各型糖尿病。

六十四、丹参能降低血糖防治并发症

学过中医的人都知道,中医有"一味丹参,功同四物"的说法。"四物"即四物汤,由当归、川芎、白芍、熟地黄四味药组成,是补血调经的基本处方,常用于治疗血虚导致的眩晕、月经不调、经行不畅、耳聋、口唇及爪甲无华等,具有较好的效果。但近年来有学者研究发现,糖尿病患者,特别是中老年糖尿病患者最突出、最主要的病理改变为全身性弥散性血管病变,表现为微循环障碍,微血管瘤形成和微血管基底膜增厚。考虑到丹参能拮抗血管紧张素,有效地降低血液的黏稠度、抑制血小板聚集,提高纤维蛋白酶溶解性,还能清除氧自由基,并能抑制内源性胆固醇的合成,降低血液中三酰甘油和胆固醇的含量,于是开始研究探索用丹参治疗糖尿病,预防并发症,并取得了较好的临床疗效。

药理学研究和临床观察表明:丹参具有降低血糖、防治糖尿病并发症、调节血脂、改善微循环的作用,常服可预防和治疗糖尿病,以及糖尿病导致的酮症酸中毒,低血糖,大血管、微血管和周围神经病变等严重并发症,降低因并发症导致的致死、致残率,减少医疗费用支出。例如,对于糖尿病肾病患者,丹参具有减少尿白蛋白、保护肾功能、延缓病情发展的作用;丹参还能明显改善糖尿病患者由于血液黏稠度过高、微循环障碍导致的肢体麻木、疼痛等临床症状,疗效确切

且安全,作用平稳且持久,实在是一味一药多效、一专多能的良药,应用得当,对治疗糖尿病及其并发症大有裨益。

1. 丹参粥

【配料】 丹参 10 克,大米 100 克,白糖适量。

【制法】 将丹参择净,放入锅内,加清水适量,浸泡 5～10 分钟后,水煎取汁,加大米煮粥,待煮至粥熟后,白糖调味服食,每日 1 剂,连续 3～5 日。

【功效】 活血化瘀,凉血降糖,养血安神。适用于月经不调,血滞经闭,产后腹痛,恶露不净,癥瘕积聚,肢体疼痛,疮痈肿痛,心烦失眠,糖尿病等。

2. 丹参茶

【配料】 丹参 9 克,绿茶 3 克。

【制法】 将丹参制成粗末,加绿茶,放热水瓶中,冲入半瓶沸水,旋紧瓶塞 10 分钟后即成。

【用法】 可代茶不拘时频饮。

【功效】 活血化瘀,清心,化痰。适用于冠心病、心绞痛、糖尿病。

六十五、西瓜翠衣治糖尿病口渴

选择青皮种,将瓜洗净,用刨刀将表皮青色含有蜡质的青皮层刨下,晒干,即为西瓜翠衣(或称西瓜青)。性味甘凉,煎饮代茶,可治暑热烦渴、水肿、口舌生疮、中暑和秋冬季因气候干燥引起的咽喉干痛、烦咳不止等疾病。现代医学研究

证明,西瓜瓤汁中含有蛋白酶,可把不溶性蛋白质转变为可溶性蛋白质。

有文献报道:西瓜皮清热,解渴,利尿,"泻皮间湿热,治肤黄、肤肿""治膀胱炎、尿道炎""为利尿剂,具有降压作用和治肾炎浮肿,糖尿病,黄疸。并能解酒毒""清暑热,解毒,治热病烦渴,口舌生疮,扭伤腰痛""治痢疾、小儿夏季热、扁桃体炎、天疱疮、烫伤、脱肛、丹毒"。西瓜子仁有清肺、润肠、和中、止渴等功效,也有降压和治疗膀胱炎的作用。西瓜翠衣有解热祛暑,消炎降压,促进人体新陈代谢,减少胆固醇沉积,软化扩张血管,抗坏血病等功效,用西瓜皮擦拭按摩面部有护肤美容作用。治糖尿病口渴:西瓜皮 15 克,冬瓜皮 15 克,天花粉 12 克,水煎服。

六十六、民间治疗糖尿病的常用偏方

方 1 干玉米须 60 克,氯化钾 1 克。玉米须先用清水洗净,然后加水 500 毫升,煎至 250 毫升,早晚 2 次分服。同时,服氯化钾 1 克,每日 3 次。适用于各型糖尿病肾病。

方 2 活鲫鱼 2 条(每条 50 克左右),地榆 15～30 克,鲜土大黄 9～15 克。将鱼洗净,与上述中药同煮沸,睡前半小时吃鱼喝汤。每日 1 剂,3～5 剂为 1 个疗程。适用于各型糖尿病肾病。

方 3 紫皮独头大蒜 1 头,蓖麻子 60～70 粒。将 2 药皮及外壳脱去,一起捣成糊状(不宜放置过久),分成 2 等份,分

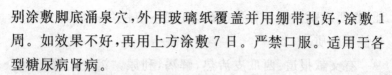

别涂敷脚底涌泉穴,外用玻璃纸覆盖并用绷带扎好,涂敷1周。如效果不好,再用上方涂敷7日。严禁口服。适用于各型糖尿病肾病。

方4 蜈蚣1条,生鸡蛋1个。将蜈蚣去头烘干为末,从预先磕开的蛋口处将其纳入鸡蛋内搅匀,外用湿纸及黄土包裹煨熟,剥取鸡蛋吃,每日1个,7日为1个疗程。如尿蛋白未退,再服1至数个疗程。两个疗程中间相隔3日。吃蛋期间应将蛋计入每日摄入总热能内。对伴有高脂血症者不宜服用此方。

方5 黑芝麻、核桃仁各500克为1料。二物皆以温水送下,每次10克,服后嚼服大枣3枚,每日3次。服完1料为1个疗程。服药期间应定期检查尿常规,若尿蛋白消失,第四个月开始可隔1～2日服用1次,服后嚼服大枣3枚。此方适用于各型糖尿病肾病。

方6 黄芪、玉米须、糯稻根各30克,炒糯米10克。煎水代茶,分数次饮服。每日1剂,切勿间断,连服3个月。服药期间应定期检查尿常规,若见尿蛋白消失,第四个月开始可隔1～2日服1剂。尿蛋白量少者服半年,量多者服1年。适用于气虚型糖尿病肾病,症见神疲乏力,面色萎黄无华,尿蛋白日久不消。

方7 地肤子15克,水蛭粉3～5克,山药30克,菟丝子15克,黄芪30克,茯苓18克,覆盆子15克。除水蛭粉外,余6味药水煎2次,药汁合300毫升,早晚空腹分服。水蛭粉装入胶囊,分2次送服。适用于肾气虚衰型糖尿病肾病,症见腰痛肢软,神疲乏力,尿有蛋白等。

方8　黄芪45克,赤芍25克,川芎、当归、鸡内金、苍术各15克,桃仁、红花、大黄各6克,桑寄生30克。适用于气虚血瘀型糖尿病肾病,症见尿蛋白、乏力、面色萎黄等。

六十七、糖尿病患者使用甘草片须谨慎

复方甘草片可以说是祛痰镇咳最经典的药物了,该药疗效确切,价格便宜。该药的说明书上只提示了胃炎及胃溃疡患者、孕妇和哺乳期妇女,以及儿童应慎用,但很多人可能不知道,患有糖尿病的人在服用甘草片时有一些更需要注意的地方。

患有高血压的病人一般都需要长期服用降压药,而甘草片里的甘草流浸膏与降压药合用可能会使血压升高。因此,专家提醒,高血压病人在服用甘草片时,应注意观察自己的血压情况,一旦发现血压升高,就要马上停药。而对于糖尿病患者来说,因为甘草片里的甘草酸水解发生化学反应,会使人的血糖升高,患有糖尿病的人在服用复方甘草片时也要注意检测自己的血糖水平,发现血糖上升要停止服药。此外,该药中的甘草会促进钾排泄,使血液中的钾浓度降低,导致心脏对地高辛敏感性上升而引起中毒,所以当心脏病患者由于心力衰竭服用地高辛时,应禁用复方甘草片。

需要注意的是,复方甘草片里含有一种叫阿片粉的成分,属于麻醉类的药物,久服会使人上瘾。因此,千万不要自行长期服用甘草片,一定要遵从医嘱使用。一般来说,复方甘草片的用药时间为 3～7 日,如果用了几天后疗效不好就要考虑换药治疗,不要再继续服用。

第七章 关注糖尿病并发症

一、糖尿病并发症的信号

1. 胆道感染 糖尿病伴发胆囊炎的发病率甚高,可不伴有胆石症,胆囊有时会发生坏疽及穿孔。

2. 腹泻与便秘 糖尿病可引起内脏神经病变,造成胃肠道功能失调,从而出现顽固性的腹泻或便秘,其中腹泻使用抗生素治疗无效。

3. 脑梗死 糖尿病患者容易发生脑梗死。在脑梗死患者中,有 10%～13%是由糖尿病引起的。因此,脑梗死患者应常规化验血糖。

4. 周围神经炎 表现为手足麻木,伴有热感、虫爬感,行走时似乎自己走在棉垫上;有的则伴有强烈的疼痛。据统计,有以上症状者占初期糖尿病患者的 40%左右。

 小贴士

> 从以上情况可以看出,糖尿病的信号是多种多样的,如出现以上情况应及时到医院化验血糖。此外,有糖尿病家族史的人,年龄在 50 岁以上的人,患有高血压病、高脂血症、高尿酸血症及肥胖症的人等,都是糖尿病高危人群,应高度重视,每年最好常规检查血糖(包括糖耐量试验)一次,以便及早发现糖尿病,早期治疗,防患于未然。

二、糖尿病并发症有哪些危害

糖尿病的主要并发症已经成为糖尿病患者致残和死亡的主要原因。糖尿病引起的并发症主要分为两大类:一类是微血管病变,包括视网膜病、青光眼或白内障、肾病、神经病变等;另一类是大血管病变,主要导致动脉粥样硬化,使心、脑、肾及四肢的血液供应发生障碍而出现种种疾病。糖尿病视网膜病变已经成为工作年龄人群中导致失明的首要原因;糖尿病肾病是导致终末期肾病的首要原因;糖尿病将使心血管病死率和脑卒中危险性增加 2～4 倍(糖尿病患者中,每死亡 10 人中就有 8 人死于心血管相关疾病);糖尿病造成的神经病变是导致非创伤性下肢截肢手术的首要原因。与非糖尿病患者相比,2 型糖尿病患者比非糖尿病患者的死亡率高7 倍。

三、糖尿病是冠心病的危险因素

随着社会环境的变迁,冠心病已与许多糖尿病患者成了"朋友",但是要问冠心病究竟是怎么回事,许多人未必能说得清。实际上,冠心病是冠状动脉粥样硬化性心脏病的简称,冠状动脉是指供应心脏的动脉之谓称。这是一种由于冠状动脉固定性(动脉粥样硬化)或动力性(血管痉挛)狭窄或阻塞,发生冠状动脉循环障碍,引起心肌氧供需之间失衡而导致心肌缺血缺氧或坏死的一种心脏病。因此,冠心病又称缺血性心脏病。而之所以将其称为粥样,是因为 16 世纪,一位古埃及医学专家在自己的父亲病逝以后,大胆地做了一次尸体解剖研究,他发现在自己父亲的动脉血管壁上有一堆堆黄颜色的东西,像日常喝的麦片粥,他便给这些物质取名"粥样"。

但为什么说糖尿病是冠心病的危险因素呢? 这是因为糖尿病患者并发冠心病时,冠心病的某些临床症状出现的较迟或被掩盖,更应引起患者的重视。因为糖尿病性神经病变可累及神经系统的任何一部分,特别是神经末梢,当患者的神经末梢受损时,痛阈升高,即使发生了严重的心肌缺血,疼痛也较轻微而不典型,甚至没有心绞痛症状,无痛性心肌梗死的发生率高,而且休克、心力衰竭、猝死的并发症也较多,预后较严重。因此,糖尿病患者应在医生指导下,科学地控制血糖,并定期到医院检查心脏,预防冠心病的发生。

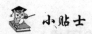 小贴士

糖尿病患者有窦性心动过速及高血压时,若将格列本脲与普萘洛尔联用,格列本脲的作用强而快,普萘洛尔又能促使胰岛素分泌增加,同时会掩盖低血糖引起的心率加快等征象,故不宜同服。

另外,氯贝丁酯(冠心平、安妥明)及异卡波肼、帕吉林、苯丙酸诺龙等,均会引起低血糖,应避免与降血糖药合用。

四、糖尿病可以并发高血压病

什么是高血压病呢? 高血压病又称原发性高血压,是以动脉血压升高,尤其是以舒张压持续升高为特点的全身性慢性血管疾病。凡正常成年人在未服抗高血压药物的情况下,收缩压应小于或等于 140 毫米汞柱(18.9 千帕),舒张压应小于或等于 90 毫米汞柱(12 千帕)。如果成人收缩压大于或等于 160 毫米汞柱(21.3 千帕),舒张压大于或等于 95 毫米汞柱(12.6 千帕),为高血压。若收缩压在 141～159 毫米汞柱(18.9～21.2 千帕),舒张压在 91～94 毫米汞柱(12.1～12.5 千帕),为临界高血压。一般来说,在收缩压与舒张压之间,医生比较看重的是收缩压的数据,而非舒张压。年过50 岁的中老年人,若收缩压逾 140 毫米汞柱,其罹患心血管疾病的风险系数要比舒张压指数显示的风险系数更高。

糖尿病患者伴高血压病的发病率为非糖尿病患者的2倍,且高峰比正常人提早10年出现,而伴有高血压病者更易发生心肌梗死、脑血管意外及末梢血管病,并加速视网膜病变及肾脏病变的发生和发展。另一方面,高血压病又可加重糖尿病引起的损害。为了打断此恶性循环,糖尿病患者必须积极预防高血压病。如果糖尿病患者已患有高血压病,则应尽量改善机体组织对胰岛素的敏感性,同时还应有效地控制血压,使之达到正常范围内。

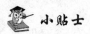 小贴士

> 糖尿病患者患高血压注射胰岛素时,如果服用利舍平会阻碍释放去甲肾上腺素,使血糖降低,从而增强胰岛素作用,可出现低血糖反应,故应改用降压灵或臭梧桐、夏枯草、豨莶草、菊花等治疗高血压。

五、糖尿病可以并发肺结核

糖尿病患者为罹患肺结核的高危人群,其患肺结核的相对危险度可提高3～4倍。老年人患肺结核与糖尿病的关系更是密切,两病一旦并存,相互影响,形成恶性循环,给治疗带来更大的困难。两病并存时肺结核常难以控制,容易发展成为慢性排菌性肺结核,进而加剧结核病的流行。在糖尿病和肺结核的相互影响中,以糖尿病对肺结核的影响更为重

要,临床上亦是以先患糖尿病后并发肺结核为多见。而抗结核药物还有可能导致糖尿病失控,造成抗结核药物选择上的困难,使肺结核得不到及时、有效地治疗。如果肺结核恶化,则又可加重糖尿病,影响糖尿病的治疗效果。所以,糖尿病患者宜防肺结核,如有盗汗、咳嗽等症状时,则应引起高度重视,力争早日发现,早日治疗。

六、糖尿病易引起视力下降

眼睛是心灵的窗户,人人都希望自己有一双明亮的眼睛。如果视力下降,看不清东西,将会给学习、工作、生活带来诸多不便。严重时,会导致生活质量明显下降。而糖尿病患者更容易出现视力下降,这是为什么? 我们又该怎样应对呢?

糖尿病视网膜病变是糖尿病患者最常见的微血管并发症,1 型糖尿病患者在发病 15 年后有 80% 的人会出现视网膜病变。2 型糖尿病患者病程 10 年以上时,约 50% 的患者会合并不同程度的视网膜病变,而病程 15 年以上时,这一比例逐渐升高到 80% 以上。

糖尿病视网膜病变主要分为两个阶段,即非增殖性和增殖性视网膜病变。非增殖性视网膜病变是糖尿病对视网膜产生影响的早期阶段,也是 2 型糖尿病患者最常见的视力受损的原因。这个阶段主要表现为眼底视网膜出现微血管瘤、出血和渗出。如果渗出的血液正好在视网膜黄斑的前方,挡住了物体的影像,就会导致视物不清。这时患者会感到眼前有一片红色或黑色的漂浮物,挥之不去,随着眼底出血被吸收,这片漂浮物的颜色会变浅,视物不清的症状有所改善。如果得不到有效的治疗,眼底视网膜病变加重,缺血、缺氧会使视网膜上生长出新生毛细血管,而进入增殖性视网膜病变阶段。这时眼底的病变已经不可逆转,视网膜脱离导致失明的危险性大大增加。

七、糖尿病最易并发眼底病

糖尿病易导致眼部微血管循环障碍,并引起严重的眼底疾患。统计资料表明,糖尿病患者中有 50% 会发生眼底并发症,其中相当一部分人因得不到及时治疗而致盲。糖尿病患者的失明率是其他人的 10～20 倍。而糖尿病合并眼底视网膜病变,同病程长短和防治效果有关。据统计,糖尿病合并眼底疾病,糖尿病病程 5 年以内的合并率为 38% 左右,病程 5～10 年者达 50% 以上,病程 19 年以上者有 69%～90% 发生眼底视网膜病变。所以,糖尿病患者宜经常检查眼底,力争做到早期发现,早期治疗。

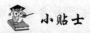

　　预防糖尿病视网膜病变应该注意两点：第一，良好的血糖、血压和血脂控制，可以有效预防这些危险因素对视网膜的有害影响。第二，定期进行眼底检查，及时发现视网膜病变，选择合适的治疗时机，这是减少糖尿病视网膜病变所致视力丧失的关键。按照国际有关规定，1 型糖尿病患者应该在发病 5 年之后开始接受眼科的常规检查，2 型糖尿病患者则应该在发现糖尿病的同时就开始检查视网膜病变，以后每年检查眼底一次。

八、糖尿病最易并发白内障

　　白内障是糖尿病眼部并发症的一种表现。正常的晶状体是无血管、富于弹性的透明体。当晶状体发生改变而变得混浊时，可导致视力下降，看东西模模糊糊，严重的会引起失明，即称为白内障。糖尿病发生白内障可分为两大类：一是为典型的糖尿病性白内障，另一类为一般性白内障。前者又叫真性糖尿病性白内障，较少见，多发生于血糖控制不良的青少年糖尿病患者（1 型糖尿病）。后者与一般老年性白内障相同，早期表现为晶状体周边部灰白色混浊，逐渐增多。糖尿病患者比一般老年人白内障发生率高，发病年龄要早，发病速度要快；若血糖控制不好，病程较长的糖尿病患者发病率就更高。所以控制糖尿病有利于防止或延缓白内障的发生和发展。同时，应经常检查眼球，一旦发现有早期的白内障征象，应采取对策治疗之。

九、糖尿病易并发口腔疾病

口腔疾病是糖尿病常见的并发症之一。高血糖会导致微血管病变，而口腔、面部血管丰富，因此在患糖尿病后，常引起口干、口唇黏膜灼痛、舌面干燥、味觉改变等症状。而且糖尿病患者患牙周疾病的概率也大大增加，常会有牙龈（俗称"牙肉"）充血、肿胀，牙石沉积，牙齿松动脱落等症状。调查结果显示，糖尿病患病时间越长，口腔疾病发病率越高。因此，糖尿病患者应作为口腔保健的重点人群，在控制血糖的同时，加强牙周病、龋齿、牙髓炎等的防治。

十、肺炎是糖尿病患者最要警惕的并发症

肺炎是糖尿病患者要高度警惕的一种严重并发症。通俗地说，肺炎就是肺部感染，是一种比较严重的疾病，可以导致死亡。专家介绍，肺炎可以由很多病原体引起，但最为常见的是一种被称为"肺炎球菌"的病菌，由这种病菌引起的肺炎占全部肺炎的 60% 以上。研究发现，很多健康人的鼻咽部都"隐藏"有这种病菌，当人们因生病或疲劳导致免疫力下降时，它会伺机侵入肺部，引发肺炎。不仅如此，肺炎球菌还

可能深入到血液和脑膜，造成菌血症和脑膜炎。虽然这两种感染不如感染肺炎的概率大，但致死率却更高。国外最新研究发现，肺炎的病死率为 5%，而菌血症和脑膜炎的病死率分别为 10% 和 15%，在老年人和慢性病患者当中更高。

肺炎对糖尿病患者构成的危害不容忽视。美国疾病预防控制中心公布的资料显示，糖尿病患者感染肺炎之后的死亡风险是非糖尿病患者的 3 倍。肺炎对糖尿病患者的危害主要体现在两个方面：一是导致血糖难以控制，继而使糖尿病本身的病情加重甚至恶化；二是因为糖尿病患者血液中的糖分较高，治疗肺炎感染比其他人更为困难，从而增加死亡风险。

预防肺炎最好的方法是接种肺炎疫苗，目前在国内这种方法比较新，不少人还不是很了解，而通过打肺炎疫苗预防肺炎，在发达国家已经有 20 多年历史了。国外许多糖尿病患者都比较接受这种方法，因其不仅可以降低肺炎附带的危险，还可以免去肺炎治疗的痛苦和经济损失。目前肺炎治疗主要靠抗生素，但如果长期过度使用抗生素，许多病菌对青霉素等多种抗生素都会产生不同程度的耐药性，导致治疗肺炎的疗程更长，花费也更多。

肺炎疫苗是一种"灭活"疫苗，内含有 23 个最容易引发肺炎的病菌株，这些菌株在疫苗的生产过程中已经被灭活，并且使用的是经过提纯的有效成分组成，所以不用担心接种疫苗会感染肺炎。接种肺炎疫苗 1~2 周后，人体就可以产生保护性抗体。目前国内使用的肺炎疫苗主要依赖进口，使用最多的是法国赛诺菲巴斯德公司生产的多糖疫苗。这种疫苗也是全球使用量最大的肺炎疫苗,各地区疾病预防控制中心和各医院预防保健科的预防接种门诊都可以提供该疫苗的接种服务。与流感疫苗不同,肺炎疫苗在全年任何时间都可以接种,只要在病情稳定时都应及时接种。很多人为了方便,就在秋季接种流感疫苗的同时接种肺炎疫苗,这也是不错的选择。还有,肺炎疫苗不必每年接种,多数人只需接种 1 次,但部分身体虚弱的老年患者则需要在首次接种的 5 年之后再接种 1 次,以得到更好的保护效果。

十一、糖尿病与皮肤病的关系

糖尿病患者的皮肤病变是多种多样的,这与病人血糖升高、局部抵抗力下降有密切关系。糖尿病皮肤病变多数不是糖尿病患者所特有的,但这些病变比非糖尿病者发生的概率要大得多。

1. 皮肤瘙痒症 在糖尿病患者中十分常见,这是高血糖刺激神经末梢的结果,外阴部因有尿糖的刺激和局部感染的影响,瘙痒更加多见,有人发现瘙痒症在糖尿病患者中发生率可达 7%~43%。

2. 皮肤真菌感染 真菌感染在糖尿病皮肤病变中占首位,远多于非糖尿病者,如手癣、足癣、甲癣、股癣、体癣、外阴白色念珠菌病等。

3. 皮肤细菌性感染 如疖、痈等,在糖尿病患者中的发

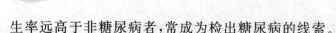

生率远高于非糖尿病者,常成为检出糖尿病的线索。

4. 胫前色素斑 多见于男性糖尿病患者,发生在小腿前侧,开始时可发生皮肤红斑、水疱、紫癜、糜烂、溃疡等,以后逐渐形成数目不等、形状不一的褐色斑,不痛不痒,一两年后可自行消退。

5. 糖尿病大疱 是糖尿病患者少见但有特征性的皮肤病变,发病前无明显诱因,突然在四肢末端出现大疱,大小为0.5~10厘米不一,疱壁紧张,薄且透明,内含清液,类似烫伤的水疱,自觉症状不明显,1~2周后水疱自行消失,不留痕迹。

6. 红色面孔 有人调查过150例糖尿病患者,大多数人颜面色泽较红。在39例隐匿性糖尿病患者中,35例有不同程度的红色面孔。

7. 皮肤疱疹 酷似灼伤性水疱,壁菲薄,内含透明浆液,疱疹无红晕,好发于指、趾、手足的背部或底部边缘,单个或多个出现,数周内自愈,但可反复出现。

8. 颈部毛囊炎 枕部出现脓头痱子样的炎症,有触痛,如不及时治疗,可发展为疖肿或蜂窝织炎。脓液排出后可自愈,但常此起彼伏,反复发生。

9. 黄色瘤 四肢屈侧、臀、颈、膝等处皮肤常常可以见到成群突发的黄橙色小结节或小丘疹,周围绕以红晕,有瘙痒的感觉。

糖尿病皮肤病变的治疗也包括糖尿病控制、局部处理,必要时需全身治疗。此外,对于有家族史的人来说,凡有反复出现的皮肤问题也不能忽视,如皮肤疱疹,有些像灼伤性水疱,好发于指、趾、手足的背部或底部边缘,单个或多个出现,尽管数周内能自愈,但可反复出现。颈部毛囊炎,枕部出现脓头痱子样小包,一碰就痛,过几天就变成小疖子,脓液排出后可愈合,但经常反复发生。需要注意的是,大多数有家族史的患者在皮肤出现问题时,对自己的血糖情况往往一无所知。据调查显示,1 000 多个糖尿病患者中有 1/3 是经体检被发现患病的。生活中有许多糖尿病患者出现了眼底病变、肾脏病变等并发症时还不知自己已患了严重的糖尿病。因此,对于有家族史的年轻人,还是要改变不良的生活习惯,多运动,同时定期检查血糖,及早防止糖尿病的发生。

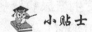 小贴士

　　谨防"面子问题"缘自血糖。有的人青春痘反复化脓就是治不好、浑身皮肤瘙痒不止,抓挠不管用,这些看似是皮肤的"面子问题"往往是由高血糖引起的。在临床上不少有糖尿病家族史的年轻人脸上的青春痘在皮肤科怎么也治不好,正当苦恼万分时,医生建议做血糖测试,一测才发现原来是糖尿病造成的。一方面胰岛素分泌的异常会造成内分泌紊乱,另一方面血糖偏高,使组织液里营养过剩,为细菌生长提供良好的环境,导致脸上的青春痘久治不愈。此时,就要考虑是糖尿病造成的,应尽快去内分泌科就诊。

十二、什么是糖尿病肾病

糖尿病肾病是糖尿病常见的并发症,是糖尿病全身性微血管病变表现之一,临床特征为蛋白尿、渐进性肾功能损害、高血压、水肿,晚期出现严重肾衰竭,是糖尿病患者的主要死亡原因之一。近年来,随着我国人均寿命延长,生活饮食习惯、结构的改变,糖尿病的患病率呈直线上升趋势,且由于治疗方法的改善,生存时间的增加,从而肾脏及其他并发症也不断增加。据最新统计,我国目前约有 5 000 万人正面临着糖尿病的威胁。在美国,糖尿病肾病占终末期肾衰竭的首位,为 35%～38%。1 型糖尿病(IDDM)发生糖尿病肾病比例较高,为 35%～50%,2 型糖尿病(NIDDM)发生率约 20%。但由于糖尿病患者中,2 型病人发病人数远超过 1型,故在糖尿病肾衰竭透析患者中 2 型病人占 70%～80%。糖尿病肾病在中医学文献中,既属消渴病,又归属于肾病范畴内的水肿、尿浊、胀满、关格等疾病中,病机则以肾虚为主,初期精微外泄,久则气化不利,水湿内停,甚则浊毒内蕴,脏气虚衰,易生变证,总属本虚标实之病。

十三、糖尿病肾病的表现

老刘患糖尿病不久,就有了乏力的感觉,当时听患者说几乎所有的糖尿病病人都有乏力的现象,控制好血糖就没事了。于是老刘每天坚持吃药,血糖控制得还算可以,可是两年后老刘的乏力变得越来越严重,同时腰也痛得非常厉害,并且下肢出现了水肿。医院检查结果是肾病二期,这时才知道乏力是糖尿病肾病的早期表现,并且老刘所服用的药物还刺激肾,加速了病情的恶化。那么,糖尿病肾病还有哪些信号呢?

1. 蛋白尿 这是糖尿病肾病的第一个标志。当出现持续性蛋白尿后,肾小球的滤过率即开始下降。随着病情发展,尿蛋白量逐渐增多,尿蛋白量与肾脏病变严重程度相一致。当肾小球滤过率明显低于正常,出现大量蛋白尿后,能很快发展到肾衰竭。如 24 小时尿蛋白少于 3 克,尿蛋白量无明显增多者,肾衰竭进度变缓慢。

2. 水肿和肾病综合征 有 50% 左右的患者出现水肿,可能由于尿中丢失大量蛋白引起低蛋白血症所致,但年龄越大,由其他原因引起水肿的原因也越多,20% 左右的患者会有肾病综合征。

3. 高血压 这是比较晚期出现的症状,出现在有蛋白尿时间较长的病人身上。初期仅在运动后血压增高,有持续性蛋白尿时,血压多持续增高,高血压的出现加速了糖尿病肾病患者肾功能的恶化。

4. 肾衰竭 早期为适应排糖的需要,肾小球滤过率增加,血中尿素氮和肌酐的水平正常,在出现持续性蛋白尿后,血尿素氮和肌酐浓度增高,出现肾功能不全的表现,在数年之内可发展到终末期肾衰竭。此外,糖尿病肾病常伴有多种并发症,心力衰竭与膀胱炎等并发症常影响肾功能,酮症酸中毒和高渗性昏迷伴循环衰竭时,还可发生急性肾衰竭。

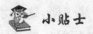小贴士

> 对于肾功能不全的糖尿病患者,口服降糖药的选择很重要,既要有效控制血糖,又不能选择那些经肾脏代谢的药物,很多降糖药由于肾功能不全无法顺利排泄而在人体内潴留,造成低血糖的发生。这样的患者应使用像诺和龙这类基本上不经肾脏代谢的药物,以免加重肾脏负担。

十四、糖尿病患者血脂多不正常

糖尿病患者容易血脂不正常,主要表现在胆固醇和三酰甘油水平升高,低密度脂蛋白该低不低,高密度脂蛋白该高不高,结果造成高血压、动脉粥样硬化及心、脑血管病增多,严重者可造成患者死亡。此外,血脂异常症患者肥胖、高血压、痛风、肝胆及胰腺疾病的发生率也增高,必须加以防治。血脂异常症的主要预防方法,首先应该是改变不健康、不科学的生活方式,减少高糖、高三酰甘油和高胆固醇食物的摄取,戒烟并少饮酒,增强体力活动,避免或者逆转肥胖。经常参加锻炼对减肥和调脂也十分重要。另外,定期查体以便及早发现并有效治疗血脂异常症也是重要的一环。当饮食疗

法和运动疗法还不能使血脂基本正常时,则应采用药物治疗。目前尚未发现一种完全满意的调脂药,调脂药多需长期甚至终身服用。

十五、血黏稠度高对糖尿病患者的危害很大

影响血液黏稠度的因素很多,包括血细胞因素(如红细胞数量、大小和形态,血小板功能),血浆因素(如血浆蛋白质、血糖、血脂、纤溶活性),以及血管因素(如血管长度、口径和血管内壁光滑度)。血液黏稠度长期处于增高状态时,可发生高黏滞血症,简称高血黏。高血黏对糖尿病患者的危害很大,可引起血液淤滞、供血不足、血管损伤、局部缺氧缺糖和酸中毒,最终加速糖尿病大血管、微血管及神经并发症的发生和发展,所以不得不防、不得不治。

高血黏的防治包括饮食疗法,如清淡、低脂、低糖饮食,多吃鱼肉、瓜菜、黑木耳、蒜、茶等;适当锻炼可增强心肺功能,降低血黏;高血黏者必须戒烟,因为吸烟可使血管收缩,血黏度加重。如果采取了这些措施后高血黏的问题还不能解决,就应该采取药物疗法。首先要降血糖、降血压、调脂以利于降黏,同时还可使用有降黏作用的中西药物,使血液的黏稠度保持在基本正常的水平。

十六、男性糖尿病患者阳痿多

糖尿病是男性性功能障碍的直接致病因素之一。有关资料显示,勃起功能障碍是糖尿病的常见并发症之一。在所有的男性糖尿病患者中,勃起功能障碍的发生率可达25％～75％。糖尿病患者病程越长,年龄越大,发生勃起功能障碍的比例越高。那么,为什么糖尿病能引起男性勃起功能障碍呢？这是因为糖尿病时间久了,会影响阴茎组织的一些受体,使阴茎的血液循环受到影响,阴茎便不能够充血,不能够充分的勃起。糖尿病还可以引起神经系统的改变。阴茎的勃起、射精过程受神经的支配,如果神经营养不良,自然就对勃起有影响,对射精也会有影响,导致性功能障碍。

对于糖尿病患者而言,糖尿病阳痿要先查病因,有些糖尿病阳痿患者认为本病很难治愈,或因害羞而置之不理,出现延误治疗等情况。目前对糖尿病引起的器质性阳痿,如糖尿病性神经病变、血管病变及内分泌激素紊乱所引起的阳痿,的确尚无法治愈。但是,有许多患者是由其他因素导致的阳痿,如心理因素,常常可以治愈;若阳痿系所用有关药物诱发,则减少剂量或停用该药后,常能恢复患者性功能;对那些血糖控制一直很理想,但在病程早期就出现阳痿的患者来说,阳痿治愈的概率较小。但是,不论患者的阳痿是出现在病程的早期还是出现在发现糖尿病后数年,针对病因采取治疗,常有一定的疗效。

需要指出的是糖尿病阳痿忌滥服壮阳药物。有些患者认为中药壮阳补肾能治好阳痿，于是就毫无禁忌地大量长期服用，其结果不但未治愈，反而出现一些阴虚火旺的其他疾病。这是因为中医治病需要辨证论治，首先要分辨出阳痿的阴阳虚实，然后分证治之。糖尿病的病理基础本来就是以阴虚为主，治疗应以滋阴降火为宜，如果长期大量服用壮阳补肾等温燥之品，就等于火上浇油，会出现诸多温燥的症状。还有些患者急于求成，到处求医，服用所谓的"偏方""秘方"及"验方"等，结果病情不但没有减轻，反而加重了。医学家们发现，能诱发阳痿的药物至少有 40 多种，如利舍平、阿托品、呋塞米等。虽然这些药物不会使每位使用者都发生阳痿，但是对于性功能减退者来说，就应该慎用。因此，阳痿患者一定要在医生指导下用药，切忌滥服药。

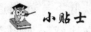 小贴士

临床上治疗糖尿病患者性欲减退或阳痿，主要从 4 个方面考虑：一是要调理情志。90％感情严重压抑的男人患有完全性阳痿。糖尿病患者情绪压力往往是阳痿发生的首要原因。二是要将血糖控制在理想水平。三是要保护血管神经，积极预防并发症。糖尿病阳痿 65％因为神经病变，其余多因为动脉硬化或血管病变加神经病变。四是避免使用一些可能导致或加重阳痿的药物。有阳痿现象时应该进行有关糖尿病检查。如果

证实患有糖尿病,必须积极治疗,认真控制饮食,有规律地应用降血糖药物。糖尿病得到控制,阳痿症状也可获得改善。如治疗后未收到效果,同时伴有性欲减退,而糖尿病通过检查已经得到控制,此时应该考虑到精神因素,必须消除焦虑情绪,妻子要给予配合和安慰。

十七、女性糖尿病患者的性功能改变

女性糖尿病患者的性功能问题没有男性明显,其心理压力也较少,主要表现为缺乏性高潮,有人统计发生率高达35.2%。其原因为自主神经损伤。另外,女性病人阴道的润滑度稍有降低,自主神经损害使阴道敏感度减弱,且易发生阴道感染,感染后可致性交疼痛而导致性欲低下。如阴道干燥可采用夫妻润滑油以润滑阴道,增加性交快感。如阴道有真菌感染,可局部采用制霉菌素,以消除局部炎症。治疗上采用降糖药物、控制饮食、控制感染等综合调适,也可使性功能逐步得到康复。女性糖尿病患者应积极治疗糖尿病,当病情获得控制后性功能障碍也可改善。同时要合理应用药物,彻底治疗阴道炎。出现萎缩性阴道炎的女性患者可适当口服雌性激素,如尼尔雌醇片等,也可用阴道润滑剂。

十八、糖尿病常见的肝脏并发疾病有哪些

　　糖尿病肝脏疾病包括肝硬化、脂肪肝和肝炎等。糖尿病合并肝硬化者并非少见,肝硬化要经过数年才能被发现。临床上诊断出来的大多数病例被认为肝硬化是先发生的,而且肝硬化可能助长了糖尿病的发病。从肝活体组织检查结果分析,糖尿病本身不可能发生肝硬化。从肝硬化合并糖尿病的高发病率来看,以肝损害引起的继发性糖尿病为多。有人认为糖尿病合并肝硬化者,95％先有肝硬化,其中70％为酒精滥用者。由肝脏疾病引起的糖类代谢障碍,导致糖耐量减低乃至血糖升高而继发的糖尿病,称肝源性糖尿病。其特点是,无明显的"三多"症状,多为轻型,一般无并发症,常随着肝病的恢复而缓解。

　　糖尿病约50％合并脂肪肝。当糖尿病控制不满意时,容易患脂肪肝。这是因为胰岛素不足,体内葡萄糖利用减少,脂肪分解加速,使血中脂肪酸增多,于是在肝脏中合成脂肪;又因肝糖原储备减少,容易引起脂肪在肝脏的堆积而形成脂肪肝。糖尿病患者经口感染肝炎病毒的机会多。另一方面,糖尿病免疫功能低下及机体抵抗力减弱,导致发生肝炎的作用也不容忽视。

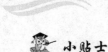

小贴士

糖尿病合并肝脏疾病时，不宜选用经过肝脏代谢的药物，如磺脲类、双胍类；宜使用 α-葡萄糖苷酶抑制药，如拜糖平、倍欣等。因为它们主要通过抑制肠道内淀粉多糖、双糖等的吸收，以降低餐后高血糖，并减轻胰岛 B 细胞的负荷及胰岛素抵抗；α-葡萄糖苷酶抑制药主要在肠道内被细菌或消化酶降解，大部分从粪便中排除，小部分从尿中排出，这类药对肝脏影响较小。

十九、糖尿病患者容易合并抑郁症

抑郁症是一种常见的精神疾病，主要表现为情绪低落，兴趣减低，悲观，思维迟缓，缺乏主动性，自责自罪，饮食、睡眠差，担心自己患有各种疾病，感到全身多处不适，严重者可出现自杀念头和行为。抑郁症是精神科自杀率最高的疾病。抑郁症发病率很高，几乎每 10 个成年人中就有 2 个抑郁症患者，因此它被称为精神病学中的"感冒"。抑郁症目前已成为全球疾病中给人类造成沉重负担的第二位重大疾病，对患者及其家属造成的痛苦，对社会造成的损失是其他疾病所无法比拟的。造成这种局面的主要原因是社会对抑郁症缺乏正确的认识，偏见使患者不愿到精神科就诊。在我国，仅有 5% 的抑郁症患者接受过治疗，大量的病人得不到及时的诊

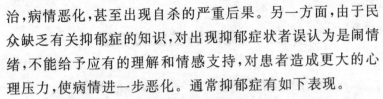

治,病情恶化,甚至出现自杀的严重后果。另一方面,由于民众缺乏有关抑郁症的知识,对出现抑郁症状者误认为是闹情绪,不能给予应有的理解和情感支持,对患者造成更大的心理压力,使病情进一步恶化。通常抑郁症有如下表现。

患者最初陈述的表现常为躯体症状,如疲劳、疼痛、失眠、早醒。如果进一步询问将揭示心情压抑或兴趣丧失。主要有:心境低落或悲伤,失去从生活中寻找乐趣的能力;遇事优柔寡断;有自我封闭倾向,不善结交朋友;反复思索生存的有用性和无效性。归纳起来是三少:思维缓慢、情绪低落、行为减少;六无:无趣、无助、无能、无力、无望、无价值。那么,为什么糖尿病患者易患抑郁症呢?

一是糖尿病是慢性终身性疾病,血糖的波动常常受到多种因素的影响,不能根治,心理压力过大而导致抑郁症。二是有部分糖尿病病人伴有慢性并发症,进一步带来身心痛苦和生活不便。中枢神经系统的并发症使脑内 5-羟色胺水平下降,可能与抑郁症有关。三是糖尿病的治疗往往要打破原有的生活规律和饮食习惯,限制患者的生活自由。四是患糖尿病后对生活的影响,以及经济负担等诸多方面的因素,均会导致抑郁症,而抑郁症又会加重糖尿病,形成恶性循环。

对于因糖尿病而引起的抑郁症,一是要治疗原发病;二是在不健康思维和抑郁症早期,一般采取心理治疗;三是目前常用百忧解 20 毫克/日,需要在医生指导下使用,并决定使用时间和停药。

二十、糖尿病性低血糖症

正常人的血糖水平稳定于一个较小范围内。当人体血液中葡萄糖水平过低,静脉血浆葡萄糖低于 2.8 毫摩/升(50毫克/分升)引起一系列临床症状时称为低血糖症。大脑是"吃糖"大户,因为葡萄糖是脑组织活动的主要能源。脑组织活动须依赖源源不断的血糖供应,因此反复发作低血糖或低血糖持续时间较久均会引起大脑功能障碍。中老年糖尿病患者低血糖时易诱发心律失常、心绞痛、心肌梗死、脑血管意外等严重后果。

我在临床上就遇到一例这样的病人,有一天,我在病房值夜班。天刚蒙蒙亮,急诊室来电话请我速去会诊。到了急诊室,只见床上躺着一位昏迷不醒的中年男子,患者面色苍白、浑身汗津津的。站在一旁的患者妻子告诉我,患者 3 年前查出有 2 型糖尿病,因口服降糖药效果不佳,半年前开始换用胰岛素治疗,血糖控制得还算不错。前不久,他在家自测空腹血糖有点偏高,就把晚餐前的胰岛素增加了 2 个单位,之后的几天里,他夜里睡觉特别爱出汗,而且老是做噩梦,前天自己又复查了一次,空腹血糖非但没降,而且比上次结果还要高,他认为还是胰岛素用量不足,于是昨晚又擅自增加了 2 个单位。今天凌晨 4 时左右,家人发现他全身冒冷汗、呼之不应,赶紧打"120"把他送到医院。

听完病情介绍,我心里基本有数了,患者十有八九是"低血糖昏迷"。随后的实验室检查证实了我的判断。经静脉推注葡萄糖,半小时后患者意识逐渐清醒,一直在旁守候的家人也终于松了一口气。苏醒后的患者除了对我表示感谢之外,又向我抛出了心中的疑团。他说:"我的空腹血糖偏高,将晚餐前胰岛素适当加点量难道有什么不妥吗? 怎么会引起如此严重的低血糖昏迷呢?"我告诉他:"空腹血糖高的原因很多,原因不同,处理迥异。你只知其一,不知其二。像你这种情况,药量不但不能增加,反而应该适当减少。"所以,本书介绍了糖尿病患者最常见的两种情况,即"苏木杰现象"和"黎明现象"。

二十一、低血糖反应的表现及预防措施

1. 低血糖的临床表现 低血糖反应的症状一般出现得非常快,您可能只会出现下列症状的一个或两个:头晕,头痛,心慌,手抖,过度饥饿感,出汗,面色苍白,打冷战,行为改变或异常(如烦躁、哭喊、易怒、富有攻击性),口唇麻木,针刺感,全身乏力,视物模糊,严重者可能出现神志不清、全身抽搐、昏睡,甚至昏迷而危及生命。这些症状中的某一种症状的出现均表明您的血糖水平可能过低。虽然有些人即使血糖值降得很低也不会出现任何症状,或者血糖水平没有低于2.8毫摩/升(50毫克/分升)就已经发生低血糖反应,但是由于低血糖发生迅速、无预兆性和对身体具有极大的危害性,所以必须立即进行治疗。

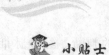

小贴士

　　低血糖发作时的应急处理:糖尿病患者无法预知何时会发生低血糖,不论在任何时间和地方,如在家中、办公室、大街上、驾车时或在沙滩上等,都有可能发生低血糖反应。一旦低血糖反应发作,患者应立即放下手中的工作,尽快进食糖类食品或饮料。治疗一般低血糖反应的应急措施是食用含有 15～20 克葡萄糖的食物或饮料。

　　2. 糖尿病低血糖的预防措施　　低血糖反应是糖尿病治疗不当的反应之一。它并不可怕,只要早期发现,及时治疗,可以迅速缓解。但延误治疗将导致严重后果。因此,所有糖尿病患者及其家属都应警惕低血糖反应并熟识其症状和自救方法。

　　(1)在医生指导下每日使用适量的降糖药治疗。并定时检测血糖,及时调整药物剂量,切不可随意增加降糖药量。

　　(2)按时定量进餐,保持生活起居有规律。当不得已须延迟进餐时应预先进食适量的饼干或水果等。

　　(3)当进行较长时间的活动如郊游等,应随身带含糖食物,在活动结束后可适当增加饭量或适当减少胰岛素(或口服降糖药)用量。

　　(4)易发生低血糖者应随身携带含糖食品如硬糖或方糖数颗、饼干数块等,以备低血糖发作时立即食用。要记录低血糖发生的时间、次数,与药物、进餐或运动的关系及症状体征等,以便把握其发生的一些规律,以利于预防,同时及时向医生反映,以便调整治疗方案。

二十二、判断血糖的高低忌跟着感觉走

判断血糖的高低不能跟着感觉走,因为这样做并不可靠。许多糖尿病患者都自信自己有特异功能,能够凭感觉判断什么时候血糖高,什么时候血糖低。虽然不排除有对的时候,但这一结果并不总是值得信赖。有学者曾经在糖尿病患者中做过一个试验,当他们的实际血糖水平已经升高或降低时,他们本人却一无所知。当问他们:"你知道现在的血糖水平是多少吗?"结果没有一个人能准确地估计出来,也说不清自己的血糖是什么时候开始升高或降低的。从另一方面讲,许多人确实能够预感什么时候自己的血糖水平是低的,或者至少在血糖水平下降比较快的时候能够感知。但是,如果血糖水平持续高时,感觉就会出错。当血糖依然很高时,患者却经常会误认为它已经降低。由于治疗方案主要是参照血糖水平制定的,所以在注射胰岛素、运动或开车之前,还是要做一下血糖检测,有了客观依据心里才能踏实,而只靠感觉往往是要误事的。

二十三、糖尿病酮症及酮症酸中毒

当1型(胰岛素依赖型)糖尿病患者胰岛素治疗中断或用量不足,2型(非胰岛素依赖型)糖尿病患者遭受各种应激时,糖尿病代谢紊乱发展到严重阶段,脂肪分解加速,酮体生成增多、增快,超过体内各组织所能利用的限度和经肾脏随尿排出酮尿的速度时,血中酮体就在体内积聚起来,产生酮血症。酮尿、酮血症统称为酮症。当在体内积聚过多而发生代谢性酸中毒时,叫糖尿病酮症酸中毒。这是糖尿病的一种严重急性并发症。由于许多糖尿病酮症酸中毒是可以预防,其所致的死亡是可以避免的,因此患者及其家属应对此有充分的了解。

1. 糖尿病酮症酸中毒的表现 糖尿病酮症酸中毒临床上的症状,早期常表现为食欲缺乏、恶心、呕吐、腹痛等胃肠症状,进一步发展可表现为嗜睡、烦躁不安、精神不振,以致昏迷死亡。由于呕吐、大量排尿及进食不足而引起严重脱水,表现为皮肤干燥、弹性减低等周围循环衰竭症状。这时病人呼吸常深而快,呼出气中带有烂苹果味(酮味)。实验室检查尿酮体呈强阳性,血糖明显升高,血酸度增高(pH值降低,二氧化碳结合力减低)。当糖尿病患者出现上述早期症状时,要尽早到医院检查治疗,如延误诊断和治疗,常可造成严重后果。

2. 糖尿病酮症酸中毒的病因及诱因 任何能引起体内

胰岛素绝对或相对不足的因素,都可能引起酮症酸中毒的发生,常见的诱因:一是感染,多为急性感染或慢性感染急性发作,有全身性感染、肺炎、败血症、胃肠道急性感染、急性胰腺炎、肾盂肾炎、化脓性皮肤感染等。二是急性心肌梗死、卒中、手术、精神紧张等引起应激状态时。三是胃肠道疾病引起呕吐、腹泻、厌食,导致重度失水和进食不足。四是胰岛素剂量不足或原使用胰岛素治疗的患者突然中断使用。五是妊娠和分娩。六是对胰岛素产生了抗药性。七是过多进食含脂肪多的食物、饮酒过度或过度限制进食糖类食物(每天小于 100 克)。八是其他不明因素占 10%～30%。

3. 如何预防糖尿病酮症酸中毒的发生　一是要长期坚持严格控制糖尿病,不能随意间断胰岛素的治疗。应根据病情调整用药量,控制血糖达到接近正常水平。二是生活要有规律,严格控制饮食(不能随便多吃,也不能随便少吃),严禁饮酒,限制肥肉等脂肪类食物摄入量,坚持体育锻炼,增强身体抵抗力。三是要预防感染性疾病的发生。糖尿病患者如出现不明原因的厌食时,应特别注意,要及时到医院检查治疗。四是一旦发现尿中有酮体,就要及时去医院治疗。患者及其家属应对糖尿病酮症酸中毒有充分的了解,知道什么是酮症酸中毒及其发生,有什么原因、诱因和如何预防之。

二十四、如何预防糖尿病高渗性昏迷

高渗性昏迷是一种常发生在老年 2 型糖尿病患者的急

性并发症,在1型糖尿病患者比较少见,临床表现与酮症酸中毒相似,只是尿中没有酮体,少有酸中毒。由于血糖和血渗透压很高,患者很容易发生昏迷,一旦发病,死亡率也远比酮症酸中毒昏迷为高。处理和抢救的原则与糖尿病酮症酸中毒相近。

1. 高渗性昏迷的常见诱因　一是有糖尿病而毫无察觉,没有采取正规的治疗,甚至因其他疾病而误用高糖输液,致使血糖显著升高。二是应激,有感染、心绞痛或心肌梗死、脑血管意外、外科手术等急性情况。三是老年人渴感减退,饮水中枢不敏感,而造成进水太少血液浓缩等。

2. 高渗性昏迷的预防　一是与任何一种糖尿病急症一样,高渗性昏迷的预防极为重要,因为一旦发生,即对病人的生命构成极大的威胁。二是及时发现、正确治疗糖尿病。三是平时注意多喝水,一定不要限制饮水。四是规律生活、合理起居,注意锻炼。五是老年患者得了小病要及时治疗,防微杜渐。六是有任何不适时均应加强血糖监测。

二十五、糖尿病乳酸性酸中毒的应对

各种原因引起血乳酸水平升高而导致的酸中毒称为乳酸性酸中毒。糖尿病患者易发生乳酸性酸中毒是因为:一是糖尿病患者常有丙酮酸氧化障碍及乳酸代谢缺陷,因此平时即存在高乳酸血症。二是糖尿病急性并发症(如感染、酮症酸中毒、糖尿病非酮症高渗综合征)时,可造成乳酸堆积诱发

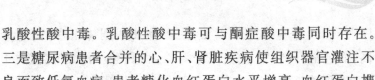

乳酸性酸中毒。乳酸性酸中毒可与酮症酸中毒同时存在。三是糖尿病患者合并的心、肝、肾脏疾病使组织器官灌注不良而致低氧血症；患者糖化血红蛋白水平增高，血红蛋白携氧能力下降，更易造成局部缺氧而引起乳酸生成增加；此外，肝肾功能障碍影响乳酸的代谢、转化及排出，进而导致乳酸性酸中毒。

1. 诱因 诱发糖尿病乳酸性酸中毒常见有五方面因素。一是糖尿病控制不佳。二是糖尿病其他急性并发症，如感染、酮症酸中毒、糖尿病非酮症高渗综合征时可成为糖尿病乳酸性酸中毒的诱因。三是其他重要脏器的疾病，如脑血管意外、心肌梗死等，可加重组织器官血液灌注不良，导致低氧血症和乳酸性酸中毒。四是大量服用苯乙双胍（降糖灵）能增强无氧酵解，抑制肝脏及肌肉对乳酸的摄取，抑制糖异生作用，故有致乳酸性酸中毒的作用。糖尿病患者如合并有心、肝、肾脏疾病，还服用大量苯乙双胍时，有诱发乳酸性酸中毒的可能。五是其他因素，如酗酒、一氧化碳中毒、水杨酸及乳糖过量时亦可诱发乳酸性酸中毒。

2. 临床表现 糖尿病乳酸性酸中毒发病急，但症状与体征无特异性。轻症可仅有乏力、恶心、食欲降低、头晕、嗜睡、呼吸稍深快。中至重度可有恶心、呕吐、头痛、头晕、全身酸软、口唇发绀、呼吸深大但无酮味、血压下降、脉弱、心率快，可有脱水表现，意识障碍、四肢反射减弱、肌张力下降、瞳孔扩大、深度昏迷或出现休克。

3. 实验室检查 多数患者血糖升高，但常在 13.9 毫摩/升(250 毫克/分升)以下；血酮体和尿酮体正常，偶有升高；血乳酸升高，常超过 5 毫摩/升，血乳酸/丙酮酸比值大于30(丙酮酸正常值为 0.045～0.145 毫摩/升)；血二氧化碳结合力下降(可在 10 毫摩/升以下)，pH 值明显降低；血渗透压正常，阴离子间隙扩大(超过 18 毫摩/升)。本病可伴有酮症酸中毒、糖尿病非酮症高渗综合征，使诊断更加复杂。

4. 诊断要点 一是病史：糖尿病患者有用过量双胍类药物(苯乙双胍超过 75 毫克/日，二甲双胍超过 2 000 毫克/日)后出现病情加重；糖尿病患者有肝肾功能不全、缺氧或手术等，同时使用双胍类降糖药物；糖尿病患者出现多种原因休克，又出现代谢性酸中毒者，应高度怀疑本病。二是临床表现：要有代谢性酸中毒呼吸深大、意识障碍等表现。三是实验室检查：血乳酸增高，血 pH 值降低，血糖常增高，血酮体正常，血渗透压正常。

5. 治疗 乳酸性酸中毒现尚缺乏有效的治疗，一旦发生其死亡率极高，应积极预防诱发因素，合理使用双胍类药物，早期发现，积极进行治疗。

(1)胰岛素治疗：本病是因胰岛素绝对或相对不足引起，需要用胰岛素治疗，即使是非糖尿病患者，也有人主张胰岛素与葡萄糖合用，以减少糖类的无氧酵解，有利于血乳酸清除，糖与胰岛素比例根据血糖水平而定。

(2)迅速纠正酸中毒：当 pH 值<7.2，HCO_3^- 值<10.05 毫摩/升时，患者肺脏能维持有效的通气量，而排出二氧化碳，肾脏有能力避免钠水潴留，就应及时补充 5% 碳酸氢钠

100~200 毫升(5~10 克),用生理盐水稀释为 1.25% 的浓度。严重者血 pH 值<7.0,HCO_3^-<5 毫摩/升,可重复使用,直到血 pH 值>7.2,再停止补碱。24 小时内可用碳酸氢钠 4~170 克。但补碱也不宜过多、过快,否则可加重缺氧及颅内酸中毒。

(3)迅速纠正脱水:治疗休克补液扩容可改善组织灌注,纠正休克,利尿排酸,补充生理盐水维持足够的心排出量与组织灌注。补液量要根据病人的脱水、心肺功能等情况来定。

(4)给氧:必要时做气管切开或用人工呼吸机。

(5)补钾:根据酸中毒情况,血糖、血钾高低酌情补钾。

(6)监测血乳酸:当血乳酸>13.35 毫摩/升时,病死率几乎达 100%。

(7)透析治疗:如果患者对钠水潴留不能耐受,尤其是因苯乙双胍引起的乳酸性酸中毒,可用不含乳酸根的透析液进行血液或腹膜透析。

(8)对症治疗,去除诱因:如控制感染,停止使用引起乳酸性酸中毒的药物等。

二十六、糖尿病并发感染的预防措施

糖尿病患者由于体内代谢发生紊乱,使机体防御功能减弱,同时因营养不良等因素,使机体抵抗力进一步下降,所以极易招致多种感染。糖尿病因感染致死者仍在 10% 以上,而老年糖尿病合并感染者死亡率更高,占死亡原因的首位,不可忽视之。糖尿病并发感染防治措施如下。

1. 积极治疗糖尿病 尽量使血糖得到满意控制,纠正代谢紊乱,这是最根本的办法。

2. 增强体质 坚持参加适当的体育锻炼可以增强体质,增加机体抗病能力。

3. 注重卫生 注意饮食卫生,勤洗澡,勤换衣,勤刷牙,搞好口腔卫生及手、足、头发卫生,及时治疗甲沟炎、鸡眼、胼胝、脚癣、甲癣等感染,以防细菌入血。妇女应经常保持外阴清洁。合并末梢神经炎病变者,避免因用热水袋引起烫伤。

4. 发生急性感染要及时就医 已用胰岛素治疗者,可适当增加剂量,以防病情恶化;未用胰岛素治疗者,必要时可改用胰岛素治疗。

5. 应用抗生素治疗 剂量、疗程都要足够,感染严重者以静脉给药、联合用药为原则,住院病人则根据药敏为指导。但不宜长期用药或预防性用药。

6. 外科治疗 当合并痈、蜂窝织炎、皮肤感染时,常需清创或切开引流等外科治疗。

二十七、糖尿病性脂肪肝的预防与治疗

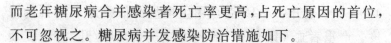

糖尿病患者体内由于胰岛素分泌不足或相对缺乏容易引发肝脏的脂代谢紊乱。另外,糖尿病患者肝脏对糖的利用减少,释放增加,也是引发脂肪肝的原因。肝脏在脂类代谢中起着十分重要的作用,它通过合成脂蛋白转运脂类物质。肝脏也是脂肪酸氧化和酮体形成的主要场所。当肝脏内脂蛋白合成不足或合成障碍时,肝细胞内的脂肪便不能被及时运出肝脏,造成脂肪在肝细胞内大量堆积。肝脏脂蛋白合成不足或合成障碍的根本原因是肝功能的损害或降低,以及脂蛋白合成的重要原料——卵磷脂、必需氨基酸等供应不足。补充这些物质有利于脂蛋白的合成、肝细胞内脂肪的运出。

饮食治疗是糖尿病性脂肪肝患者最基本的治疗方法,其饮食治疗的原则为:严格戒酒,坚持高蛋白、低糖类、低脂肪的饮食,富含维生素、矿物质及膳食纤维的饮食。但要获得饮食疗法的最佳效果,还须与药物疗法、运动疗法和改变不良生活方式等相结合。糖尿病性脂肪肝患者的饮食治疗较为复杂,除了把握一般的治疗原则之外,在日常饮食中还需要了解哪些食物宜吃,哪些食物忌吃。这对控制病情,防止糖尿病并发症的发生、发展,促进脂肪肝的康复均十分有益。要做到有规律的饮食习惯,做到定时定量、细嚼慢咽,做到粗细粮搭配。忌过量摄食、暴饮暴食、随意摄取零食,以及过分追求高营养和调味浓的食物,晚饭应少吃,临睡前切忌加餐,以免导致体内脂肪过度蓄积,加重肝脏的负担。饮食宜清淡,并适当增加膳食纤维的摄入量,以天天食用新鲜绿色蔬菜 500 克左右为宜。膳食纤维可促进肠道蠕动,有利于排便;它与胆汁酸结合,可增加粪便中胆盐的排出,有降低血脂的作用;它可降低糖尿病患者空腹血糖水平;还可增加饱腹感,防止能量超入,有利于患者接受饮食调理。忌长期摄入过量高膳食纤维饮食，以免导致维生素和无机盐的缺乏。食物忌过咸，以免水钠潴留，体重增加，一般每天食盐摄入量以4～6克为宜。

二十八、什么是糖尿病性脑血管病

糖尿病性脑血管病多为缺血性脑卒中，主要为多发性腔隙性脑梗死。这是由于糖尿病患者中、小动脉硬化发生率明显高于非糖尿病者，广泛的血管病变必然会造成多部位的脑梗死。脑血管病的病情、预后与高血糖显著相关，血糖控制不好是糖尿病患者卒中和再发卒中的重要危险因素。同时糖尿病自主神经病变也预示脑卒中的发展。糖尿病性脑血管病的防治和非糖尿病者基本相同，但态度应该更积极，措施应该更得力。必须及早发现并有效地控制糖尿病，以延缓糖尿病性脑血管病的发生和发展。有效的降低血压，调整血脂，可在医生指导下服用血管活性药物和溶栓药物，降低血液黏稠度，如长期服用小剂量阿司匹林，可使脑卒中的发生率下降30％，其他如芦丁、双嘧达莫（潘生丁）及有些活血化瘀中药对预防脑卒中也有良好的效果。一旦发生脑卒中的临床表现时，应立即采取溶栓、扩容等急症处理措施，尽量减轻脑卒中带来的危害。

第七章 关注糖尿病并发症

 小贴士

> 流行病学调查显示,糖尿病患者发生脑血管病的危险性是非糖尿病者的 4～10 倍,其中 85% 为缺血性卒中,而脑出血的发生率与非糖尿病患者相似。在首次发生缺血性脑血管病的患者中,有部分患者并未发现已患糖尿病或糖耐量异常。检查发现,急性脑卒中患者中约 43% 伴有高血糖现象,其中 11% 在发病前已确诊为糖尿病,13% 是以往漏诊的糖尿病。

二十九、糖尿病性脑血管病的中医学分型与治疗

1. 阴虚风动,瘀血阻络

【主症】 突发半身不遂,或是偏身麻木,口角㖞斜,舌强语謇,烦躁不安,失眠,眩晕耳鸣,手足心热,烦渴多饮,易饥多食,尿赤便干,舌红绛少津或暗红,少苔或无苔,脉细数或弦细数。

【治则】 育阴熄风,化瘀通络。

【方药】 以育阴通络汤化裁:生地黄 20 克,玄参 15 克,天花粉 20 克,川石斛 15 克,钩藤 30 克,甘菊花 10 克,女贞子 15 克,桑寄生 30 克,枸杞子 9 克,赤芍、白芍各 15 克,丹参 15 克,广地龙 15 克。

【用法】 水煎服,每日 1 剂。

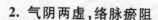

2. 气阴两虚,络脉瘀阻

【主症】 半身不遂,偏身麻木,或见口角㖞斜,或见舌强语謇,倦怠乏力,气短懒言,口干渴,自汗盗汗,五心烦热,心悸失眠,小便或黄或赤,大便干,舌体胖大,边有齿痕,舌苔薄或见剥脱,脉弦细无力或弦细数。

【治则】 益气养阴,活血通络。

【方药】 以补阳还五汤合生脉散化裁:黄芪 25 克,党参 15 克,山药 20 克,玄参 20 克,麦冬 15 克,葛根 9 克,五味子 15 克,当归 15 克,川芎 15 克,桃仁、红花各 10 克,赤芍、白芍各 10 克,鸡血藤 30 克,牛膝 10 克,桑寄生 20 克。

【用法】 水煎服,每日 1 剂。

3. 风痰瘀血,痹阻脉络

【主症】 半身不遂,偏身麻木,口角㖞斜,或舌强语言謇涩,头晕目眩,舌质暗淡,舌苔薄白或白腻,脉弦滑。

【治则】 化痰熄风,活血通络。

【方药】 以化痰通络汤化裁:法半夏 10 克,生白术 10 克,天麻 10 克,胆南星 6 克,丹参 30 克,香附 15 克,酒大黄 5 克。

【用法】 水煎服,每日 1 剂。

4. 痰热腑实,风痰上扰

【主症】 突发半身不遂,偏身麻木,口角㖞斜,言语謇涩,或见神昏谵语,烦扰不宁,头晕或痰多,气粗口臭,声高气促,大便三日以上未行,舌苔黄厚或黄褐且燥,脉弦滑,偏瘫侧脉弦滑而大。

【治则】 通腑化痰。

【方药】 以通腑化痰汤加减:生大黄10克,芒硝10克,全瓜蒌30克,胆南星10克,丹参30克。

【用法】 水煎服,每日1剂。

5. 痰湿内蕴,蒙塞心神

【主症】 素体肥胖多湿多痰,湿痰内蕴,病发神昏,半身不遂而肢体松懈,瘫软不温,面白唇暗,痰涎壅盛,舌暗淡,苔白厚腻,脉沉滑或沉缓。

【治则】 涤痰化湿,开窍醒神。

【方药】 以涤痰汤加减送服苏合香丸:法半夏10克,胆南星10克,枳实10克,橘红15克,党参10克,茯苓15克,石菖蒲12克,竹茹12克,全瓜蒌30克,苏合香丸1丸(冲服)。

【用法】 水煎服,每日1剂。

6. 气虚血瘀

【主症】 半身不遂,肢体偏瘫,偏身麻木,口角㖞斜,口流清涎,言语謇涩,寡言少语,面色㿠白,气短乏力,自汗出,心悸,大便溏,小便清长且多,手足肿胀,舌质暗淡,边有齿痕,舌下脉络暗紫,苔薄白或白腻,脉沉细或细弦。

【治则】 益气活血,通经活络。

【方药】 以补阳还五汤加减。生黄芪45克,当归尾15克,赤芍10克,川芎10克,桃仁10克,藏红花6克,川地龙15克,丹参15克,鸡血藤30克,川牛膝12克。

【用法】 水煎服,每日1剂。

另外,在糖尿病性脑血管病后遗症期,可选用中成药消栓再造丸、消栓口服液、大活络丹、再造丸、华佗再造丸等,均有一定疗效。

三十、糖尿病性脑血管病的针灸治疗

1. 体针 根据病情的轻重,肢体功能障碍程度的不同,辨证取穴。

(1)中风先兆(短暂脑缺血发作):中风先兆的取穴与针灸方法如下。

取穴:上星、百会、印堂、肩髃、曲池、足三里、阳陵泉。眩晕者,加头维、风池;夜眠不安者,加四神聪、神门;烦躁者,加太冲、合谷。

方法:上星穴平刺,百会穴直刺,印堂穴斜刺,施捻转补泻法,其余穴位直刺平补平泻法,每日1次,每次30分钟。2周为1个疗程。

(2)中经络:中经络的取穴与针灸方法如下。

取穴:内关、人中、三阴交、极泉、尺泽、委中。上肢不能伸者,加曲池;手指握固者,加合谷、太冲。

方法:先刺双侧内关穴,捻转提插相组合泻法,继刺人中穴用雀啄手法。其他穴位用直刺平补平泻法,每日1次,每次30分钟。2周为1个疗程。

(3)中脏腑:分闭证与脱证两种。

闭证:取内关、人中穴用泻法,取十宣穴以三棱针点刺放血,每穴出血量 1～2 毫升。

脱证:取内关、人中穴用泻法,取气海、关元、神阙穴施隔附子饼灸法,持续 4～8 小时,取太冲、内庭穴施补法。

(4)后遗症期:常有以下后遗症。

口眼㖞斜:取风池、太阳、下关、地仓透颊车、健侧合谷穴。

失语:取上星透百会、风池穴,取金津、玉液穴三棱针点刺放血,加廉泉、通里、天柱穴。

上肢不遂:曲池、风池、极泉、尺泽、合谷、八邪、肩髃、外关穴。

下肢不遂:委中、三阴交、环跳、阳陵泉、昆仑穴。

构音障碍、吞咽障碍(延髓性麻痹):内关、人中、风池、廉泉穴。

以上诸穴,除特殊刺法外,均用平补平泻手法,隔日 1 次,每次 30 分钟至 1 小时,1～1.5 个月为 1 个疗程。

2. 头针 头与脑皆为脏腑、经络之气血聚集的部位,它们在生理上密切相关,头部是调整全身气血的重要部位,故针刺头皮部可作用于脑,可治疗中风病。

选体征对侧运动区、足运感区、感觉区。进针后捻转 3 分钟,可在施术后出现症状缓解。

偏侧运动障碍:取对侧运动区;下肢瘫取对侧运动区上 1/5,对侧足运动区;上肢瘫取对侧运动区中 2/5;面部瘫,流涎、舌歪斜、运动性失语,取对侧运动区下 2/5。

偏身感觉障碍:取对侧感觉区;下肢感觉障碍,取对侧感觉区上 1/5,对侧足感觉区;上肢感觉障碍,取对侧感觉区中 2/5;头部感觉障碍,取对侧感觉区下 2/5。

3. 耳针 取下屏尖、耳神门、肾、脾、心、肝、眼、胆、缘中穴以及耳尖、瘫痪相应部位和降压沟。每次取 3～5 穴,针双侧,用毫针中等刺激。闭证可耳尖放血;后遗症隔日 1 次。10 次为 1 个疗程,休息 5 日进入第二个疗程,疗程多少,视病情而定。

4. 灸法 取穴及方法如下。

取穴:以足阳明经穴为主,辅以太阳、少阴经穴。

配穴:言语謇涩配哑门、廉泉、通里,口眼㖞斜配翳风、地仓、颊车、下关、合谷、攒竹、太冲,下肢瘫痪配环跳、大肠俞、阴陵泉、足三里、承扶、风市、悬钟、三阴交、委中,上肢瘫痪配肩髃、曲池、清灵、手三里、合谷、外关。

方法:治疗时每次选 3～5 穴,每穴灸 1～3 分钟,或 5～7 壮,初病每日灸 1 次,恢复期隔日灸 1 次,15 次为 1 个疗程。

三十一、糖尿病性脑血管病中医学康复疗法

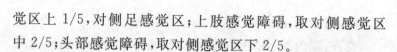

糖尿病性脑血管病恢复期及后遗症期,适时用气功、推拿、按摩、导引等综合疗法,对于肢体功能、语言功能等方面的恢复有一定功效。

1. 气功疗法 主要适用于消渴病卒中后遗症。主要功法是强壮功。自然呼吸法,坐式或卧式,意守丹田,辅助功法

可选保健十三式、太极内功、中风导引十四法、循经大循环按摩、循经小循环按摩等任意一种。

2. 推拿疗法 适用于消渴病中风恢复期及后遗症期的半身不遂。手法用推、㨰、按、捻、搓、拿、擦等。取风池、肩井、天宗、肩髃、曲池、手三里、合谷、环跳、阳陵泉、委中、承山等穴。部位：颜面部、背部及四肢，以患侧为重点。推拿治疗可促进气血运行，有利于患肢功能的恢复。

3. 点穴导引 嘱患者仰卧位或坐位，医者将丹田气运至手部内劳宫穴，手置于患者的头部（百会穴）用意导引，将患者体内浊气导引经涌泉穴出至体外，起到舒通经络、调和气血的作用。

4. 点穴按摩 嘱患者仰卧位，医生将丹田气运至两手部，再将手置于患肢部位的经穴处进行点穴按摩，顺序是从患肢远端到近端，或循经络走行方向进行。

对失语有舌伸缩障碍者，可行食、中指运气点按舌根3～5分钟，再行气导引，将舌向外牵拉。配合运气点颏孔、迎香、四白、承浆、垂根等穴。面肌麻痹，发音困难者，点按天突、人迎等穴。有面瘫者可以双手中指点按地仓、颊车、下关、风池、翳风、太阳、阳白、承泣、合谷、曲池等穴，或施用推拿术，用双拇指从迎香至地仓至颊车穴，由上及下，由内及外来回推拿36次。

以上疗法一般每日1次，每次约30分钟，15次为1个疗程。

5. 自我调护

(1)调节情志:消渴病中风病人病后出现肢体偏瘫,口角喝斜等症状,这往往在心理上给他们造成极大压力,他们中的大部分由于考虑到家庭负担,个人前程等而忧心忡忡,或焦急烦躁,这对疾病的治疗与恢复都是不利的。作为患者,必须首先在心理上战胜自我,适时调节自己的情志,可利用听音乐、听广播,或听别人读小说、报纸、讲故事等方式,来放松自己,保持舒畅的心情,配合医护人员的治疗和护理,促进病体早日康复。

(2)饮食宜忌:消渴病脑卒中患者尤其要注意饮食宜忌,一方面要求营养丰富,另一方面又必须适当控制饮食量。食谱应以清淡为原则,避免油腻厚味,肥甘助湿助火之品。在恢复期,可在饮食中酌加奶、瘦肉、蛋及新鲜蔬菜如菠菜、芹菜、黄瓜等。此外,患者必须忌烟酒。

(3)预防压疮:压疮是中风病人的大敌,尤其消渴病脑卒中病人更易发生压疮,且治疗比较困难。要防止压疮的发生,必须做到勤翻身,常揉背,衣服、被单要做到平整、干燥。当皮肤受压发红时,应及早以手掌揉擦或外搽红花酊,以改善局部血液循环。

(4)功能锻炼:这是关系到患者病损肢体、器官功能恢复程度的关键一环,患者在自己病情稳定后,应当树立康复信心,积极主动进行康复训练。在瘫痪肢体不能自主运动时,应在别人帮助下被动运动,进行肢体按摩,同时做大小关节屈伸、旋转、内收、外展等活动,以促进气血的运行,增强肌

力;当肢体瘫痪恢复到可以抬举时,应及早进行自主运动。可在床尾拴上拉带,以协助起立,或在床尾设立脚踩踏板,以锻炼小腿肌力;用手攥软纸筒、健身环等以锻炼握力及手指关节的活动。当患者自己能站立时,应尽早在他人帮助下练习走路,这是康复的中心环节,关系到患者日后的生活质量,因而必须重视。行走时,患者自己要注意姿势、技巧、持久及各动作间的协调,并要注意安全。

三十二、糖尿病下肢血管病变的主要体征

1. 皮肤温度降低 表现为缺血区皮肤发凉、温度降低。

2. 皮下组织营养不良 由于长期供血不足,可出现皮肤和皮下组织营养不良,表现为皮肤变薄、干燥、角化、变脆、蜡样、弹性减弱。

3. 皮肤色泽异常 足抬高时苍白,下垂时红紫。这是由于动脉压变低,血流缓慢,血液的颜色透过变薄的皮肤呈现紫红色。

4. 感觉异常 患肢有麻木、感觉迟钝、刺痛等感觉障碍。一般认为,这种感觉异常是神经病变引起的。

5. 浅动脉搏动消失 足背及胫后动脉搏动减弱或消失。

6. 静脉充盈时间延长 病人取卧位,抬高下肢,直到足背动脉排空,然后立即站起或坐起使足下垂,计算静脉充盈时间,正常人少于 15 秒。如果静脉充盈大于 15 秒,说明下

肢供血明显不足。

7. 皮肤溃疡 皮肤坏疽后皮下组织变成暗蓝色或黑色,损害范围逐渐扩大。慢性溃疡部位表现深凹的过度角化的溃疡,肉芽苍白,上盖一层纤维素。

8. 其他 缺血部位毫毛减少或脱落,趾甲变厚或脆、薄、变形、生长缓慢。足部肌肉、皮下组织萎缩,使足变形,趾间关节弯曲。由于肌肉萎缩,趾间关节失去牵引平衡能力,形成爪形趾。

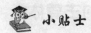

糖尿病患者患血栓性静脉炎时,如果将甲苯磺丁脲与双香豆素同服,甲苯磺丁脲可置换后者,使其浓度增大,引起出血;而双香豆素又能抑制甲苯磺丁脲的代谢与排泄,使其半衰期由原来的 5 小时延长到 18 小时,易发生低血糖。格列本脲(优降糖)、氯磺丙脲与双香豆素联用也有类似情况,故不宜合用。

三十三、糖尿病足有哪些主要临床表现

糖尿病足临床上常有两种表现:一种是以神经病变为主的糖尿病足。由于神经营养障碍引起皮肤干燥、角化,常有裂隙、温度觉和痛觉迟钝、音叉感觉减弱,以及足部肌肉萎缩、足变畸形、趾间关节弯曲,并常因受压产生胼胝或出现水

疱,水疱可破裂而感染、溃烂,形成顽固的慢性溃疡,久治不愈。感染可蔓延到骨关节引起骨髓炎与关节炎。另一种是缺血性糖尿病足。足背及胫后动脉搏动减弱或消失,皮温降低,足抬高时变苍白,下垂后变红紫。有间歇性跛行、疼痛,出现坏疽。坏疽的好发部位足跟、足趾易受鞋袜挤压,趾间皮肤常有真菌感染。足跟是全身压力的支撑点,皮肤破损后细菌乘虚而入,往往导致各种细菌交叉感染。感染可使坏疽发生和发展,且有可能扩张到腱鞘、组织间隙,甚至关节内,可表现为蜂窝织炎、深部脓肿、骨髓炎或败血症。

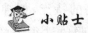 小贴士

糖尿病足病变是可防可治的,处理糖尿病足的目标是预防足溃疡的发生和避免截肢及防止、延缓缺血性血管病变。虽然动脉阻塞加重到一定程度就不可避免地引起截肢,但通过加强对有危险因素的足的预防性保护,这种截肢可以被推迟。糖尿病患者截肢中至少有50%属于可以防止的。因此,做好足部的保健和护理、及早地诊断、合理的治疗是非常重要的。

三十四、糖尿病足的治疗方法

1. 一般治疗 除严格控制血糖,提高全身健康水平外,要消除一些已知血管病变的危险因素,如治疗高血压,降低

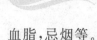

血脂,忌烟等。

2. 去除水肿 只要有水肿,所有的溃疡均不易愈合,这与溃疡的原因无关。可采用利尿药治疗。

3. 神经性足溃疡的治疗 90%的神经性溃疡可以通过保守治疗而愈合。关键是减轻足的压力负荷。减轻负荷的定义是避免所有附加于患肢的机械压力,是使患足愈合的基本要求。可以通过特殊的改变压力的矫形鞋或足的矫形器改变患者足压力。另外,要根据溃疡的深度、面积大小、渗出多少及是否合并感染等,决定换药的次数和局部用药。重要的是能够识别不同原因所致的不同足溃疡的特点,如神经-缺血性溃疡,一般没有大量渗出则不宜用吸收性很强的敷料;如合并感染、渗出较多时,敷料选择错误可使创面泡软,病情恶化;对于难以治愈的足溃疡,可采用一些生物制剂或生长因子类物质,如 Dermagraft。Dermagraft 是世界上第一种人皮肤替代产品,它含有表皮生长因子、胰岛素样生长因子、角化细胞生长因子、血小板衍生生长因子、血管内皮生长因子、a-转运生长因子、b-转运生长因子及基质蛋白(如胶原 1 和胶原 2)、纤维连接素和其他一些正常皮肤存在的成分。用它来治疗神经性足溃疡,促进溃疡愈合效果较佳。

4. 缺血性病变的处理 如果血管阻塞不是十分严重或没有手术指征者,可采取保守治疗,静脉滴注扩血管和改善血液循环的药物,如丹参、川芎嗪、肝素、山莨菪碱等。近来有人报道,静脉滴注前列地尔(保达新)和口服培达有较好改善周围血液循环的作用。前列地尔 40 微克溶于 50~250 毫升生理盐水中,于 2 小时静脉滴注完毕,每日 2 次;或前列地尔 60 微克溶于 50～250 毫升生理盐水中,于 3 小时静脉滴注完毕,每日 1 次。肾功能不全者应从 20 微克开始,滴注时间为 2 小时,每日 2 次。可根据临床具体情况,在 2～3 日内将剂量增加到上述推荐的正常剂量。肾功能不全和有心脏病的病人滴注液体量应限制在 50～100 毫升/日,最好用输液泵滴注。有足供血不足的病人,在感染控制后应做血管造影,然后做血管重建术。血管重建可促进溃疡愈合,除去疼痛,改善下肢功能,提高生活质量。当病人经过各种治疗均不成功,或不截肢将威胁病人生命时,截肢也是一种正确的选择。应根据血管造影或多普勒检查结果,尽量做下肢较低水平的截肢,以尽量保持下肢功能。一侧截肢后,另一侧仍有发生溃疡或坏疽的可能性,因此必须对患者加强有关足保护的教育。

5. 感染的治疗 有足感染的患者,尤其是有骨髓炎和深部脓肿者,要在监测血糖的基础上强化胰岛素治疗,以使血糖达到或接近正常的水平。要根据细菌培养的结果和药物敏感试验选用合适的抗生素。表浅组织的感染可给予局部清创和广谱抗生素,如头孢霉素加克林达霉素(克林达霉素可以很好地进入组织,包括很难进入的糖尿病足);不应单独使用头孢霉素或喹诺酮类药物,因为这些药物的抗菌谱不包括厌氧菌和一些革兰阳性细菌。口服治疗可以持续数周。深部感染可用上述的抗生素,但是在开始时应从静脉给药,同时还需要外科引流,包括切除感染的骨组织和截肢。

6. 外科治疗　难治性溃疡可以进行外科手术治疗。当糖尿病足感染或坏疽影响到足后的大部和中部，外科医生必须选择是给患者进行大截肢还是尽可能的保守治疗。

7. Charcot 关节病的治疗　主要是长期制动,国外已有多种适用于神经性糖尿病足溃疡和 Charcot 关节支具。支架可以使病变的关节制动,改变和纠正神经病变所致的足部压力异常。外科手术治疗 Charcot 关节病疗效不佳,但有人报道:Charcot 踝的外科切除、重组和稳定手术的效果是好的。手术包括:切除踝骨和踝关节的残余物、松弛软组织、足的重排列和固定。6 周后除去手术处理的固定物,再用石膏支具固定 6 周。3 个月后以矫正器替代石膏支具让患者穿特制的鞋。

8. 高压氧疗法　其可提高糖尿病足溃疡愈合率。法国 Strasbourg 大学医院 Kessler 报告一项前瞻性随机对照研究,共纳入 28 例足部有慢性溃疡的糖尿病患者,所有患者均无动脉病变的临床症状,但都有神经病变体征。全部病人经 3 个月规范治疗,溃疡均无改善。随机分为对照组和治疗组(每周治疗 5 天,每天 2 次,共 2 周)。治疗结束后,治疗组患者的溃疡面积比对照组显著减小,到第 30 天两组病人的溃疡面积减小无显著差异,4 周后治疗组 2 例病人溃疡完全愈合,但对照组无一例患者溃疡完全愈合。延长高压氧的治疗时间是否可进一步提高溃疡的愈合率,有待进一步研究确定。

第七章 关注糖尿病并发症

三十五、糖尿病足的预防与护理原则

在糖尿病确诊后,首先应积极控制糖尿病,严格控制高血糖(包括合理分配饮食和降糖药物及胰岛素应用),同时控制高血脂和各种导致早期动脉硬化的因素,并作为一项预防糖尿病肢端坏疽的长期任务,使患者血管、神经病变发展慢一点儿、轻一点儿、少一点儿,并仔细护理和预防足部可能发生的病变。首先要从思想上引起足够的重视,养成良好的足部卫生习惯,将足部护理视为生活的组成部分,防患于未然。

每日用温水或柔和的香皂洗足,保持足的清洁。洗脚前用手试测水温(水温度为将水放至手背皮肤耐受为宜),绝对不能用热水泡足而造成烫伤,避免皮肤破损。足洗净后,应用干毛巾轻轻擦干,包括足趾缝间,切勿用粗布用力摩擦而造成皮肤擦伤。为保护皮肤柔软,不发生皲裂,可涂抹护肤油、膏、霜,但不要涂抹于趾缝间。

足汗多时不宜用爽身粉吸水,以防毛孔堵塞而感染。不宜穿着不透风的尼龙涤纶袜,宜穿棉纱袜或羊毛袜。

每天要检查足跟、足底、趾缝有无溃破、裂口、擦伤和水疱等,如果发现足部病变应及时求医,妥善处理,切不可等闲视之,贻误了治疗时机。

鸡眼、胼胝不能自行剪割,也不能用化学制剂腐蚀,应由医生处理。

鞋袜要合适、宽松,每天要换袜,最好有两双鞋子更换,以便鞋内保持干燥。穿鞋前应检查鞋内有无砂石粒、钉子等杂物,以免脚底出现破溃。

不宜穿尖头鞋、高跟鞋、暴露足趾露足跟的凉鞋,切忌赤足走路或穿拖鞋外出。

寒冬时切忌用热水袋、暖水壶或电热毯保温,以免足部烫伤。

足部皲裂不贴胶布,足部真菌感染要及时治疗。

尽量避免足部损伤,防止冻伤、挤伤,选择适当的体育锻炼项目,将损伤的危险因素降到最小限度。

忌烟酒,对防治血管和神经病变有益。

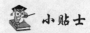 **小贴士**

大多数足部问题通常起于很小的损伤,如果能够及时发现,就可以采取措施避免情况的恶化。进行检查的时候,每只脚的足背和足底也包括趾间都应该检查到。镜子可以帮助您查看到双脚的每个部分。当然,也可以请家人或朋友帮忙。您还要用手触摸足背和足底,以寻找水疱、割伤、发红、变硬、破溃、擦伤、局部发热、局部发凉及其他任何看起来不正常的变化。对于像水疱、割伤、趾甲内生及足部外形或颜色的改变等问题,一定要马上向医生报告。

三十六、糖尿病性神经病变的临床特点

糖尿病性神经病变多见于中年以上血糖控制不好和病情发展的患者,有时可以是糖尿病的第一个症状,也可发生于糖尿病初期或经治疗血糖控制很好的患者。糖尿病性神经病变的临床特点是自觉症状多,出现早,而神经系统检查阳性体征相对较少,运动症状出现更晚。较常见的症状有下列几种。

1. 周围神经病变 主要侵害下肢,表现为两下肢麻木,伴有针刺样及烧灼样感觉,个别患者可有自发性疼痛,通常是从小腿部开始,表现为闪电痛或刀割样疼痛,多在夜间加重,经一夜卧床休息后疼痛减轻。寒冷也可促使疼痛加重。检查时可发现四肢远端有对称性"袜子""手套"型感觉障碍,麻木或感觉过敏,腱反射减退或消失,音叉震颤觉减低或消失及小腿肌肉压痛,下肢比上肢重。

2. 自主神经病变 这种患者四肢远端皮肤的温度常低于正常,特别是双脚发凉,受寒后尤为明显。还可以出现胃肠功能紊乱,常见腹泻便秘交替,或间歇性原因不明的腹泻,且常发生于清晨。可出现泌尿生殖系统功能障碍,排尿费力、尿潴留、阳痿;排汗功能也常常受到影响,如患者常有双下肢及躯体下半部少汗,而头部及上半身多汗(就餐时尤为明显)的现象。另外,这种患者由于营养不良,还可出现下肢及足底、足趾部溃疡,以及关节病变,称为夏科关节病。

3. 中枢神经病变 一旦受累则可出现步态不稳,走路有踩棉花感和容易跌跤,可出现近端肌无力和肌肉萎缩,以臀部周围肌肉萎缩多见。

4. 脑神经病变 可引起双侧瞳孔不等大、不等圆或一侧眼睑下垂,眼球运动障碍和斜视等。

三十七、糖尿病患者容易并发动脉硬化

糖尿病患者容易并发动脉硬化,动脉硬化遍布全身,包括脑部、心脏、肾脏、末梢血管,其发生的主要原因在于脂肪代谢的障碍,其次为高血压。在糖尿病患者中,发生脂肪代谢异常的,以体内胰岛素分泌极为低下和体型肥胖的患者居多。在胰岛素分泌极端欠缺的情形下,分解脂肪酵素的活性会增高,以致有大量脂肪酸游离出来。因此,在这种情形下,血液中的游离脂肪酸约有 1/3 涌进肝脏里,合成为三酸油脂(俗称中性脂肪),三酸油脂进而合成为非常低密度脂蛋白。体型肥胖的患者虽有较高浓度的胰岛素,但体内组织对胰岛素的作用有相当的抗拒性,在胰岛素作用无法充分发挥的情况下,游离脂肪酸也会升高,是与胰岛素分泌低下的情况殊途同归的。三酸甘油及极低密度脂蛋白的合成也会增高,这是一般糖尿病患者脂肪代谢异常的特征。有少部分的病人也可能合并胆固醇的上升,一方面有害于人体的脂肪上升,另一方面对人体有益的高密度脂蛋白的浓度反而下降。这种高密度脂蛋白在体内可将分布在血管平滑肌表面的游离胆固醇吸引到脂蛋白分子里面,反复吸引后,携带游离胆固醇到肝脏,通过胆汁酸的异化作用,将这些胆固醇排出体外。因此,高密度脂蛋白在人体血管内担任如同清道夫的工作,以防止动脉粥样硬化的进展。

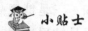 小贴士

> 糖尿病患者患高血压的概率比一般人要高,这也是容易促成动脉硬化的原因。高血压及动脉硬化两者间相互影响,高血压容易促成动脉硬化,而动脉硬化也容易使血压高,糖尿病患者较容易显现高血压,不论是出自血管硬化或单一发生的状况,都容易加速血管硬化的进展。

三十八、糖尿病与妊娠

妊娠糖尿病是糖尿病的一种特殊类型。当确定妊娠后,若发现有不同程度的糖耐量减低或明显的糖尿病,不论是否需用胰岛素或仅使用饮食治疗,也不论分娩后这一情况是否持续,均可认为是妊娠糖尿病。妊娠糖尿病的发生率为1‰~6.6‰,国内发生率<1%。妊娠糖尿病分娩数占总分娩率0.64%。妊娠糖尿病系高危妊娠,它严重危害母儿的健康。在胰岛素问世之前,母体死亡率为27%~30%,胎儿围生期死亡率>40%。胰岛素问世后尤其是围生医学开展以

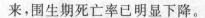

来,围生期死亡率已明显下降。

1. 妊娠对糖尿病的影响 一是妊娠可加重糖尿病。由于胰岛 B 细胞功能不全,机体神经内分泌调节失常,胎盘激素的抗胰岛素作用,可致空腹及餐后高血糖、高脂血症及高氨基酸血症。二是妊娠期隐性糖尿病增加。三是糖尿病肾病加重。四是糖尿病性神经损害加重。五是糖尿病增殖性视网膜病发生率增高。六是糖尿病酮症酸中毒发生率增高。

2. 糖尿病对妊娠及胎、婴儿的影响 对妊娠的影响主要是生育率降低,流产率升高,妊娠高血压综合征发生率升高,羊水过多发生率增高,产科感染率增加。对胎、婴儿的影响主要有畸胎儿发生率增高,巨大胎儿发生率增高,胎儿宫内发育迟缓及低体重儿增多,胎儿红细胞增多症增多,新生儿高胆红素血症增多,易并发新生儿低血糖,新生儿呼吸窘迫综合征发病率增加,以及胎儿、新生儿死亡率高。

三十九、妊娠糖尿病的类型

1. 显性糖尿病 孕妇有糖尿病的临床表现(三多一少),空腹血糖升高,尿糖阳性,糖耐量减低。其中,部分孕妇在妊娠前已患有糖尿病,经治疗后受孕;部分孕妇则在妊娠后才发现患有糖尿病,分娩后糖尿病继续存在。

2. 潜在糖尿病 此类孕妇妊娠前后均无糖尿病的临床表现,但糖耐量异常,经过一定时间后可能发展成显性(临床)糖尿病。

3. 妊娠期糖尿病　妊娠前无糖尿病的临床表现，糖代谢功能正常。妊娠后出现糖尿病的症状和体征，部分孕妇出现糖尿病并发症（妊娠高血压综合征、巨大胎儿、死胎及死产等），但在分娩后糖尿病的临床表现均逐渐消失，在以后的妊娠中又出现，分娩后又恢复。这部分患者在数年后可发展为显性（临床）糖尿病。

4. 糖尿病前期　这类孕妇有糖尿病的家族史，但孕妇无明显糖代谢紊乱，可在妊娠后出现类似糖尿病孕妇的并发症（巨大胎儿、畸形儿及羊水过多等）。若干年后多数将出现显性（临床）糖尿病。

四十、妊娠糖尿病的饮食原则

妊娠糖尿病患者饮食控制之目的为：提供母体与胎儿足够的热能及营养素，使母体及胎儿能适当地增加体重，符合理想的血糖控制、预防妊娠高血压综合征及减少早产、流产或难产的发生。营养需求与正常孕妇相同，只不过必须更注意热能的摄取、营养素的分配比例及餐次的分配。此外，应避免甜食及高油食物的摄取，并增加膳食纤维。

1. 注意热量需求　妊娠初期不需要特别增加热量，中、后期必须依照孕前所需的热量，再增加 1 226 千焦/日（300 千卡/日）。由于体重减轻可能会使母体内的酮体增加，对胎儿造成不良影响，故孕期不宜减重。

2. 注意餐次分配　为维持血糖值平稳及避免酮血症之

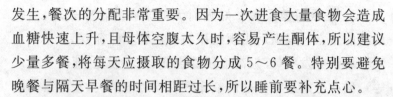

发生,餐次的分配非常重要。因为一次进食大量食物会造成血糖快速上升,且母体空腹太久时,容易产生酮体,所以建议少量多餐,将每天应摄取的食物分成 5~6 餐。特别要避免晚餐与隔天早餐的时间相距过长,所以睡前要补充点心。

3. 摄取正确糖类 糖类的摄取是为提供热能、维持代谢正常,并避免酮体产生。不应误以为不吃淀粉类可控制血糖或体重,而完全不吃饭,而是应尽量避免加有蔗糖、砂糖、果糖、葡萄糖、冰糖、蜂蜜、麦芽糖之含糖饮料及甜食,可避免餐后快速的血糖增加。如有需要可加少许代糖,但应使用对胎儿无害的代用料。建议尽量选择纤维含量较高的未精制主食,可更有利于血糖的控制,如以糙米或五谷饭取代白米饭、选用全谷类面包或馒头等。妊娠糖尿病孕妇早晨的血糖值较高,因此早餐淀粉类食物的含量必须较少。

4. 注重蛋白质摄取 如果在孕前已摄取足够营养,则妊娠初期不需增加蛋白质摄取量,妊娠中期、后期每天需增加蛋白质的量各为 6 克、12 克,其中一半需来自高生理价值的蛋白质,如蛋、牛奶、深红色肉类、鱼类及豆浆、豆腐等黄豆制品。最好每天至少喝两杯牛奶,以获得足够钙质,但千万不可以牛奶当水喝,以免血糖过高。

5. 油脂类要注意 烹调用油以植物油为主,减少油炸、油煎、油酥之食物,以及动物之皮、肥肉等。

6. 多摄取纤维质 在可摄取的分量范围内,多摄取高纤维食物,如以糙米或五谷米饭取代白米饭,增加蔬菜之摄取量,吃新鲜水果而勿喝果汁等,如此可延缓血糖的升高,帮助

血糖的控制,也比较有饱腹感。但千万不可无限量地吃水果。

四十一、糖尿病与骨质疏松

糖尿病患者易患骨质疏松已是不争的事实,据统计,约50%以上的糖尿病患者发生骨质疏松。

糖尿病性骨质疏松的发生受多种因素影响,取决于各种因素综合作用的结果。目前,较为共识的意见是以胰岛素的绝对或相对缺乏为始动原因,其引起的代谢紊乱造成的高尿钙、高尿磷、高尿镁、低血镁,甚至低血磷,以及伴随继发性甲旁亢或继发性甲旁减均为其发病机制中的重要环节;认为糖尿病骨质减少与缺乏胰岛素及维生素 D 代谢异常有密切关系;认为 1 型糖尿病发生骨质疏松的原因主要是胰岛素缺乏,而 2 型糖尿病是否通过胰岛素、胰岛素受体、成骨细胞、骨钙素等环节,其与遗传基因是否存在内在联系,尚需进一步通过分子生物学及多因素的量化研究来阐明。

糖尿病性骨质疏松是继发性的,不仅与糖、蛋白质、脂肪的代谢有关,且与钙、磷、镁等矿物质代谢关系密切,由于糖尿病病人体内的高血糖状态,使得大量含糖尿液从肾脏排出,肾小管对钙的滤过率增加,重吸收减少,因而大量钙、磷也从尿中丢失。据测定,糖尿病患者 24 小时尿钙的排出总量为(195±106)毫克,而健康人 24 小时尿钙排出量为(104±20)毫克,两者相比有显著的差异。在肾脏大量排出钙、磷的同时,骨皮质中的镁也同时丢失,低镁状态又会刺激甲状

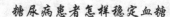

旁腺功能相对活跃,使骨吸收增加,骨量减少。另外。糖尿病患者体内维生素、降钙素等代谢的失调又会影响骨代谢,这种种原因使得糖尿病患者更易发生骨质疏松症。

糖尿病患者发生骨质疏松症时会出现经常性腰背及髋部的疼痛,或出现持续性肌肉钝痛。日常活动不慎易发生骨折,如椎体压缩性骨折、前臂下端骨折、股骨颈骨折等。当发生椎体压缩性骨折时,还会出现驼背畸形、身高缩短的现象。患者因骨折长期卧床,又会带来一系列的并发症,如感染、压疮,手术治疗的伤口愈合及骨折后愈合均较正常人的缓慢,这样不仅对日常生活带来不便,严重时还会对患者生命造成威胁。

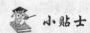 小贴士

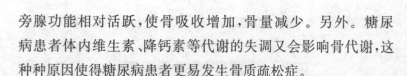

糖尿病性骨质疏松的生化指标特点是尿中有五高,即高尿钙、高尿磷、高尿镁、高尿糖与高尿羟脯氨酸(HOP),而血中有三低,即低血磷、低血镁和低血钙(但一般在正常水平)。对于骨质疏松症的诊断,有测定尿钙和用单光电子骨密度仪傲骨密度测定等方法。X线摄片显示骨皮质变薄,小梁数量稀疏、紊乱,严重者腰椎双凹变形和压缩性骨折。老年者常有疏松症和增生共存的退行性变,可见于老年性骨关节炎及夏科关节病(Charcotjoint)。病变部位多在胸腰椎、股骨近端、桡骨近端和足趾部位。X线摄片只有在骨的矿物质丢失30%甚至50%以上时才能显示改变,故不能用于早期诊断。

四十二、糖尿病性骨质疏松的防治原则

糖尿病性骨质疏松的防治主要是积极控制糖尿病的发展,如果患者血糖得到满意的控制,尿钙的排出就会恢复到正常水平,从而延缓骨质疏松症的发生和发展。同时患者应补充钙剂和适量的维生素 D。一般来说,正常成人每日钙量需在 800 毫克左右,糖尿病患者和有骨质疏松症的患者每日钙摄入量应当略高于这个量,可在 1 000 毫克左右。由于药用性钙片的含钙量不高,服后肠吸收率亦不高,故提倡从饮食中补充,如牛奶中就含有丰富的钙,达到每 100 毫升中含钙 120 毫克,且钙的吸收利用率高,可谓补钙的最好来源。其他如豆制品、黑木耳、海带、紫菜中都含有丰富的钙。还要多接受阳光,阳光可促使皮下组织中的 7-脱氢胆固醇转化为维生素 D,能有效地促进钙的吸收和利用。绝经后的妇女发生骨质疏松症时,通常主张补充雌激素,但对绝经后的糖尿病妇女一般不主张应用雌激素,因为雌激素会使机体对糖的耐受性下降,而引起血糖升高,因此有条件的这类患者可以采用降钙素治疗。

第八章　名老中医治疗糖尿病

一、董建华消渴方治疗糖尿病

【药物组成】　山药 30 克,生石膏(先煎)30 克,黄芪 15 克,天花粉 15 克,生地黄 10 克,知母 10 克,玄参 10 克,麦冬 10 克,怀牛膝 10 克,茯苓 10 克,泽泻 10 克,菟丝子 12 克。

【用法】　每日 1 剂,水煎分早晚 2 次服。

【功效】　补气养阴,清热降火。

【主治】　消渴病久治不愈,肺胃蕴热,气阴两虚者较宜。临床可见有口燥咽干,烦渴引饮,多食善饥,疲乏无力,大便干结,口舌生疮,或皮肤疖肿,舌红苔黄,脉数有力等症状。

【方解】　方中以生石膏辛甘大寒,清泄肺胃,除烦热,《别录》载其"除时气头痛身热,三焦大热,皮肤热,胃肠中膈热,解肌发汗,止消渴";而知母苦寒,入肺、胃、肾经,"主消渴热中……补不足,益气"(《本经》),善于清泄肺胃之热外,尚可滋阴润燥,二者相配使用,清热除烦之力尤强;黄芪功能益气补中,升阳,实腠理,与山药的益气阴、固肾精的功用相合,共奏益气生津,健脾促运化,消除尿糖之功;生地黄味厚气薄,滋阴清热,养血润要,凉血止血,生津止渴;菟丝子、怀牛膝滋阴养血之功著;再加上天花粉之生津止渴之力,茯苓淡渗脾湿,泽泻清泄肾火,《别录》载其可"补虚损五劳,除五脏痞满,起阴气,止泄精,消渴……"。全方诸药合用,具有扶正祛邪,虚实兼顾之长,临床疗效可靠。

【加减】　便秘者,加酒大黄 5 克;苔黄腻夹湿者,加苍术 10 克;热重面赤者,加夏枯草 10 克。

二、孙文丽清热补阴固涩汤治疗糖尿病

【药物组成】　生地黄 20 克,天花粉 30 克,玄参 20 克,牡丹皮 20 克,枸杞子 18 克,山茱萸 15 克,龙骨 30 克,牡蛎 30 克,莲须 20 克,五味子 10 克。

【用法】　每日 1 剂,水煎服。

【功效】　固本滋阴清热。

【主治】　糖尿病。

【方解】　本方取牡丹皮清热,枸杞子养阴,生地黄、天花粉、玄参既可清热又可养阴,龙骨、牡蛎、莲须、山茱萸、五味子固涩。诸药合用,使补中有清、清中有补,清补并用兼固涩,配伍严密,运用灵活,施于本病,疗效满意。

【加减】　若有口干舌燥、形体消瘦、大便干结、苔黄、脉滑实者,原方去龙骨、牡蛎,加芦根 20 克,竹叶 10 克,火麻仁

10 克;尿液混浊如膏脂者,原方加益智仁 15 克,桑螵蛸 20 克;若气阴两虚,伴困倦气短、舌淡红者,加党参 15 克,麦冬 10 克,黄芪 15 克。

三、周奇轩芪灵汤治疗糖尿病

【药物组成】 黄芪 20 克,天花粉 20 克,山茱萸 15 克,山药 15 克,黄连 10 克,苍术 20 克,茯苓 20 克,丹参 25 克,威灵仙 15 克,鸡内金 10 克。

【用法】 每日 1 剂,水煎服。

【功效】 固本祛湿化瘀。

【主治】 糖尿病。

【方解】 方中黄芪、山药、山茱萸、天花粉健脾益肾,以固本为主,并针对其阴虚津伤之因,有滋阴润燥、止渴生津之功;针对湿邪内蕴、郁久化热、痹阻气机、缠绵不愈之病机,苍术、茯苓、黄连、威灵仙有和中祛湿、清热化浊、调畅气机、舒筋消痹之功;更用丹参、鸡内金活血化瘀、畅经通络、强化代谢、焕发机体生机,对缩短病程、防治诸多并发症有重要作用。

【加减】 早期以阴虚燥热为主者,去苍术、茯苓、威灵仙、鸡内金,加生地黄 25 克,麦冬 10 克,枸杞子 15 克;伴湿热内蕴,加知母 10 克,黄柏 10 克;病久而见血瘀经络不通者,加地龙 10 克,王不留行 10 克等。

四、章真如气阴固本汤治疗糖尿病

【药物组成】　黄芪 20 克,山药 20 克,生地黄 15 克,熟地黄 15 克,苍术 15 克,地骨皮 15 克,麦冬 10 克,茯苓 10 克,天花粉 10 克,葛根 10 克,山茱萸 10 克,五味子 10 克,五倍子 10 克,牡蛎 30 克。

【用法】　每日 1 剂。以水煎 2 次,小火煎取汁共 500 毫升,每次 250 毫升,早晚各服 1 次,对正在使用胰岛素或口服降糖药的患者,应逐渐减少西药用量,不可骤停。

【功效】　益气养阴,生津止渴,敛精固本。

【主治】　糖尿病属气阴两虚、肾精不足患者,出现口干引饮,多食善饥,小便频多,日渐消瘦,疲乏无力,少气懒言等有关症状,以及出现神经、微血管等慢性并发症者用之较宜。

【方解】　本方重用黄芪配葛根升阳益气,黄芪甘温补气升阳,利水消肿,为补气药之最,配以葛根轻扬升发,升阳益气之能益甚,葛根能解肌退热,生津止渴,滋润筋脉,并具有扩张血管,改善血液循环,降低血糖的作用;伍以生地黄、熟地黄、山药、麦冬、地骨皮、天花粉、山茱萸等大剂养阴之品,既有升散之力,能使津液上升而止渴,又有养阴清热,润燥之功;山药甘平偏补脾阴,再配以有"敛脾精"之能的苍术,可助山药以养脾阴而敛脾精;五味子偏于敛肺滋肾,五倍子长于敛肺降火,二味同用则生津止渴,益肾固精,清热降火之力专,更可助山药敛脾精;牡蛎咸微寒,入肾经,具有平肝潜阳,收敛固涩之功,与黄芪同用益气敛阴之效强;牡蛎、五倍子、茯苓敛精固肾,锁精津而潜阳。诸药合用,使阳升阴应,气旺津生,壮水潜阳,同时方中滋阴中配黄芪、葛根,补气中伍生、熟地黄,皆本"孤阳不生,独阴不长",阴阳互根,气阴并存之义。纵观全方,益气养阴之力宏,并注重敛精固本,生津止渴,协调阴阳,分明主次,标本同治。

【加减】 口渴多饮者,加石斛、乌梅;头晕神疲者,加党参、南沙参、北沙参;食纳不佳者,加鸡内金、砂仁;心烦,胃中灼热,失眠者,加黄连;睡不安眠者,加酸枣仁、夜交藤;尿频量多,大便干结者,加龟甲、桑螵蛸;形寒畏冷,阳痿不举者,加附子片、仙茅、淫羊藿;大便稀溏者,去熟地黄,加补骨脂、吴茱萸、肉豆蔻;面目水肿,下肢甚者,加白茅根、怀牛膝、车前子;四肢发麻,有如针刺痛者,加忍冬藤、当归、鸡血藤;年老久病体弱者,加服金匮肾气丸,每次 10 克,每日 2 次。

五、樊建开益气养血汤治疗糖尿病

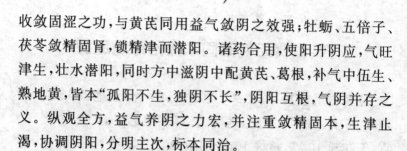

【药物组成】 熟地黄、当归、白芍、川芎、桃仁、红花、党参、黄芪、茯苓、山茱萸、白术、陈皮。

【用法】 每日 1 剂,水煎服。分 2 次服用。配合西药格列齐特,中药双黄连粉针注射剂及外用金黄散、玉露膏等。

【功效】 益气养血,活血通络,消疮生肌。

【主治】 糖尿病肢端坏疽,疮面愈合期。

【加减】 若急性感染期则用生地黄、赤芍、牡丹皮、黄柏、泽泻、金银花、当归、玄参、蒲公英,以控制感染;感染控制期则用黄芪、当归、石斛、金银花、紫花地丁、蒲公英、鸡血藤、川芎、牛膝、皂角刺、党参、白术,益气养阴,和营通络,托毒生肌。

六、刘仕昌平消渴方治疗糖尿病

【药物组成】　天花粉 15 克,葛根 15 克,生地黄 15 克,麦冬 15 克,太子参 15 克,山药 30 克,五味子 6 克,山茱萸 10 克,甘草 5 克。

【用法】　每日 1 剂,水煎分 2 次服。

【功效】　养胃生津,补益脾气。

【主治】　糖尿病证属胃津亏虚,兼有脾气虚之证。临床症见:患糖尿病多年,善饥食多而日益消瘦,体重明显减轻,口干咽燥,烦渴引饮,小便频数,大便难,伴神疲乏力,腹胀满,舌干红少津,苔略黄,脉细数。临床检查血糖升高、尿糖阳性。2 型糖尿病多年服西药降糖作用不佳,而"三多"症状明显者,用之效佳。

【方解】　平消渴方以天花粉、葛根、生地黄、麦冬滋养胃阴,生津止渴,葛根之用尤其神妙。葛根不但能生津止渴,且升胃中清阳之气,使胃阴得以滋养,而胃气又不至壅塞。方中用具有"补脾肺元气,止汗生津,定虚悸"之功的太子参以健脾益气,生津止渴;麦冬养阴清肺而生津,《别录》云其可"疗口干燥渴……强阴益精,消谷调中,保神,定肺气,安五脏"；五味子敛肺止汗生津，《别录》云其可："养五脏，除热，生阴中肌"。三药合用，具有益气养阴，生津敛汗之功，且三药现代研究表明均可降低血糖，改善临床症状。取麦冬清养肺胃；天花粉清热生津止渴，既清胃中之热，又长升胃中清阳之气；生地黄、山茱萸养阴生津，这几味药均是临床常用的降糖药，其降糖功效现代药理研究也已得到证实。总之，太子参、山药既补脾气又益脾阴；五味子、山茱萸、麦冬、太子参、甘草等配合应用，可酸甘化阴，能生津通脉润燥，甘草补脾益气，并起调和诸药之用。诸药合用，共奏补益脾胃，养阴生津之效。

【加减】 若口渴甚者，加玉米须、芦根各 30 克，知母 15克；若头晕头痛较显著者，加苍耳子、白蒺藜各 12 克，天麻10 克；若血压高者，加生牡蛎（先煎）30 克，杜仲、怀牛膝各15 克；若气虚者，加黄芪、党参各 30 克；阴虚者，加玄参 20克，白芍 15 克；若身体瘙痒者，加白蒺藜、白鲜皮、金银花各15 克；若身有溃疡者，加黄芪 20 克，当归 12 克，金银花 15克；若周身疼痛者，加黄芪 20 克，秦艽、救必应各 5 克；若纳呆者，加麦芽 15 克，鸡内金 10 克；若胸闷者加郁金 10 克，丹参 12 克。

七、任继学生津止渴汤治疗糖尿病

【药物组成】 山药 50 克，生地黄 50 克，玉竹 15 克，石斛 25 克，沙苑蒺藜 25 克，知母 20 克，附子 5 克，肉桂 5 克，红花 10 克。

【用法】 每日 1 剂,水煎,早饭前、晚饭后 30 分钟温服。猪胰脏切成小块生吞。服药期间,停服一切与本病有关的中西药物。

【功效】 滋阴清热,生津解渴。

【主治】 适用于多饮多食、形体消瘦、咽干舌燥、手足心热,舌质红绛、苔微黄,脉沉细之消渴症者。

【方解】 方中生地黄、玉竹、石斛、山药、知母滋阴清热;红花养血活血;沙苑蒺藜滋阴平肝;猪胰脏以脏补脏;附子、肉桂微微生火,使"阴得阳助,而生化无穷"。诸药合用,共奏滋肾生津之功。

八、谢昌仁消渴方治疗糖尿病

【药物组成】 石膏 20 克,知母 10 克,甘草 3 克,沙参 12 克,麦冬 10 克,石斛 12 克,地黄 12 克,山药 12 克,茯苓 12 克,泽泻 12 克,天花粉 15 克,鸡内金 6 克。

【用法】 每日 1 剂,水煎服。

【功效】 清热养阴,滋肾生津。

【主治】 适用于糖尿病,干燥综合征,尿崩症。

【方解】 本方以寒制热,育阴润燥,滋肾生津,达清热滋阴之目的。其中,石膏、知母、甘草乃白虎汤之意,清阳明胃热,如景岳所云:"果为实火者,但去其火,则津液自生,而消渴自止";地黄、山药、茯苓、牡丹皮、泽泻,为六味地黄汤去萸肉,舍其偏温之性,可滋肾育阴,即所谓"治消之法,以治肾为主";沙参、麦冬、天花粉,养肺胃之阴而生津,滋上源以生水是也;鸡内金为治糖尿病之单验方,临床证明有降糖作用,系辨病用药。全方共 13 味,清热与滋阴并用,补中有泻,清而兼润,各司其职又配合默契。

九、吕仁和清泻二阳汤治疗糖尿病

【药物组成】 生石膏 30 克,寒水石(先煎)30 克,枳实 10 克,沙参 30 克,玉竹 30 克,生地黄 30 克,玄参 20 克,葛根 10 克,天花粉 30 克,黄连 6 克,生大黄(后下)10 克。

【用法】 每日 1 剂,水煎服。

【功效】 清泻二阳,兼顾气阴。

【主治】 老年人糖尿病属于胃肠结热者。

【方解】 《素问灵枢类纂约注·病机第三》曰:"胃与大肠热则消谷善饥。"所以,针对糖尿病属胃肠结热者当从清泻二阳着手。老年患者本已气阴不足,因此在立方用药时要兼顾气阴。方中以生石膏、寒水石甘寒清泻胃肠结热;少佐黄连加大清热泻火之功;沙参、玉竹、生地黄、玄参、葛根、天花粉益胃生津养阴,兼有清热作用;枳实味苦微寒有破气通便消积之功;大黄性寒可助清热之力,味苦后下又助枳实通下里实。诸药相伍共达清泻二阳,兼顾气阴之功。

十、施今墨蒺藜两地汤治疗糖尿病

【药物组成】 白蒺藜 10 克,沙蒺藜 10 克,生地黄 10 克,熟地黄 10 克,麦冬 10 克,野党参 10 克,五味子 10 克,绿豆衣 12 克,润玄参 12 克,生黄芪 30 克,淮山药 30 克,金石斛 15 克,天花粉 15 克。

【用法】 每日 1 剂,以猪胰脏一具,煮汤代水煎分 2 次温服。

【功效】 养血滋阴,生津降火。

【主治】 糖尿病证属血燥阴伤,气阴两虚者用之较宜。临床可见口渴欲饮,饮不解渴,小便频多,浮如膏脂,食多易饥,但日渐消瘦,疲乏无力,面部发热,头如冒火,大便干,或有双目干涩,视物模糊,舌质红,苔黄而少津。

【方解】 白蒺藜以清热疏风,疏肝解郁为长;沙蒺藜系补肝肾,固精明目之要药,《药性论》言其"添精益髓……又主消渴热中",二药一守一走,相互制约,相互为用;另以滋阴养血的良药生地黄、熟地黄滋补肾阴,熟地黄长于养血滋阴,生精补髓,其用如《本草》所言:"阴虚而神散者,非熟地黄之守,不足以聚之;阴虚而火升者,非熟地黄之重,不足以降之;阴虚而躁动,非熟地黄之静,不足以镇之;阴虚而刚急者,非熟地黄之甘,不足以缓之。"生地黄清热凉血,养阴生津,主"伤中,逐血痹,填骨髓,长肌肉"。再以石斛、天花粉相伍,滋阴生津,降糖除消之功更强;玄参、麦冬为施氏常用的益胃止渴,健脾降糖的药对之一,玄参咸寒,滋阴降火,软坚散结,清热解毒,清利咽喉,麦冬甘寒,清心润肺,养胃生津,解烦止渴;玄参色黑偏于入肾,麦冬色白侧重于肺,又兼走胃,二药伍用,一肾一肺,金水相生,上下既济,养阴生津,润燥止渴甚妙。且上药均有降低血糖之能,相配使用,其降糖除消之力益显。绿豆皮是施今墨常用的治疗糖尿病的效药,其体轻气寒,善于清热解毒,止渴利尿,可清脏腑经络、皮肤之热毒;黄芪、山药益气生津,降糖作用显著,再者党参与黄芪同用,可助其补气之力,益阴之能。此方用猪胰脏煮汤代水煎药,意取"以脏补脏"之意。

十一、马骥凉膈救肺饮治疗糖尿病

【药物组成】 生石膏30克,黄芩10克,地骨皮15克,知母15克,天冬20克,麦冬20克,天花粉20克,粳米20克,生甘草6克。

【用法】 用芦根100克加粳米煮汤用以煎药,去渣后,每日分3次温服之,每日1剂。

【功效】 清肃肺热,滋津止渴。

【主治】 消渴,症见身热心烦,大渴不止,欲饮冷水,小便频数,气息促急,呼气灼热,舌质鲜红,苔薄白燥,脉滑大而数者。

【方解】 方中生石膏辛、甘、大寒以制内盛之热,知母苦寒质润,一以助石膏清肺之热;一以供苦寒润燥以滋阴。地骨皮、天冬、麦冬、天花粉清热润燥除烦；黄芩清上焦之热；粳米既能益胃护津，又可防止寒药伤中之偏；芦根清热生津。诸药共奏清肃肺热，滋津止渴之功。现代药理研究表明，方中的生石膏有协同其他药物降低血糖的作用；知母、麦冬具有一定的降血糖作用，而地骨皮亦有较好的降糖效果。《圣济总录》记载有用地骨皮饮治疗消渴日夜饮水不止者。

十二、曹生有莪棱消渴方治疗糖尿病

【药物组成】 三棱、莪术各 8 克，桃仁 15 克，牛膝 15 克，生黄芪 15 克，生龙骨 30 克，生牡蛎 30 克，赤丹参 30 克，牡丹皮 10 克，肉桂 6 克，桂枝 6 克，补骨脂 10 克，熟地黄 10 克，山药 15 克。

【用法】 水煎服，每日 1 剂。

【功效】 活血化瘀，温阳补肾。

【主治】 糖尿病小便频数，饮一溲二，形寒肢冷，小便混浊，舌质淡，苔薄白，脉沉细无力。

【方解】 本方以三棱、莪术为主，取其活血、破血力强的特点，且有行气之功；配以桃仁、丹参、牡丹皮活血养血以加强莪棱活血之力；佐以生黄芪以健脾益气行血；用生龙牡以制莪棱破散之弊。诸药合用，其活血力强，且有补气行气之功，以效"气为血帅"之意。

【加减】 肺热津伤，症见烦渴多饮，口干舌燥，尿量频多，形体渐瘦，舌边尖红，脉洪数者，治以活血化瘀，清热润肺,基本方加生石膏 30 克,天花粉 20 克,葛根、知母各 10 克;胃热炽盛,症见多食善饥,大便干燥,形体消瘦,苔黄燥,脉沉实有力者,治以活血化瘀,清胃泻火,基本方加生石膏 30 克,生地黄 20 克,焦栀子 10 克。

十三、祝谌予降糖方治疗糖尿病

【药物组成】 生黄芪 30 克,生地黄 30 克,苍术 15 克,玄参 30 克,葛根 15 克,丹参 30 克。

【用法】 每日 1 剂,水煎分 2 次服用。

【功效】 益气养阴活血。

【主治】 适用于气阴两虚型糖尿病。

【方解】 降糖方为治气阴两虚型糖尿病的有效基本方剂。患者表现为多饮、多食、多尿、乏力、消瘦、抵抗力弱,易患外感、舌淡暗,脉沉细等症状。

现代药理研究证明,降糖方中的六味药物均有降糖作用。生黄芪配生地黄降尿糖,是取生黄芪的补中、益气、升阳、固腠理和生地黄滋阴、固肾精的作用,防止饮食精微的漏泄,使尿糖转为阴性。苍术配玄参降血糖。许多人认为治糖尿病不宜用干燥的苍术,而施今墨先生云:用苍术治糖尿病以其有"敛脾精"的作用,苍术虽燥,但伍玄参之润,可制其短而用其长。药理研究证明,苍术和玄参都有延长降低血糖时间的作用。上述两个对药的黄芪益气,生地黄滋阴;黄芪、苍术补脾健脾,生地黄、玄参滋阴养肾;故扶正培本,降血糖、尿

糖确有卓效。

【加减】 尿糖不降者,重用天花粉 30 克,或加乌梅 10 克;血糖不降者,加人参白虎汤,方中人参可用党参代替,用 10 克,知母用 10 克,生石膏重用 30～60 克;血糖较高而又饥饿感明显者,加玉竹 10～15 克,熟地黄 30 克;尿中出现酮体者,加黄芩 10 克,黄连 5 克,茯苓 15 克,白术 10 克;皮肤瘙痒者,加白蒺藜 10 克,地肤子 15 克,白鲜皮 15 克;下身瘙痒,加黄柏 10 克,知母 10 克,苦参 15～20 克;失眠者,加何首乌 10 克,女贞子 10 克,白蒺藜 10 克;心悸者,加石菖蒲 10 克,远志 10 克,生龙骨 30 克,生牡蛎 30 克;大便溏薄者,加薏苡仁 20 克,芡实 10 克;自觉燥热殊甚,且有腰痛者,加肉桂 3 克引火归源;腰痛、下肢痿软无力者,加桑寄生 20～30 克,狗脊 15～30 克。

十四、汪履秋二地降糖饮治疗糖尿病

【药物组成】 地锦草 15 克,地骨皮 15 克,南沙参 12 克,麦冬 10 克,石膏(先煎)30 克,知母 10 克,生地黄 15 克,僵蚕 10 克,青黛(包煎)5 克,泽泻 30 克,苦参 15 克。

【用法】 先将上药浸泡 30 分钟,再煎至 30 分钟,每剂药煎 2 次,将 2 次煎出的药液混合分 2 次服用。

【功效】 养阴清热,降糖除消。

【主治】 适用于 2 型糖尿病。症见口渴欲饮,消谷善饥,小便频多,疲乏无力,形体消瘦,舌质偏红,苔薄黄,脉细数。

【方解】 本方养阴增液以滋养肺肾为主,润燥清热主要是润肺清胃。故方中以南沙参、麦冬、生地黄滋养肺肾;地骨皮、石膏、知母清肺热泻胃火;地锦草、僵蚕、泽泻、苦参、青黛乃结合辨病用药,据药理研究及临床观察,这类药物均有不同程度的降低血糖作用。全方润肺、清胃、滋肾于一炉,实为上、中、下三消的通治方。

【加减】 上消口渴欲饮明显者,加芦根、天花粉、石斛等清肺润燥;中消消谷善饥显著者,加黄连、玉竹等清胃泻火;下消尿频量多者,加熟地黄、山茱萸、淮山药等滋补肾阴。气阴两虚,神疲气短纳差便溏者,加白术、薏苡仁、山药、扁豆;阴虚及阳者,每见小便混浊,腰膝酸软、形寒怕冷,舌淡白,脉沉细等症,加熟附子、肉桂、补骨脂、淫羊藿等。若见舌下静脉怒张,舌有瘀斑、瘀点、肢体麻木疼痛,妇女月经不调等血瘀征象者,则宜伍以桃仁、红花、鬼箭羽、赤芍、丹参等。

十五、程益春健脾降糖饮治疗糖尿病

【药物组成】 生黄芪 30 克,党参 15 克,白术 15 克,茯苓 15 克,山药 15 克,黄精 30 克,葛根 15 克,天花粉 15 克,麦冬 15 克,枸杞子 15 克,山茱萸 9 克,丹参 15 克,鸡内金 9 克,黄连 6 克。

【用法】 每日 1 剂,水煎分 2 次服。

【功效】 健脾益气,养阴生津。

【主治】　糖尿病证属脾虚气弱、脾阴不足、脾肾双亏者。临床表现为口干口渴,饮多、溲多,疲乏无力,身体逐渐消瘦,伴少气懒言,倦怠。舌淡苔薄白,脉沉细或细弦。

【方解】　方中以黄芪、党参健脾益气,辅以白术、茯苓、山药,助黄芪、党参健脾益气,方中佐以黄精、葛根、天花粉、麦冬、枸杞子、山茱萸药物,共奏养阴生津之功;丹参益气活血,鸡内金能健胃、消食、运脾,《名医别录》认为其"主小便、遗溺,除热止烦";黄连清热除烦。

【加减】　阴虚甚者,加入玉竹、女贞子、生地黄;口干、咽燥、热甚者,可加入知母、玄参。

十六、张秀云香附旋覆花汤治疗糖尿病

【药物组成】　香附 10 克,旋覆花(包)12 克,紫苏子 12 克,杏仁 12 克,半夏 12 克,陈皮 12 克,薏苡仁 30 克,茯苓 30 克,乌梅 20 克,生山楂 20 克,天花粉 20 克。

【用法】　水煎 2 次至 300 毫升,分 2 次服用,每日 1 剂。20 日为 1 个疗程,多连续治疗 3 个疗程。

【功效】　理气化痰和络。

【主治】　2 型糖尿病痰湿阻滞。

【方解】　紫苏子、杏仁、半夏、薏苡仁、茯苓相配伍有降气化痰,利水渗湿,行气健脾之力,是方中之主药;香附、陈皮理气解郁,气顺则痰易消;配以酸味药乌梅、生山楂敛阴止渴,天花粉化痰清热,生津止渴;方中薏苡仁甘淡渗利,善清

肺热,除脾湿,以健脾化湿,利水消肿。若再与天花粉配合使用,则生津除消渴、化痰清热之功效愈佳。诸药合用共奏理气化痰和络之功。

【加减】 头晕目眩、耳鸣甚者,加菊花12克,决明子15克,枸杞子30克;肢体麻木、头晕者,加夏枯草20克,川牛膝12克,地龙12克,天麻12克;恶心、呕吐痰涎、脘腹满闷者,加白术12克,枳壳12克,竹茹12克;口干不欲饮、心烦、高血脂及血糖升高者,加桃仁12克,红花12克;四肢软弱无力者,加黄芪15克,人参6克,淮山药30克,山茱萸15克;心悸失眠者,加炒酸枣仁30克,生龙骨30克,生牡蛎30克;口干欲饮兼大便干者,加生石膏20克,生大黄6克,葶苈子12克;肢体水肿尿少者,加猪苓15克,泽泻12克。

十七、朱则如润肺汤治疗糖尿病

【药物组成】 天花粉30克,玄参12克,麦冬15克,鲜石斛15克,生地黄15克,太子参30克,黄芪20克,知母12克,山药30克。

【用法】 每日1剂,水煎服。

【功效】 润肺止渴,兼清胃热。

【主治】 消渴症见口渴多饮,饮不解渴,咽干舌燥,小便频多,舌偏红苔薄白或黄,脉数者。

【方解】 方中天花粉、麦冬、鲜石斛、生地黄养阴润肺止渴;玄参、知母清热除燥;太子参、山药、黄芪益气健脾以化生

津液,并使津液得以布散周身。朱氏的用药特点是血糖高者常用玄参;尿糖多者必重用黄芪、山药。因血糖高多由肝郁化热、郁火内蕴、伤及营血所致,表现为阴津不足,口渴多饮等为主症,玄参入血分有清热滋阴、生津止渴之功。尿糖多则由中气不升,固摄无权,精微下流,表现为饮一溲二等,黄芪补气升提,健脾固摄,山药补脾益肺,两者合用而脾气得升,下源得固,尿糖得消。

【加减】 胃热较甚,见烦渴频饮,脉洪大者,加生石膏;气阴两虚,见气短懒言,自汗神疲,脉细弱者,合生脉散。

十八、胥京生增液降糖汤治疗糖尿病

【药物组成】 生地黄 15 克,麦冬 10 克,玄参 15 克,葛根 10 克,天花粉 20 克,淮山药 30 克,玉竹 15 克,枸杞子 20 克,蚕茧 10 克,芦根 15 克,知母 10 克。

【用法】 每日 1 剂,水煎服。

【功效】 清热养阴,增液布津。

【主治】 消渴口干思饮,渴饮无度者。

【方解】 《丹溪心法》谓:"热燥炽盛,津液干焦,渴饮水浆而不能自禁。"此类患者盖因津涸热淫,渴欲饮水自救,然饮水虽亦不能化津布液,故须用甘寒质润之品,育阴化津增液,以抽釜底之薪。方中以增液汤配玉竹、知母、芦根滋阴清热;加淮山药、枸杞子、天花粉益气养阴生津;葛根、蚕茧升发清阳之气,输津布液止消渴,从而达到降糖之目的。现代药理研究表明,方中的玉竹含有铃兰苷、铃兰苦苷等成分,能降血脂、降血糖,实验显示其能减少家蚕的食量。有研究显示,蚕蛹对家兔四氧嘧啶实验型糖尿病有治疗作用,给药后可使胰岛 B 细胞功能改善。方中生地黄、麦冬、葛根、知母等均含有降血糖的有效成分,因此全方对糖尿病有较好的治疗作用。

【加减】 伴面红目赤、心烦不寐,溲赤便秘,易生疖肿,舌红少津苔黄,脉数者,去玉竹、枸杞子、芦根,加石膏 10 克,石斛 15 克;伴神疲气短,精神不振者,加黄芪 15 克。

十九、姬云海两滋汤治疗糖尿病

【药物组成】 山药 30 克,生地黄 20 克,枸杞子 15 克,泽泻 15 克,地骨皮 15 克,麦冬 20 克,山茱萸 15 克,枳壳 15 克,鬼箭羽 20 克,沙参 20 克,石斛 15 克。

【用法】 每日 1 剂,水煎服。

【功效】 肺肾两滋,活血理气。

【主治】 2 型糖尿病。

【方解】 方中麦冬、沙参、石斛养阴润肺,润燥生津;生地黄、枸杞子、泽泻、地骨皮、山茱萸滋肾养阴,降火润燥;鬼箭羽化瘀生津;枳壳调理气机,在阴柔药中运用,更能畅中醒脾,可免滋腻呆胃之弊。

【加减】 胸胁胀满者,加柴胡 15 克,川楝子 15 克;小便频数者,加桑螵蛸 15 克,五味子 12 克;皮肤瘙痒者,加苦参

20 克,白鲜皮 15 克;视物昏花、雀目者,加望月砂、夜明砂各
15 克;失眠健忘者,加远志 15 克,炒酸枣仁 15 克;高血压
者,加夏枯草 15 克,钩藤 20 克;冠心病心绞痛者,加瓜蒌、丝
瓜络各 15 克;大便秘结者,加大黄 15 克,火麻仁 15 克;肢体
麻木、刺痛者,加鸡血藤 20 克,丹参 20 克。

二十、张正标活瘀降糖煎治疗糖尿病

【药物组成】　红花 15 克,炒桃仁 12 克,赤芍 20 克,当
归 15 克,川芎 18 克,郁金 20 克,熟地黄 15 克,三七粉(冲)3
克,生山药 20 克,葛根 20 克,甘草 6 克。

【用法】　每日 1 剂,水煎服。

【功效】　活血化瘀,养阴生津。

【主治】　糖尿病。

【方解】　方中桃红四物汤养血、活血、逐瘀,郁金散血瘀
行气滞,三七粉味甘微苦走血分,化瘀生新,行滞通脉,因又
有和营止血之功,以制本方大量活瘀药物有动血之嫌,葛根
入脾胃升清气,鼓舞胃气上行以生津液,山药甘平和缓,益脾
固肾,养阴生津,加用甘草和中调和诸药。

【加减】　阴虚内热明显,如见口干舌燥,心烦少寐、舌红
脉细数者,加生地黄 12 克,玄参 15 克,麦冬 15 克;气虚明
显,如见少气乏力,舌淡嫩,脉沉弱无力者,加生黄芪 20 克,
太子参 20 克;胃弱纳差者,加炒鸡内金 15 克,焦麦芽 15 克,
焦建曲 12 克,陈皮 12 克;病久肝肾亏虚,如见腰酸腿软、病

久消瘦发枯者,加山茱萸 12 克,枸杞子 12 克,桑寄生 20 克,龟甲胶(烊化)10 克;血瘀重,如见面黑舌暗有瘀斑者,加三棱 9 克,莪术 9 克,土鳖虫 10 克。

二十一、华良才三消饮方治疗糖尿病

【药物组成】 生山药 60～100 克,天花粉 30～60 克,地骨皮 15～30 克,枸杞子 15～30 克,生地黄 15～30 克,玄参 15～30 克,牡丹皮 10～20 克,乌梅 10～20 克。

【用法】 每日 1 剂,以水煎汤分早晚 2 次服。用量宜足,不可因药量大而畏用,否则药不及病,徒劳无功。

【功效】 滋阴清热,凉血生津润燥。

【主治】 糖尿病证属阴亏阳亢,血中伏火,津涸燥淫之证。临床可见口渴喜饮,但饮多则呕,消谷善饥,但食多则胀,疲乏无力,尿频而多,甚或遗尿失禁,五心烦热,入夜尤甚,失眠梦多,烦躁不安。舌暗红或嫩红,苔黄少津,脉弦滑数略细。

【方解】 方中用生山药、天花粉为君药,二药合用,确有清热降火、止渴润燥之奇功;生地黄、枸杞子、乌梅酸甘化阴为臣药,有降糖除消之功;牡丹皮、地骨皮、玄参为佐药,以清泄血中伏火;地骨皮、枸杞子二者合用有调和全身阴阳,贯通一身气血津液之妙。

【加减】 偏重于上消者,加天冬 15～20 克,麦冬 15～20 克;偏重于中消者,加知母 10～20 克,生石膏 30～100

克;偏重于下消者,加五味子 10～15 克,山茱萸 10～15 克,桑螵蛸 10～15 克。诸症缓解者,可用原方研末,每次 6 克,每日 2～3 次,沸水冲服。

二十二、乔保钧消三多方治疗糖尿病

【药物组成】 人参 7 克,知母 15 克,生石膏 30 克,黄连 9 克,阿胶 9 克,白芍 15 克,生山药 15 克,黄精 15 克,地骨皮 9 克,蒸何首乌 15 克,麦冬 9 克,鸡子黄 2 枚。

【用法】 每日 1 剂,水煎分早晚 2 次温服。若无人参,可用党参代替,用量加倍。

【功效】 益气生津,滋补肝肾。

【主治】 糖尿病属阴虚内热,精亏津耗之证。多因肾脏亏损而致,主症见口渴喜饮,尿量增多,多食善饥,体倦乏力,神疲失眠,肢体酸软,手足心热,口干咽燥,大便正常或干结,舌红,苔薄黄,脉弦数无力或细数。

【方解】 方中选用生石膏、知母、黄连、地骨皮等甘寒、苦寒之品,清热以保津;用人参、麦冬、黄精等甘味质润之品益气养阴;山药、何首乌滋肾养肝。药理研究表明,诸药可不同程度地降低血糖,至于阿胶、鸡子黄,从营养角度看,富含蛋白质,可为糖尿病患者提供必需的营养和能量,以补充水谷精微的消耗;二者均为血肉有情之品,补肝肾而滋真阴,针对阴精亏损之本,加以白芍养血敛阴,平抑相火,诸药协同,具"壮水之主,以制阳光"之妙。

【加减】　偏于上消者,肺胃燥热所致,症以口干咽燥,渴而多饮为主,脉细数或弦数,舌质红少苔或无苔。基本方中可选加百合、乌梅、生地黄、玉竹、石斛、玄参等。偏于中消者,胃火内炽,津亏肠燥所致,症以多食易饥,口渴喜饮,大便燥结或便闭不通为主,舌红少津,苔黄燥,脉沉实有力。生石膏可重用至 50 克,知母可用至 30 克,另加大黄 7 克,生地黄15 克;当大便由干变软,舌苔由厚变薄,由黄变白时,生石膏、知母、黄连、大黄等应及时减量或停用,以防久服生寒,损脾伤胃之弊。偏于下消者,病由肝肾阴虚所致,症以尿频尿多,混浊如脂膏,腰膝酸软,头晕耳鸣为主,脉细数、无力,舌质嫩红或暗红,少苔或镜面舌。此方去石膏、黄连、知母,重用山药至 30 克,另可酌情选龟甲 30 克,枸杞子 15 克,五倍子 10 克,覆盆子 13 克,山茱萸 15 克,熟地黄 15 克,生牡蛎15 克,墨旱莲 30 克。三消症状缓解,病情相对稳定期,当以滋肾养肝、益气健脾为主,上方去石膏、黄连、知母、地骨皮,加生黄芪 30 克,白术 10 克,鸡内金 15 克,山茱萸 15 克,枸杞子 15 克,墨旱莲 30 克。

二十三、王秀芝仙藤活络饮治疗糖尿病

【药物组成】　生黄芪 30～60 克,生地黄 15～30 克,鸡血藤 30 克,威灵仙 12 克,赤芍 15 克,苏木 15 克,白术 10～30 克,川芎 12～15 克,当归 15～20 克,丹参 15～30 克,蜈蚣 2～3 条,白芥子 9～15 克,徐长卿 40 克,葛根 15～30 克。

第八章 名老中医治疗糖尿病

【用法】 每日1剂,水煎服。

【功效】 益气养阴,活血化瘀。

【主治】 糖尿病周围神经病变。

【方解】 方中用黄芪益气健脾,补中升阳,善止消渴,配生地黄益气养阴以治本,并能降低血糖、尿糖;白术长于健脾益气,又可固表止汗;鸡血藤行气补血,舒筋活络;威灵仙通经络;赤芍、苏木、川芎、当归化瘀通络;丹参活血化瘀;葛根通阳生津,除烦止渴,有益于布津之妙;蜈蚣搜风通络、活血止痛;白芥子能透达皮里膜外之痰浊;徐长卿有解毒、祛风、消肿止痛等作用,量宜大,一般在40~60克,对于血瘀偏阳气不足的糖尿病肾病疗效较好,对于周围神经病变,不论气血阴阳之偏盛均可加入,并配合单用煎水泡洗,疗效更佳。

【加减】 上肢重者,加桑枝30克,桂枝12~15克,姜黄9~12克;下肢重者,加牛膝30克;肢体麻木如蚁行者,加僵蚕10克;足趾冷痛者,加附子10克,肉桂3~9克;筋脉挛急者,加木瓜30克,刘寄奴15克,伸筋草15~30克,疼痛甚者,加制乳香、制没药各6~12克,细辛3~5克;多汗者,加麻黄根6~12克,浮小麦15~30克;腹泻者,加薏苡仁15~30克,生地黄改熟地黄15~30克;胃轻瘫者,加鸡内金9~15克,焦三仙各30克。

二十四、陈建生化湿降糖饮治疗糖尿病

【药物组成】 山药、生薏苡仁各30克,茯苓、白扁豆各

15 克,半夏、陈皮、苍术、白术、川厚朴各 10 克。

【用法】 每日 1 剂,水煎服。

【功效】 化湿祛浊,健脾助运。

【主治】 2 型糖尿病。

【方解】 本方苍术燥湿,白术、山药、生薏苡仁、白扁豆、茯苓、半夏、陈皮健脾化湿,厚朴燥湿行气,全方共奏化湿祛浊、健脾助运之效。

【加减】 若头晕、高血压者,加天麻、钩藤各 10 克,高脂血症者,加丹参 30 克,大黄 10 克;痰多者,加瓜蒌 30 克,紫苏子 10 克;湿热互结者,加黄连、黄芩各 10 克。

二十五、李仁桂补肾降糖汤治疗糖尿病

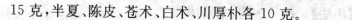

【药物组成】 生地黄、黄芪、玉竹各 20 克,山茱萸、山药、菝葜、葛根各 15 克,菟丝子、蚕茧、牡丹皮、泽泻、茯苓、天花粉、麦冬、玄参、苍术各 10 克。

【用法】 每日 1 剂,水煎服。

【功效】 补肾滋阴,生津润燥。

【主治】 2 型糖尿病。

【方解】 方中用六味地黄汤滋补肾阴、清泻虚火以固本,菟丝子、蚕茧益肾缩泉,菝葜利湿,配伍葛根、天花粉、麦冬、玉竹、玄参增强滋阴生津润燥之功,黄芪益气,全方共达滋阴润燥之功。临床观察证实,黄芪配山药降糖效果好,配苍术降血糖明显。

【加减】　口渴甚者,酌加石膏、知母;饥甚者,酌加黄连;神疲乏力甚者,酌加参须、党参。

二十六、王志英三参汤治疗糖尿病

【药物组成】　人参 10 克,玄参 30 克,丹参 30 克,黄精24 克,生石膏 50 克,苍术 12 克,山药 30 克,鸡内金 30 克,天花粉 30 克,知母 20 克,泽泻 20 克,葛根 30 克,金银花 20克,焦山楂 24 克。

【用法】　每日 1 剂,水煎服。

【功效】　滋阴降火,生津止渴,健脾益气,活血化瘀。

【主治】　糖尿病。

【方解】　方中人参大补元气,生津止渴,玄参、知母滋阴降火,知母兼有生津润燥之功,生石膏清泻肺胃之热,除烦止渴,人参、知母、生石膏三药合用,协同增强降血糖作用;天花粉、葛根、黄精伍以玄参、知母共奏滋阴生津止渴之效;泽泻性寒泄肾之热;金银花甘寒清热解毒而不伤阴;苍术辛苦温入脾胃二经,健脾燥湿,配以山药、焦山楂、鸡内金强脾健胃;丹参养血活血化瘀通络。诸药合用,使阴津足虚火降,阴阳平,诸症自除。

二十七、朱薇降糖滋阴活血汤治疗糖尿病

【药物组成】　黄芪、丹参各 30 克,人参 6 克,生山药 15

克,玄参、葛根各 20 克,生地黄 24 克,川芎 10 克。

【用法】 每日 1 剂,水煎服。

【功效】 益气滋阴,活血。

【主治】 2 型糖尿病。

【方解】 方中黄芪、人参、山药、黄精益气健脾,生地黄、玄参、葛根养阴生津,丹参、赤芍、川芎活血化瘀通络。现代药理研究证明,黄芪、人参、山药、葛根具有不同程度提高机体免疫功能、降低血糖、促进胰岛细胞分泌的作用。丹参、赤芍、川芎具有改善微循环、降低血液黏稠度的作用。

二十八、俞亚琴化痰汤治疗糖尿病

【药物组成】 半夏 15 克,陈皮 15 克,枳实 12 克,苍术 15 克,竹茹 15 克,川芎 10 克,茯苓 10 克,甘草 10 克。

【用法】 水煎服,每日 1 剂,1 个月为 1 个疗程。用药期间控制饮食以配合治疗。

【功效】 健脾化痰除湿。

【主治】 糖尿病属痰湿内蕴者。

【方解】 本方实为二陈汤化裁而来。方中半夏、陈皮燥湿化痰,理气健脾,为方中之主药;茯苓健脾利水,苍术健脾祛湿泻浊,均可助半夏、陈皮以祛痰湿除湿浊;竹茹祛痰降逆止呕,与半夏、陈皮相伍相协;血与津液同源,用血中之气药川芎,通过活血化瘀行血中之气以促进津液的布散以消渴。

【加减】 若瘀血症状明显者,可加丹参、葛根、益母草、鸡血藤等活血化瘀；若痰湿盛欲呕者，可加砂仁以助化痰祛湿止呕之力；若痰浊内盛而口渴者，可加天花粉以化痰清热生津。

二十九、唐汉钧化浊降糖汤治疗糖尿病

【药物组成】　苍术、薏苡仁、白花蛇舌草、鹿衔草各 15 克，石菖蒲、黄芩、金银花各 12 克，苦丁茶、厚朴、白术、茯苓、姜夏、陈皮、紫苏梗各 9 克，砂仁、黄柏各 6 克。

【用法】　水煎服，每日 1 剂。

【功效】　健脾燥湿，清化热浊。

【主治】　糖尿病足溃疡，脾虚失运，湿热内生型。

【方解】　方中苍术，辛苦温，入脾胃二经，为燥湿健脾之要药；厚朴、薏苡仁健脾化湿；白术、茯苓，一健一渗，水湿则有出路；石菖蒲、砂仁芳香化湿，醒脾健胃；姜夏、陈皮、紫苏梗化湿祛痰；黄柏、黄芩、金银花、白花蛇舌草、鹿衔草、苦丁茶均清热解毒之品，以清化湿热。

【加减】　足溃疡若已趋向愈合，当酌减黄柏、黄芩、金银花、白花蛇舌草、鹿衔草之属，以免苦寒败胃，并酌加黄芪、太子参、生地黄、天花粉等，健脾益气以降血糖。

附录:糖尿病各种指标控制表

指标	英文缩写	单位	理想	良好	差
空腹血糖	FBG	毫克/分升	<108	108～140	>140
		毫摩/升	<6.0	6.0～7.8	>7.8
餐后2小时血糖	2hPBG	毫克/分升	<144	144～180	
		毫摩/升	<8.0	8.0～10.0	>10.0
糖化血红蛋白	HbA1c	%	<7.0	7.0～8.5	>8.5
尿糖	GLU	毫克/分升	0	0～500	>500
三酰甘油	TG	毫克/分升	<136	136～200	>200
		毫摩/升	<1.5	1.5～2.2	>2.2
总胆固醇	CHO	毫克/分升	<200	200～250	>250
		毫摩/升	<5.2	5.2～6.5	>6.5
高密度脂蛋白	HDL	毫克/分升	>42	42～35	<3
		毫摩/升	>1.1	1.1～0.9	<0.9
血压	BP	毫米汞柱	<140/90		>160/95

附录：糖尿病各种指标控制表

指标	英文缩写	单位	理想	良好	差
体重指数（男）	BMI	kg/m²	20～25	25～27	＞27
（女）			19～24	24～26	＞26